職能治療實務
臨床病歷撰寫（第三版）

Karen M. Sames——著

李杭茜、陳芝萍、陳威勝——譯

Documenting Occupational Therapy Practice

THIRD EDITION

Karen M. Sames, OTD, MBA, OTR/L, FAOTA

目次

Section I　語言的使用・001

Section II　倫理與法律考量・109

APPENDIX 附錄（英文版）

本書附錄可於心理出版社網站下載使用
https://reurl.cc/9dbYv
解壓縮密碼：9789861918808

作者
簡介

Karen M. Sames, OTD, MBA, OTR/L, FAOTA

美國明尼蘇達州聖凱薩琳大學（St. Catherine University）

職能科學與職能治療系副教授

李杭茜（負責作者序、緒論、第 1 章至第 13 章之翻譯）

現職：美國 OTLife, Inc. 職能治療師

學歷：紐約大學職能治療碩士

　　　中山醫學大學職能治療學士

譯作：《職能治療概論》

陳芝萍（負責第 14 章至第 20 章之翻譯）

現職：亞洲大學職能治療學系助理教授

學歷：臺灣大學醫學工程研究所博士

　　　臺灣大學職能治療學士

著作：《精神健康職能治療：理論與實務》

譯作：《打造感覺統合的橋樑》、《兒童感覺統合：學齡前教師指南》、《幼
　　　兒教育導論》、《學齡前兒童精神健康手冊》、《兒童與青少年心理健
　　　康職能治療》等

陳威勝（負責第 21 章至第 29 章之翻譯）

現職：臺北市立陽明教養院保健課課長

學歷：臺灣大學職能治療碩士

　　　臺灣大學職能治療學士

著作：《精神健康職能治療：理論與實務》

譯作：《打造感覺統合的橋樑》、《兒童感覺統合：學齡前教師指南》、《幼
　　　兒教育導論》、《學齡前兒童精神健康手冊》、《兒童與青少年心理健
　　　康職能治療》、《青少年／成人感覺處理能力剖析量表（中文版）》等

作者序

　　許多年來，我期望有這麼一本書可以讓學生用來學習病歷的撰寫，同時也能讓臨床工作者用來改善臨床病歷紀錄的品質。最後，我領悟到我能夠而且應該寫出這樣的一本書。身為一位大學教授，我花了相當多的時間在閱讀由職能治療系的學生寫出來的文件。身為同儕審查者，我瀏覽保險公司有爭議的服務對象病歷——由於病歷的書寫相當粗劣，以至於保險公司無法確信這樣的治療是醫療上必須且適當的。

　　基於這些理由，我決定開始漫長且具挑戰性的工作——寫這本書。聯邦法規和專業的標準一直在改變，醫療紀錄電子化變得越來越普遍，這也為職能治療病歷撰寫的方式增加了更多的改變，迫使我隨著這些改變而對本書做修訂及增加新的主題。

　　我希望這本書是實用的，而不只是被擺在書架上。我要這本書的書頁被寫滿筆記、書頁被折損、書脊因為書本被重複使用而完全破損。通常，我會被教科書上滿是食物油漬、書頁凌亂有皺摺的情景所嚇壞，但我想這本書是不同的。這本書若完好如初一如新書，就表示這本書並沒有為它的讀者提供良好的服務。

　　第三版包含了更新的資訊，增加的特色如下：

- 新增關於電子化健康紀錄的新章節，為在使用數位文件之機構實習的學生做好準備，提供所需要的技巧和資訊。
- 整本書的內容都做了更新，以反映美國職能治療協會最新修訂的核心文件。
- 第 2 章中新增第八節，討論使用簡訊作為專業溝通的工具之一。
- 在第三篇，增加了如何在紀錄中做修改的指南。
- 全書的內容都做了更新，以反映美國聯邦醫療保險的改變。

• 另有許多補充資料放在附錄，包括練習題的答案以及相關表格，請見本書目次頁的下載資訊。

審查者

THIRD EDITION

Kimberly Davis, OTD, MS, OTR/L
Associate Professor
Husson University
Bangor, Maine

Mary Falzarano, PhD
Professor
Kean University
Hillside, New Jersey

Kristin Haas, MOT, OTD, OTR/L
Associate Professor
College of Saint Mary
Omaha, Nebraska

Kerri Hample, OTD, OTR/L
Visiting Assistant Professor
Elizabethtown College
Elizabethtown, Pennsylvania

Shelley Hix, MSOT, OTD, OTR/L, CPAM, CAPS
Fieldwork Coordinator
Belmont University
Nashville, Tennessee

James Lewis, PT, DPT, ATC
Clinical Assistant Professor
Georgia State University
Atlanta, Georgia

Colleen Neumann, BFA, AAS, LMT, COTA
Assistant Professor
Erie Community College
Buffalo, New York

Michelle Sheperd, OTR, M.Ed, Ed.D
Regional Director of Specialty Programs
Brown Mackie College

SECOND EDITION

Diane Anderson, MPH, OTR/L
Chair, Occupational Therapy
College of St. Scholastica
Duluth, Minnesota

Gail Bass, Ph.D., OTR/L
Assistant Professor, Occupational Therapy
University of North Dakota
Grand Forks, North Dakota

Rachelle Dorne, Ed.D., OTR/L
Associate Professor, Occupational Therapy
Nova Southeastern University
Ft. Lauderdale-Davie, Florida

Catherine Emery, MS, OTR/L
Assistant Professor, Occupational Therapy
Alvernia College
Reading, Pennsylvania

Tamera K. Humbert, D.Ed., OTR/L
Associate Professor, Occupational Therapy
Elizabethtown College
Elizabethtown, Pennsylvania

Nancy A Lowenstein, MS, OTR/L, BCPR
Clinical Associate Professor, Occupational
 Therapy
Boston University
Boston, Massachusetts

Lori Reynolds, MOT, OTR/L
Assistant Professor/Fieldwork Coordinator,
 Occupational Therapy
Spalding University
Louisville, Kentucky

Katie L. Serfas, OTD, OTR/L
Clinical Assistant Professor, Occupational
 Therapy and Occupational Science
University of Missouri-Columbia
Columbia, Missouri

Michelle M. Sheperd, MEd, OTR
Program Director, Occupational Therapy
Brown Mackie College
South Bend, Indiana

Janeene Sibla, OTD, MS, OTR/L
Director/Associate Professor Occupational
 Therapy
University of Mary
Bismarck, North Dakota

Barbara J. Williams, OT, OTR
Director/Assistant Professor, Occupational
    Therapy Program
University of Southern Indiana
Evansville, Indiana

FIRST EDITION

Alma R. Abdel-Moty, MS, OTR
Clinical Assistant Professor, Occupational
    Therapy Program
Florida International University
Miami, Florida

Gail S. Bass, OTR/L
Instructor, Occupational Therapy
University of North Dakota
Grand Forks, North Dakota

Estelle B. Breines, Ph.D., OTR, FAOTA
Former Program Chair, Department of
    Occupational Therapy
Seton Hall University
South Orange, New Jersey

Catherine C. Brennan, MA, OTRL/L, FAOTA
Consultant
St. Paul, Minnesota

William R. Croninger, MA, OTR/L
Associate Professor, Occupational Therapy
University of New England
Biddeford, Maine

Anne E. Dickerson, Ph.D., OTR/L, FAOTA
Program Chair and Professor, Occupational
    Therapy
Eastern Carolina University
Greenville, North Carolina

Hahn C. Edwards, MA, MS, OTR
Assistant Professor, Occupational Therapy
    Assistant Program
University of Southern Indiana
Evansville, Indiana

Maria Hinds, JD, MS, OT
Assistant Professor, Occupational Therapy
Florida A&M University
Tallahassee, Florida

Joyce H. McCormick, MS, OTR/L
Fieldwork Coordinator, Occupational Therapy
    Program
Pennsylvania State University—Mont Alto
Mont Alto, Pennsylvania

Deane B. McCraith, MS, OTR/L, LMFT
Clinical Associate Professor, Occupational
    Therapy
Boston University
Sargent College of Health and Rehabilitation
    Science
Boston, Massachusetts

Nichelle L. Miedema, OTR/L
Program Coordinator, Occupational Therapy
    Assistant Program
Kirkwood Community College
Cedar Rapids, Iowa

Candice Jones Mullendore, MS, OTR
Assistant Professor and Academic Fieldwork
    Coordinator, Department of Occupational
    Therapy
Creighton University
Omaha, Nebraska

Kathy Nielson, MPH, OTR/L
Professor and Director, Division of Occupational
    Science
The University of North Carolina at Chapel Hill
Chapel Hill, North Carolina

Karen B. Smith, OTR/L
Program Director, Occupational Therapy
    Assistant Program
Stanly Community College
Albermarle, North Carolina

Kathy Clark Tuminski, MA, OTR/L
Assistant Professor, Occupational Therapy
Eastern Kentucky University
Richmond, Kentucky

Joanne Wright, Ph.D., OTR/L
Program Director, Division of Occupational
    Therapy
University of Utah
Salt Lake City, Utah

張序

　　人與人之間有效的溝通，是正常的社交行為，也是處理事情解決問題重要的過程。但是若缺乏適當的紀錄，則雙方的溝通結果或是社交互動的情形則無法保存下來，特別是若有需要成為法律證據的時候，少了這份文件可能得到的結果是南轅北轍。職能治療是一個結合臨床醫療與復健服務的專業，在面對病人的醫療評估與治療、家屬的病情溝通、臨床的教學與討論、專業間的溝通與合作時，我們常常會被要求要有紀錄。除了醫療健保申報需要外，商業保險或是法律上等的需要，都顯示出一份有效紀錄的重要性。很高興在此時看到關於職能治療病歷撰寫的外文書，在三位專業的職能治療師努力下完成翻譯，相信對於我國職能治療專業病歷與相關紀錄的撰寫，更能兼顧專業與品質，並提供職能治療專業服務最佳的佐證。

　　本書《職能治療實務：臨床病歷撰寫（第三版）》的三位譯者，都是臨床與學校優秀的職能治療師，他們將外文書結合歷年來的經驗，為這本書做最佳的論述與意義上的註解；包括：現職在美國 OTLife, Inc. 的職能治療師李杭茜、現職為亞洲大學職能治療學系助理教授的陳芝萍，以及目前服務於臺北市立陽明教養院保健課的陳威勝課長。這三位過去也都有翻譯的經驗與作品，透過將外文書翻譯成中文的文字描述，提供了讀者最淺顯易懂的工具參考書，特別推薦給職能治療的師生、臨床工作者與一般大眾等參考使用。

　　本書總共分為五個部分，包括：第一部分為語言的使用，提供從專業語言的發展到寫作的技巧，以及常見的縮寫及術語等實用的資訊；第二部分為倫理與法律考量，著重於平時在紀錄上的倫理及法律相關議題，提供各種角色對於紀錄的不同需求與看法；第三部分為臨床病歷紀錄，則提供了職能治療在不同機構的治療過程中，應該要有的紀錄形式與各種保險需求的紀錄方式；第四部

分為學校系統的紀錄，主要是有關學校系統的紀錄描述與要求；第五部分為行政管理紀錄，則是為有計畫撰寫需要者或是行政主管提供了各種相關文件的範例與說明。

本書結合李杭茜、陳芝萍、陳威勝等三位專業職能治療師的寶貴經驗與對文字翻譯的技巧，將原作者的第三版作品用大眾熟悉的文字語言呈現出來，除了可以作為臨床專業職能治療師病歷與文件紀錄參考的指引，相信更有助於在醫療院所與機構服務的各類專業人員與社會大眾了解有效且實用的紀錄相關資訊。

中華民國職能治療師公會全國聯合會理事長
衛生福利部八里療養院職能治療科主任

張自強 博士

2019.08

林序

　　病歷是一種重要的溝通媒介，透過良好的病歷撰寫，醫療團隊得以迅速掌握病人整體的醫療歷史，從病人的不適症狀、就診到入院、住院期間之處置或照護、病情進展，一直到病人出院為止。一份完整的病歷除可正確辨識病人接受照護期間所得到的治療與檢查外，更是日後保險給付及與法律相關問題的重要資訊來源；因此，病歷之撰寫，是所有醫療專業人員都必須慎重以對的工作職責。

　　重視醫病關係一直是職能治療工作者奉為圭臬的核心準則，也正因為如此，職能治療專業人員得以採用最適當之有目的活動，幫助人們促進或恢復健康，增進生活獨立性；這種與患者（服務對象）建立良好合作關係，並深入了解患者（服務對象）需求的專業特質，讓職能治療師得以採用更貼近患者（服務對象）感受之方式撰寫病歷。然而，單靠良好醫病關係仍不足以撰寫完整且精確的病歷，醫療工作者還需要具備充足的病歷書寫知識，才能有效串連各種相關資訊，讓病歷善盡其最重要的溝通功能。

　　本書內容涵蓋病歷書寫專業術語、各種倫理與法律議題、臨床與社區（學校系統）病歷紀錄模式等實務內容，契合各種臨床與社區醫療專業人員撰寫病歷之需求；站在培育職能治療專業人員的立場，一本內容豐富且深入淺出的好書是不可多得的，本書不論是作為醫學院學生知識紮根的工具，抑或是提供給醫療工作者參考的臨床議題討論，不同角色的讀者均能在本書獲得充分養分，是一本值得推薦給職能治療或相關醫療工作者的病歷撰寫參考工具。

　　原書作者 Sames 教授從 2005 年起即陸續發表職能治療病歷撰寫相關著作，本書（第三版）的出版不只強化了原有的內容，更新增當代病歷撰寫用語、科技（電子化）層面的紀錄型式與臨床實務議題，可謂集其著作之大成。

三位跨海合作的譯者（李杭茜、陳芝萍、陳威勝）更是國內翻譯相關專業書籍的一時之選，這三位是分屬不同實務領域且經驗豐富的職能治療工作者，已陸續相互合作出版過《兒童與青少年心理健康職能治療》、《幼兒教育導論》、《職能治療實務：臨床病歷撰寫》、《職能治療概論》、《打造感覺統合的橋樑》、《學齡前兒童精神健康手冊》等十多本書之譯本，對推動本土職能治療國際化具有相當之貢獻。

翻譯是一份需要投入相當時間與心力的工作，本著對專業的執著與熱情，三位譯者再一次成功地將國外新知完整引進，讓臺灣職能治療的水準得以持續與國外先進國家無縫接軌；因此，實在很高興能為此書寫序並將之推薦給大家。

亞洲大學職能治療學系主任

林鋐宇

病歷撰寫這本譯書是民國 89 年從臺灣大學畢業後,參與精神醫學部黃曼聰老師帶領的讀書團體,所產生的第一本譯作,當時職能治療的原著或譯作書籍均相當匱乏。雖說原文書有第一手資料的原創價值,當時讀書團體的初衷除了彙整黃老師的教學講義之外,透過原文書籍的中譯過程,期能達到專業在地化與專業推廣的效能。

精簡但詳實的服務紀錄,對助人專業而言尤其重要。各種不同格式的紀錄,也對不同閱讀對象扮演著不同的功能,在專業角色、服務對象、主管機關和第三方付費者之間,甚至是法律單位、機構(醫院)評鑑上,發揮關鍵的溝通功能。因此,在專業養成和服務遞送的實務過程中,尤應重視各種紀錄的品質和效能。

與第一版付梓的時間已相距超過十年,這次收到心理出版社邀請改版的原文書也已經進入第三版(原文第二版因為改版不多,所以直接重譯第三版),顯見紀錄格式與原則的與時俱進。感謝出版社對本書的重視與對職能專業的支持,也感謝當初找我和陳芝萍老師合譯本書的李杭茜學姊,跨海完成本次新版(重譯)工作。誠如杭茜老師在第一版譯者序所言,期能持續看到更多符合本土在地文化的專業著作出版,讓專業得以持續深耕與推廣。

陳威勝

緒論
記錄的對象、內容、地點、時機以及原因

　　身為職能治療從業人員，我們和各式各樣的服務對象在多樣化的機構中工作。在每個機構中，我們如同訓練有素的專業人員般使用我們的技巧，也被要求用某種形式記錄我們做了哪些事情。我們可能要撰寫組成醫療紀錄一部分的臨床病歷；我們可能為一位小學學生個別化教育計畫（Individual Education Program, IEP）的發展做出貢獻；身為公司的顧問，我們或許需要寫出一份活動摘要。從我們的寫作中展露出高水準的專業精神是極重要的。

| 對象 |

　　專業寫作的關鍵就在於知曉我們是為誰而寫，以及我們在寫誰。如同上述，我們為多樣的讀者群而寫。一些潛在讀者包括：介入團隊、服務對象及／或代理人（照顧者、家人或監護人）、機構品質管理人員、第三方付費者（third-party payers）、同儕審查者、鑑定調查員，以及律師。因為我們的紀錄之潛在讀者擴大到遠遠超出我們的同儕，所以謹慎地選擇我們的用字是很重要的。我認識一位職能治療師，她在下筆前，會在心裡對自己說：「各位陪審團的先生與小姐，……」然後才開始記錄。這樣的動作迫使她思考她的文字將會如何被其他人解讀。

內容

在我從事第一份職能治療工作時，一位護理長不斷重複地告訴我：「沒有被記錄下來的，就是沒有發生過。」這是她個人的座右銘。雖然我聽得很厭煩，但我還是要承認她是對的，這是個好忠告。如果我要請假而由代理人代理我的職務，我要這位代理人充分被告知哪些東西已經嘗試過了，以及介入要朝哪個方向進行。為了能做到這點，就必須有精確、完整以及清楚的紀錄文件，顯示服務對象的職能治療至此發生過哪些事情。另外，一份在事件發生當時就寫下的紀錄，在法庭上會是一件比記憶更有力的證據。你們當中有多少人還精確地記得上星期二早上 10 點你做過什麼事？或是 1 個月前？18 個月前？你當時跟誰在一起？你做了哪些事？你做的事是否成功？你用了多少努力？還有印象嗎？

你不只是要記錄做了哪些事情，你還要記錄服務對象對介入的反應。想像你是為讀者畫一幅職能治療時段的圖畫。你要記錄你給了哪些指令（例如，居家運動計畫、副木的使用與保養、輔具的使用與保養，或者給照顧者的教育），以及接收指令的人是否了解這些指令。最後，你要記錄未來職能治療服務的計畫。

在有這麼多東西需要被記錄的情況下，實際治療服務對象跟記錄介入之間應該要達到某種程度的平衡。大多數的職能治療師進入這一行是因為他們想要幫助人，我懷疑有誰是因為熱愛成天寫紀錄而成為職能治療從業人員的。另外，由於健康照護經費的競爭與日俱增，促使一些診所為臨床專業人員一天需要提供多少能報帳的治療總數發展出生產力的標準，這樣的結果造成病歷書寫時間的減少。如今，一位臨床從業人員在診所一般會花 6 個小時（在一天 8 小時的工作中）或者更多的時間在服務對象身上，剩下的時間通常花在會議以及紀錄上。在教育和社區環境裡，一天 8 小時中花在服務對象身上的時間可能有 7 個小時或者更多。雖然許多我們所做的事情需要被記錄下來，但並不表示我們需要花許多時間在記錄上。本書的第三、四篇將會指引你一些有效又快速的病歷書寫方法。

地點

在臨床上，每個服務對象都有自己的臨床紀錄（病歷），病歷可能是電子或書面形式。職能治療從業人員可在病歷中專屬於復健或治療的部分撰寫紀錄。某些機構採用整合的記錄方式，每位專業人員各別在病歷進展紀錄（progress note）的部分記錄治療進展狀況，而不論是由哪位專業人員所撰寫，進展紀錄會按照時間先後順序蒐集。無論病歷是電子檔案或書面形式，很重要的是，服務對象病歷書寫的地點及時機要遵守機構的規範。好紀錄的標準是不會隨著格式（電子或紙本）的不同而改變的。

在學校教育的環境下，個別化教育計畫（IEP）或個別化家庭服務計畫（Individualized Family Service Plan, IFSP）是每年寫一次，且每 6 個月複審一次。評鑑報告、目前表現的程度，以及職能治療的目標都融合在這些紀錄中，然後，個別化教育計畫或個別化家庭服務計畫被納入學生的教育紀錄中。若學校向第三方付費者索取職能治療服務費用，將可能被要求提供額外的紀錄。學校會制訂政策，讓職能治療師知道需要填寫及保存哪些其他的文件。

除了正式的臨床或教育紀錄，有些職能治療部門會在部門檔案中保存所有正式文件的複本。這些部門檔案可能也保有測驗表格、出席紀錄，以及其他非正式文件。第 8 章將有更多紀錄保存的細節。

時機

紀錄通常在服務結束後越早完成越好。某些職能治療師會保留治療時段的最後 5 分鐘左右來記錄服務對象的病歷。這樣的方式對於完成治療紀錄或進展紀錄或許剛剛好，但可能無法充分完成較大的紀錄，例如評鑑或者終止治療的報告。這類紀錄通常在不需要治療服務對象的時段中完成，如一天的開始或者尾聲，或者在午餐時間完成。在一些機構裡，職能治療師會口述錄音評鑑或者終止治療紀錄，然後由秘書人員轉錄成文字；也有些人直接手寫或使用桌上型電腦、筆記型電腦，或行動裝置來記錄。

評鑑或介入發生後到職能治療師坐下來書寫的時間越長，某些事情被遺忘的機會就越大。如果可能的話，在服務的當下於服務對象的病歷上直接寫下紀錄是最好的，但並非總是有這種機會。有些職能治療師會隨身在口袋裡攜帶小筆記本或者紙張，然後草草記下一天中治療服務對象的狀況；也有些人是用行動裝置。這些方式的確能幫助他們更清楚地記住每個服務對象發生了什麼事。你可以想像，如果一位職能治療師一天有 12 個服務對象，一天結束時，將很難記得哪些人說過哪些話，或做過哪些事。

| 原因 |

職能治療師因為許多的原因而做紀錄，我們記錄是為了能按照時間順序來顯示服務對象身上發生的事。我們要展示先發生什麼、然後接著發生的事，以及接下來的事，以此類推。一些管理和委派的組織想要看到事件按照臨床上合理的順序發生。例如，如果你在治療一位從嚴重腦傷中復原的服務對象，在教導服務對象如何使用刀子前，你要顯示服務對象對於使用刀子具有良好的安全預防措施的體認。服務對象的病歷可以讓任何第三方審查者得知服務對象從生病或者受傷中復原的故事，或者在發展遲緩服務對象的案子中展示服務對象的發展。

我們記錄是為了展示高層次的臨床推理。一個從職能治療診所經過的人，會看到職能治療師正在觀察服務對象把奶油塗在吐司上。這個人可能想：「她上大學這麼多年就為了教這樣的東西？我沒有經過訓練也可以做一樣的事情。」若這個人可以讀病歷，她會讀到職能治療師其實是在訓練按順序安排、使用餐具、安全體認（safety awareness），以及／或者能量保存（energy conservation）。把奶油塗在吐司上這個活動為服務對象創造了許多不同的學習機會。在職能治療中發生的，通常比一般人眼裡看到的還要多。

我們記錄是為了要告知治療團隊中的其他成員，在治療時段中發生了什麼事。每個人都很忙碌，我們輪班工作的時間不同，所以我們總是無法有足夠的時間跟其他照顧者討論每個服務對象的狀況。藉由寫下治療時段裡發生的重

點，在團隊中的其他人可以在他們的時間內獲得資訊。同樣地，我們可以藉由閱讀病歷，了解那天在其他治療中、檢驗報告、醫療影像或者護理上發生了什麼事。

我們記錄是為了向第三方付費者證明職能治療的效果。這是將病歷記錄好的一個非常重要的原因，因為記錄品質的好壞時常是付款的依據。第三方付費者，例如政府（美國聯邦醫療保險 [Medicare]、美國州醫療輔助 [Medicaid]、平民健康與退役軍人醫療保險 [CHAMPUS] 和其他方案）以及私人保險（管理保險、勞工賠償、賠償金），要確定他們得到的服務等值於他們付出的。實際上付款者從來不曾直接觀察服務對象，但卻仰賴紀錄來決定服務的有效與否。若是付款者不能從紀錄上看出進步，即使你相信服務對象仍可從你的治療中獲益，他們通常還是會終止付款，這實際上也使得治療服務告終。

最後，但並非最不重要的，我們因為法律的原因而記錄。如同前述，醫療紀錄——任何在事件發生時寫下的紀錄，相對於我們對一、兩年前的記憶，會是更強的證據。在許多州，一個服務對象可以在治療不當發生後兩年內提出告訴。在這兩年中，我們有可能治療超過一百個服務對象。我們有可能還記得當天和這個服務對象到底確切發生過何事？或者我們的記憶可能被中間我們治療過的那些服務對象混亂了？根據我們記錄下來的，以及我們寫得如何，臨床紀錄可以用來保護或者傷害身為執業者的我們。有些方法可用來確認所寫下的是能夠用來幫助我們而非傷害我們，而這本書就是在強調這些方法。

本書架構

本書的第一篇論及一些寫作的技巧，包括措辭的小技巧，如何使用參考架構（frame of reference）、縮寫及術語。該篇也概括談到專業語言的發展，以及使用描述語言對內在和外在的影響，還包括一些一般專業溝通的點子。

第二篇著重在紀錄上的倫理及法律相關議題，如隱私、紀錄的保存、詐欺及剽竊。這提供了付款者、審查者及律師對紀錄持有不同但卻必須的看法。

第三篇論及在臨床機構中職能治療過程的紀錄。臨床機構包含第三方付費

者會給付的所有職能治療執業的地點，例如醫院、護理之家、診所，或者精神復健專案。通常，在臨床機構會有醫師的醫囑或轉介，且服務會以某種方式計費。此為對臨床機構很概略的描述。這排除了接受補助金給付的服務，或者以基金給付的其他不需要醫師照管的服務。該篇帶你經歷職能治療的過程，且解釋在此過程中每個步驟需要完成的紀錄。每章將描述一種紀錄的形式，且包括適用在此種紀錄的角色描述和美國聯邦醫療保險標準。

第四篇是有關學校系統的紀錄。雖然現在許多學校系統使用第三方付費者的給付來補償一些治療服務的費用，但是學校系統服務仍然有一些特定形式的紀錄要求。該篇只著重於學校系統要求的紀錄。

最後一篇討論行政管理的文件。行政管理文件的範例，包括政策和流程、意外事件報告、會議紀錄、職務說明，以及補助金申請書寫。職能治療人員書寫一小部分這類文件，而其餘部分大多由督導或者主管書寫。

若你是因為正在就讀職能治療相關科系而被要求閱讀本書，如果你的老師沒有要求你照著這本書編排的方式依序閱讀每一個章節並做每一個練習，也請毋須訝異。在職能治療概論課程中，你或許被規定只要閱讀前三、四篇。然而，我希望在你學習的某個階段中，有機會可以閱讀這本書的其他篇章。這表示即使在課程結束後，你仍應該要保留這本書。無疑地，在日後的許多課程中，你將遇到練習做紀錄的機會，這本書會是你在寫作業時很好的一本參考書。

若你是以臨床工作者的身分在閱讀這本書，我要恭喜你對專業和能夠繼續勝任這個專業是這麼地專心致力。這本書中的一些資訊對你而言可能是很新的，有些則不過是重新複習，端看你從學校畢業多久而定。這本書中的每個章節都可以自成一局，你可以選擇專注於一個章節或者許多章節。

全書中有許多練習，以便幫助你發展紀錄書寫的技巧。這些練習的答案在附錄 F 可以找到（請見目次頁的下載資訊）。雖然把你的答案跟附錄所提供的答案做比較會是一個很好的學習經驗，但是從你的老師或者同事那裡得到對於你答案的回應，或許對你會有更多幫助。因為有經驗的職能治療師能夠掌握用字上的細微差異對讀者可能產生的影響。

當你閱讀本書中的各篇時，你將會對在臨床或者教育環境中記錄良好文件的原則越來越熟悉。你也將會學到職能治療師職業生涯中，可能會被指定書寫的其他種類文件。人們會從你寫作的好壞中評判你的專業形象。如果你想要被別人視為一位有才能、有足夠能力且有技巧的專業人員，你就必須書寫得像是一位有才能、有足夠能力且有技巧的專業人員。

職能治療實務│臨床病歷撰寫│

Section

I

語言的使用

CHAPTER 1
紀錄中語言使用之概述

▶ 前言 ◀

　　紀錄需要使用文字書寫。若要文件記錄得好，就要寫得好。這包括選擇使用對讀者有意義的字，以及使紀錄清晰、精確且和狀況相關。本書的第一篇，將討論和寫作相關的基本問題。

　　你的紀錄寫得好不好，是他人評定你有多專業的方式之一。若是你寫得拙劣、使用過時的術語或者過度使用行話、使用太多的縮寫，或者漏字，人們會認為你不是粗心就是缺乏技巧。美國職能治療協會（American Occupational Therapy Association, AOTA）（2014）已經為職能治療實務發展出一個架構來引導術語的使用。使用在職能治療中不同的模型或參考架構，將塑造出職能治療師寫病程紀錄或教育進展的模式。

第一節 ｜ 職能治療紀錄 ｜

　　在記錄職能治療實務時，必須適當地使用語言。職能治療從業人員在許多形式的場所中工作。有些場所，像是醫院、長期照護、學校系統，或者居家治療，對紀錄內容都有著非常具體的標準。其他的機構，例如遊民庇護所、監獄，或者諮商服務，並沒有機構特定的紀錄標準，所以職能治療從業人員可能需要針對個別機構的需求而打造紀錄系統。美國職能治療協會（AOTA）有適用於任何機構的紀錄指南（AOTA, 2013）。

　　在臨床機構中，像是醫院、長期照護機構、居家治療、門診診所和精神方案，職能治療過程中的每一步都會被記錄下來。職能治療介入的轉介或醫囑通

常是病歷裡第一種被記錄下來的文件。若是職能治療從業人員對服務對象進行檢視或首次和服務對象接觸，這將以接觸紀錄（contact note）的方式被記錄下來。職能治療評鑑是以評鑑報告或評鑑摘要的方式記錄。接下來，研訂介入計畫，對服務對象提供職能治療介入，由職能治療從業人員記錄下進展紀錄。當職能治療介入結束後，介入的成果則在出院摘要中被記錄下來。本書的第三篇將詳細介紹這些紀錄。

在教育場所中，職能治療師為以團隊為基礎的紀錄，提供其對於特殊需求孩童服務的紀錄。提供給嬰兒和幼兒的服務將記錄在個別化家庭服務計畫（Individualized Family Service Plan, IFSP）中；提供給 3 歲到 21 歲孩童的服務則記錄在個別化教育計畫（Individual Education Program, IEP）中。此外，每一次召開團隊會議，每一次提議修改個別化教育計畫或個別化家庭服務計畫，每一次孩童因特殊教育介入而被轉介，都有通知書和同意書當作紀錄，證明這些過程的改變，孩童的家庭都會收到通知。第四篇將會討論這些文件。

還有一些文件是必須的，但和提供服務給服務對象沒有直接的關係。我們稱這些文件為行政管理紀錄，這些紀錄涉及職能治療部門的有效運行。第五篇將會討論許多這類型的文件。

不論在哪種機構，職能治療從業人員幾乎是將他們所做的一切記錄下來。有時候，紀錄的形式是很結構化的；文件告知職能治療從業人員記錄的內容及地點。在其他的情況下，記錄的形式可能不是那麼的結構化；職能治療從業人員直接在白紙上以敘述的方式記錄下他或她的行動。有時，紀錄是以手寫或者文字處理器的方式完成，雖然這已經變得不那麼普遍了。在越來越多的機構中，職能治療從業人員使用電腦或行動裝置來記錄評估、介入和成效的數據。

今日電子化紀錄比手寫或文字處理紀錄來得越來越普遍。電子化紀錄讓剛輸入的資料可以立即被健康照護或教育團隊中的其他成員使用。你可以在第 12 章中讀到更多和電子化健康紀錄相關的內容。

第二節│本篇架構│

　　第 2 章概述了可能在工作中使用的溝通類型，包括備忘錄、信函、電子郵件、電話，以及簡訊。這章討論在工作環境中和其他專業人員溝通時，使用適當的語氣、音量和語言的重要性。雖然備忘錄、信函及電子郵件通常不會被用於職能治療執業的紀錄，它們卻是職能治療從業人員工作中很重要的一部分。有效地以書寫方式和轉介來源、同事、上司及下屬溝通是每一個人都需要精通的一項技能。

　　第 3 章將會處理語言的使用，包括流行語、術語以及縮寫。常見的縮寫清單也將附在其中，這一章是特別針對職能治療業務。如同一些日常生活中特定的慣用語會比其他用語來得流行，一些在職能治療中使用的慣用語也是一樣。

　　第 4 章是將紀錄中所使用的語言，和引導職能治療專業主要文件中的語言使用做連結。這些文件是由美國職能治療協會（AOTA）以及世界衛生組織（World Health Organization, WHO）所撰寫的。

　　第 5 章建議，被挑選來記錄職能治療服務的用語將會反映出使用在特定服務對象身上的模型或者參考架構。本章簡介了幾個不同的模型和參考架構。

　　最後，第 6 章包含為確保仔細記錄的一張清單。這部分特別針對紀錄的清晰和準確性，確定記錄是切題的，而且記錄任何出乎治療師意料之外的例外。

　　在這些章節中學到的課程，對於在任何機構中工作的職能治療從業人員或者學生，都能幫助他們改善紀錄的書寫。必須要牢記的是，你要總是謹慎地選擇你的措辭。

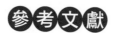

American Occupational Therapy Association. (2014). Occupational therapy practice framework: Domain and process (3rd ed.). *American Journal of Occupational Therapy, 68*(Suppl. 1), S1–S48. http://dx.doi.org/10.5014/ajot.2014.682006

American Occupational Therapy Association. (2013). Guidelines for documentation of occupational therapy. Retrieved from http://www.aota.org/Practitioners/Official/Guidelines/41257.aspx?FT=.pdf

CHAPTER 2

專業溝通

職能治療從業人員使用許多種方法和工作中的其他人進行溝通，包括面對面的討論、信函、備忘錄、電子郵件和電話等。在專業場合或者正式溝通時所使用的書面或演說的用字遣詞和語氣，跟和朋友溝通時的用法有非常大的差異。

專業溝通需要一定程度的尊重和正式性，是和朋友寫電子郵件或交談時所不需要的。在正式寫作時，作者並不一定認識讀者群；例如，雖然你可能認識會閱讀服務對象進展紀錄的護理人員，但你可能不認識也會閱讀該文件的服務對象律師或家庭成員（Lincoln University, n.d.）。專業溝通應避免流行語、縮寫、陳腔濫調、性別歧視或種族歧視的用語，以及不敬的言詞（Lincoln University, n.d.; Word-mart.com, 2010）。非正式溝通可以用第一、第二或第三人稱書寫，而正式溝通則通常使用第三人稱來書寫。正式溝通經常使用更長、更複雜的句子和段落，然而，請小心，不要只為了讓它聽起來令人印象深刻而矯枉過正到使用艱深的字和複雜的句子，因為這樣一來可能會顯得作者很傲慢（Lincoln University, n.d.; Word-mart.com, 2010）。這本教科書是用較非正式的語氣寫的，然而，臨床、學校或行政文件都是用較正式的語氣寫的（表2-1）。在撰寫核退申訴書、評鑑報告、通知和同意書，或終止治療摘要時，作者可能會或可能不會認識讀者，所以需要使用正式書寫。

有一些特定的標準可以管理正式文件的內容，例如，身心障礙者教育法案（Individuals with Disabilities Education Act, IDEA）要求將特定的項目納入個別化教育計畫（Individual Education Program, IEP）中，而美國聯邦醫療保險（Medicare）則要求為長期照護職能治療申報時，要包含特定的病歷紀錄要素。聯合委員會（Joint Commission, 2012）建議避免使用某些縮寫，因為這些

表 2-1　正式和非正式書寫的例子

	非正式書寫	正式書寫
流行語或術語	當他發現每天晚上必須穿戴副木時，這個傢伙嚇壞了。	當服務對象聽到他每天晚上都要穿戴副木時，他大聲喊叫且把他的副木給扔了。
人物	我告訴他每晚都必須要穿戴副木。	服務對象被告知每晚都要穿戴副木。
句子的結構	他被告知每晚都要穿戴副木。	為了預防攣縮，服務對象接獲指示，每天晚上要穿戴副木，觀察是否有任何皮膚壓傷損害的跡象。
情緒	我知道他會很不高興，我也覺得很不好，但是我還是告訴他每天晚上都要穿戴副木。	服務對象被告知每晚都要穿戴他的副木。
認識的讀者（或者不認識的）	Kerry（我的病人）拒絕每晚穿戴他的副木。	Mortez 先生表示他拒絕每晚穿戴他的副木。

在外觀上非常相似的縮寫可能會引起醫療上的錯誤。此外，雇主可以進一步指示病歷書寫的模式（電子化或紙筆型式）、時機、放置位置和文字選擇。

第一節｜語氣｜

　　無論是口語還是寫作，語氣是專業溝通中最重要的考慮因素。在寫作中，所傳遞的信息是獨立存在的，不像在口頭溝通時可利用臉部表情或手勢來傳達意義。讀者將透過濾鏡，如他們的執業場合、教育水準和文化背景對文章做解讀，因此作者必須考慮讀者將會如何解讀信息。試著展現自信、誠實和尊重（OWL at Purdue University, 2010a）；同時，盡量不要一副高高在上的樣子（OWL at Purdue University, 2010a）。舉例來說，以下哪些語句聽起來較專業？

- 我要申覆這給付終止的案件，因為根據我的臨床判斷，讓 Rameriz 夫人接受額外的職能治療是非常重要的。我知道一個服務對象什麼時候已經

達到她最終的潛力，這位服務對象還「沒有」（NOT）達到她最終的潛力。

- 我要申覆這給付終止的案件，因為這位服務對象還沒有達到她的目標——能獨立準備餐點，這對於她要回復到以前的生活狀況是相當重要的。

很明顯地，第二個語句比較不那麼高傲，卻是誠實和尊重的。第一個語句尖叫著指出作者懂得比讀者多，且對那位為初步給付終止做出決定的人透露著一些憤怒。

這個例子也顯示用大寫字母拼出一個單字來強調一個字的方法。以全大寫字母的方式來書寫就跟在口語溝通時對著對方大聲喊叫一樣（Yale University, n.d.）。如果你想強調一個字或是一個重點，有些人建議在單字或那段話上放星號＊（Yale University, n.d.）。另一種強調重點的方法是把最重要的想法放在信件、段落或句子的最前面（OWL at Purdue University, 2010a）。特定想法所占的空間大小也能顯現出它的重要性（OWL at Purdue University, 2010a）。

第二節｜主動語態｜

在專業寫作中，相較於被動語態，比較建議使用主動語態。在句子中使用主動語態意味著優先考量到的是執行該行動的人，然後才是行動本身（OWL at Purdue University, 2011）。主動語態通常比被動語態更直接和清晰，而用被動語態寫成的句子大多會使用「be」這個字（例如 have been）（OWL at Purdue University, 2011）。以下是用兩種句型陳述同一件事情，第一句是用被動語態寫成的，而第二句則使用主動語態。

- 自我照顧技巧是被這位服務對象所重視的。
- 這位服務對象一直很重視他的自我照顧技巧。

第三節 | 非歧視性語言 |

　　在專業寫作中使用非歧視性語言是很重要的（American Psychological Association [APA], 2010; Lunsford, 2009; OWL at Purdue University, 2010b）。這看似是個很明顯的陳述，但有時候我們的言論或寫作會微妙地反映出個人的偏見。所有的專業寫作，無論是進展紀錄、感謝轉介來源的致謝函，或是政策和流程，都不應使用可能被解釋為性別歧視、種族歧視、年齡歧視或其他偏見等因素的語言，如種族、宗教、殘疾或性別取向（OWL at Purdue University, 2010b）。在討論一個族群時，避免使用廣泛的分類，如「偏癱」（hemiplegics）、「中風患者」（stroke victims）或「盲人」（the blind）（APA, 2010）。討論患有殘疾的一個族群或個人時（APA, 2010; The ARC, 2012），應使用「以人為優先*」（Person first）的語言（例如，患有偏癱的人 [people with hemiplegia]、一位視力缺陷者 [a person with visual deficits]）。使用形容詞形式的族群描述，而不是名詞形式（例如，年紀大的人 [elderly people] 而不是老年人 [the elderly]）（APA, 2010）。

　　現在已經不能只使用陽性代詞（例如他、他的）來代表兩性，或使用「她」來代表所有的職能治療師（APA, 2010）。其他可以用來替代的單詞包括「人」（person）、「一個人」（one）和「個人」（individual）。另一個解決這個難題的方法是以複數形式的代名詞，如他們、他們的來重寫句子（APA, 2010; Lunsford, 2009）。最後一個方法是排除代名詞，或者用物品替代（APA, 2010; Lunsford, 2009），例如，一個部門的政策可能是：「在跳進球池之前先脫鞋」，而不是「每個人在跳進球池前，都必須先脫掉他們的鞋子。」當然，如果你正在寫一位特定服務對象的臨床或教育紀錄，你知道這個人的性別，那麼使用適當的性別特定代詞是沒問題的。

　　提及職能治療師（occupational therapists）和職能治療生（occupational

---

* 譯者註：「以人為優先」的用法是在英文語法中才會出現的問題，所以附上英文以解釋原作者的用意。

therapy assistants）的最佳方法是什麼？當一併提及兩者時，可以使用「職能治療從業人員」（occupational therapy practitioner）（AOTA, 2010）。有些人傾向各別拼出這兩種職業頭銜，這是沒關係的，同時寫出這兩種頭銜只需要多花一兩秒鐘而已。在談論職能治療從業人員或職能治療方案時，要小心使用形容詞「職能」（occupational）。「治療師」這個詞也代表心理師、社工師、婚姻家庭諮商師以及各種其他專業人士。「治療」這個詞也代表物理治療、心理治療、營養治療或任何其他治療方案。身為一位專業人士，如果我們希望其他專業人士能夠認識和尊重我們，我們需要隨時使用完整的頭銜。

第四節｜備忘錄｜

有時，職能治療從業人員需要與在另一個時段或其他地方工作的人溝通，或者需要將關鍵信息傳達給當時不能在場的同事，或職能治療師想以書面形式確認發生過的對話，這時最好的辦法是透過使用備忘錄。備忘錄的目的是以有效的方式傳達信息（OWL at Purdue University, 2010c）。當發送一份文件給你認識的人時，可以使用備忘錄來取代附函，告訴他們這份文件的內容是什麼，以及你為什麼發送這份文件（Sabath, 2002）。如果這份文件是寄給你不認識的人，則應該使用正式的信。

備忘錄的第一部分是標題，這是備忘錄與一封信不同的地方。根據普渡大學的線上寫作實驗室（OWL at Purdue University）（2010c），標題通常包含四個要素：

- **致**：（讀者的全名，有時包括以大寫字母書寫的職稱）
- **從**：（你的名字，有時包括職稱）
- **日期**：（撰寫備忘錄時的月份、日期、年份）
- **主題或 Re**：（簡要說明備忘錄的重點；re 是「關於」[regarding] 的縮寫）

一些文書處理系統有書寫備忘錄的樣本，會自動輸入日期。檢查名字的拼

字，並確保你是寫給對的人。確定主題簡明扼要，不會被解釋為意思之外的事物；你不會想要引起讀者不必要的憂慮，但是你也不要把備忘錄的全部內容都放在主題行中（OWL at Purdue University, 2010c）。

Bravemen（2006）提出了構成備忘錄的五段基本結構：

- 介紹：解釋備忘錄的原因。
- 背景：建立上下文脈絡。
- 推薦或要求：你希望讀者做什麼或你想要什麼事情發生。
- 理由：解釋你的建議或請求背後的理由。
- 結論：重申你的立場。

讓備忘錄既好看又好聽（Sabath, 2002）。對文法規則的適切性要特別注意，如大寫字母、標點符號和句子結構。使用看起來專業的、字體大小合宜的樣式，保持一致的格式，例如在整個文檔中每個段落的第一行都空兩格。雖然通常將備忘錄的長度限制在只有一頁是一個很好的規則，但是不要把所有內容壓縮在一起、縮減字體大小，或者使用較小的頁邊空白，好讓內容剛好只有一頁（OWL at Purdue University, 2006）。如果擠在一頁上看起來不太好，那就把它編輯成兩頁，使每頁都有足夠的空間（Sabath, 2002）。最常見的備忘錄格式是每頁都有 1 英寸的空白頁邊，並使用 10 到 12 號的字體（OWL at Purdue University, 2006），字體風格則隨個人喜好。如果你的備忘錄是要在螢幕上閱讀的，那麼無襯線字體（如 Arial 或 Calibri）會讀起來比較輕鬆。如果你的備忘錄要列印在紙上，那麼像 Times New Roman 的襯線字體是個不錯的選擇。無論使用什麼字體，要確定在一個備忘錄中只使用同一種字體（OWL at Purdue University, 2006）。若要強調某些詞語，請使用斜體而不是全部用大寫字母拼出來。在句子下加底線對於列印出來的備忘錄很好，但是如果備忘錄會在螢幕上讀取，那麼底線看起來就像是一個可以用滑鼠點擊，而將讀者帶到其他地方的網址。

第五節｜信函｜

　　許多撰寫備忘錄的建議也適用於寫正式信函上。因為收信人可能跟作者不熟識，所以信函往往以更正式的語氣呈現。在正式信函中，標題被更詳細的資料取代。信函通常是寫在有公司或組織抬頭的信箋上，在用電腦軟體編寫時，請確保在頁面上方保留足夠的空間才開始信的內容，以免列印時書寫的內容會印在抬頭上。一個好的經驗法則是，使用抬頭信箋時，應該在頁面上方保留約2英寸才開始打字。

　　正式信函的第一部分是發件人的地址，你也可以選擇略過，因為如果信件是列印在抬頭信箋上的話，地址可能已經印在上面了。如果你選擇輸入你的地址，在你的地址之後留下一行空行，然後才加上日期（OWL at Purdue University, 2010c）。日期的格式通常採用美式的月份、日期、年份（例如，May 19, 2012），並靠左對齊（OWL at Purdue University, 2010d）。

　　在日期之後，接著是收信人的姓名、職稱和地址（OWL at Purdue University, 2010d），這稱為內部地址（OWL at Purdue University, 2010d）。根據普渡大學的線上寫作實驗室（2010d），內部地址在發件人地址的下方一行輸入，或者低於日期1英寸處，並且始終靠左對齊。確保你使用收信者的正確頭銜。

　　在內部地址和信函的正文之間，你需要向你的讀者問好，這就是所謂的敬稱（OWL at Purdue University, 2010d）。如果你認識收信人，你可以用「親愛的Maria」（或者收信者的名字）當作信函的開頭來打招呼。如果這封信函要發給你不認識的人，或者是寄給那些職位比你更高的人，那麼應該要使用這個人的全名，包括先生、博士、女士、教授或者其他個人頭銜。在商業信函中，姓名的後面是用冒號而不是逗號（OWL at Purdue University, 2010d）。當你不知道收信人的性別時，事情會變得有點冒險，因為不知道是否要說先生或女士。當這種情況發生時，你有兩種選擇：可以放棄個人頭銜而使用該人的全名；也可以使用像「敬啟者」或「敬愛的上訴審查協調員」這樣的通稱（OWL at Purdue University, 2010d）。

商務信函有幾種不同的格式，重要的是要在信函內保持一致的格式（Sabath, 2002）。齊頭式格式在段落之間使用空白行，但每個段落的第一行不空格（OWL at Purdue University, 2010d）。混合式格式也使用了段落之間的空白行，但是每個段落的第一行空兩格（OWL at Purdue University, 2010d）。較不正式的格式則是每個段落的第一行空兩格，但段落之間沒有空行。

由於信函的開頭沒有主題欄，所以在第一段中直接切入主題，把信函的目的寫出來是很重要的（OWL at Purdue University, 2010d）。第二段可以包括解釋主要觀點的理由，以及讀者所需要的背景資料。最後一段重申這封信的目的，並包括要求讀者採取的行動（OWL at Purdue University, 2010d）。

結尾從正文最後一段的下一行開始（OWL at Purdue University, 2010d）。一個典型的簡單結尾是使用「誠摯的」一詞，但也可以使用「謝謝」或「敬上」。請注意，在結尾用語後有一個逗號，且只有第一個字母是大寫。留下三到四行空行，然後輸入你的名字和職稱，為你的簽名留下了空間（OWL at Purdue University, 2010d）。如果你在這封信中還附加了其他的文件，在信件底部列出這些文件是有幫助的——在簽名下方輸入「Enc.」，這是「附上」（enclosure）的縮寫，或者使用整個單字 Enclosure，然後列出附上的每份文件的名稱。

第六節 | 電子郵件 |

我們大多數人已經使用電子郵件很多年了，但電子郵件在醫療領域的應用正在不斷發展。電子通訊的安全性仍被質疑，尤其是在醫療照護提供者與他們服務對象之間的通訊。一般認為能將電子郵件加密的程式比不加密的程式更安全。美國醫學協會（American Medical Association [AMA], 2003）曾建議其醫師，雖然電子郵件有許多優點，但必須解決其缺點。美國醫學協會建議，在使用電子郵件與患者溝通之前，醫師需要讓患者了解和電子郵件通訊隱私相關的隱私風險（AMA, 2003）。包括職能治療從業人員在內的醫療照護提供者，需要有遵守道德準則的自我意識，尤其是涉及隱私和機密的標準，以及使用電子

郵件進行溝通時的良好溝通原則。

電子郵件、即時通訊和簡訊已經發展到有創新的單字、短語、縮略詞（例如 LOL 或 CU），以及表情符號〔例如 :-)（微笑）或 <g>（露齒而笑）〕，這些用法在朋友間使用無傷大雅，但在工作場所應該謹慎使用（Braveman, 2006; OWL at Purdue University, 2010e）。如前所述，專業溝通更為正式，因為工作的關係而寄電子郵件給同事，是需要遵循某些規範的。另一方面，縮略詞和表情符號可以幫助傳達你的意圖，或者幫助讀者理解溝通意圖的精神（OWL at Purdue University, 2010e）。

在回覆電子郵件時，想想看誰應該收到你的回信。你有兩種選擇：回覆和回覆所有人。某些電子郵件系統會設置成自動回覆寄給原始電子郵件上的所有人，因此先評估你的回應，並確定回應是否最好只寄給某人，或應該寄給群組中的每個人，然後選擇回覆或回覆所有人。請注意，你在電子郵件中寫下的任何內容都可能在你不知情的情況下被轉寄給其他人（Scott, 2013）。如果你使用串列伺服器管理的電子郵件做回覆，但發件人要求電子郵件寄到他或她的個人電子郵件帳戶時，則需要複製並貼上此人的電子郵件地址在「收件人」那行，而不是簡單地點擊「回覆」（OWL at Purdue University, 2010e）。

Sabath （2002, p. 55）建議五種電子郵件的規範：
- 只將電子郵件寄給實際上有相關的人（而不是整個群組）。
- 注意及時回覆訊息。
- 在發送訊息之前，請務必使用拼字檢查和語法檢查。
- 在你的訊息中附上你的電話號碼。
- 認知到電子郵件應該只用來談公事而不是用在私事上。

電子郵件經常用來代替備忘錄、信函、打電話和面對面的談話，然而，在工作場合中，因它而衍生的問題可能跟它可以解決的問題在數量上不分上下。電子郵件可能會誤導讀者以發件人從未想過的方式來解釋信息；這樣很容易讓讀者誤解。如果句子很長，很少逗點或者沒有逗點，內容將會變得很難閱讀。電子郵件很容易透過轉寄或列印而傳播分發，所以他們最終可能傳到發

件人原本不想讓他收到消息的人手中。最後的考量是每個電子郵件系統是不同的，在一個系統上看起來格式正確的電子郵件可能在另一個系統上看起來不同（Sherwood, n.d.）。專欄 2-1 列出了一些可以幫助將誤解的可能性降到最低的技巧。

專欄 2-1　電子郵件的小提示

- 絕對不要在公司的電子郵件中寫下一些若是你的老闆看到之後會讓你難堪的事情。

- 將標題寫得很清楚，好讓你的訊息能被他人注意到。「更新」是很籠統的，除非你接著描述什麼事情被更新了。

- 在訊息的內文提及收件人，在訊息的開端以包括收信人名字的方式跟收信人打招呼。

- 製作一個包括你的姓名、職稱及聯絡方式的簽名檔。你也可以將組織的願景或口號，或適當的引用句包含在裡面。

- 簡潔明瞭。

- 當回覆其他人的訊息時，將寄信者一部分或者全部的內容都包含在裡面，可以幫助寄信者記得他或她說過什麼。不要將所有一來一往的內容都包括在裡面，要把過去一長串的訊息都刪除掉。

- 尊重寄件者的隱私。在轉寄給他人之前，將不需要的名字和電子郵件地址都移除掉。

- 使用正確的拼音和文法，許多電子郵件系統都有檢查拼音這個選項。

- 即時回覆，每天至少查看兩次和工作相關的電子郵件是一個應該要養成的好習慣。

- 不要用全大寫拼字來達到對對方大聲喊叫的效果，也不要刻意減少使用大寫字母。若是一個字或名字在印刷體中是大寫，那麼在電子郵件中也應該用大寫。

- 適當的使用副本（Cc）和密件副本（Bcc）。副本是將在討論中有利害關係的每個人都加入在訊息中，每個收到訊息的人都知道還有誰收到了訊息的副本。

當寄電子郵件給好幾位互不認識的人時應該要用密件副本，這是一種不與陌生人分享電子郵件地址，好保護每個人隱私的方法。

- 不要使用「回覆所有人」，除非所有人都需要讀取你的回應。如果你是串列伺服器的一部分，且只想要回覆一封信給發件人，不要使用「回覆」。應該要複製發件人的電子郵件地址並將其貼上到新郵件的「收件人：」行中。

- 在寄出附件檔時要小心，特別是在寄出可能占據系統空間的大容量檔案附件時。如果你正在回覆包含附件的電子郵件，請使用「不包含附件之回覆」選項（如果有的話）。如果你的系統中沒有該選項，請在點擊「寄出」之前刪除附件。發送附件的人已經擁有該文檔的副本，因此他或她不需要其他副本。

- 不要過度使用「最優先」的選項，如果每天都使用它，就失去最優先的意義了。

- 商業電子郵件應該要簡短，一或兩段，每一個句子應該要保持在 20 字以下，使用項目符號或編號列表使訊息易於閱讀。

- 當你在盛怒的時候寫的電子郵件，應該要先以草稿的方式將它儲存起來，當你平靜下來的時候才拿出來編輯。一旦寄出，你就不能收回，在電子郵件中表達極端情緒會被稱為「無禮」。無禮從來就不是一個好的做法。

- 保存所有的電子郵件寄件備份。你可以將電子郵件系統設置成可自動存取所有寄出的郵件。

資料來源：Oliu, Brusaw, & Alred (2010); OWL at Purdue University (2010e); Scott (2013); Sherwood (n.d.).

第七節｜電話｜

當職能治療從業人員需要與醫師或其他團隊成員討論服務對象情形時，打電話是最快速的溝通方式之一。它允許打電話的人和接電話的人有立即的互動，互相提問並澄清所需採取的行動有哪些。當使用電話溝通和服務對象相關的資訊時，請確保你所處的地方沒有不需要知道服務對象訊息的人可以聽到和

服務對象相關的談話內容。

　　許多醫療機構使用稱為「SBAR」（發音為：es-bar）的系統來促進部門間以及醫師和工作人員之間的溝通（Guise & Lowe, 2006; "SBAR Initiative," 2005; "SBAR for Students," 2007; Velji et al., 2008）。這種溝通方式可以應用在面對面的溝通，也可以在電話中使用。它將醫療專業人員需要溝通的內容做了整理，以便快速有效地完成。

　　SBAR 代表：

- 狀況（**S**ituation）
- 背景（**B**ackground）
- 評估（**A**ssessment）
- 建議（**R**ecommendations）

　　如果這聽起來像是軍方會使用的東西，那是因為這是軍方多年前開發的，目的在標準化士兵與指揮官之間的溝通（"SBAR Initiative," 2005）。Kaiser Permanente（凱薩醫療網）的 Bonacum、Graham 和 Leonard 對其進行了改造，作為改善患者在照護責任移轉時的安全，例如換班時或患者從一個單位移動到另一個單位（"SBAR Checklist," 2006）。現在則用於醫院、護理之家、診所、復健中心和居家照護機構的電話溝通上。

　　假設你必須打電話給服務對象的醫師，因為你注意到服務對象在自我進食方面有顯著的進步。使用 SBAR，你會說：

狀況：「你好，Gonzales 醫師，我的名字是 Karen Person，我是在兒科復健與進食中心治療 Pheobe Finch 的職能治療師。」

背景：「Phoebe 是一個 4 歲的孩子，早產 3 個月，正在斷鼻胃管進食。她一直都有良好的進步，現在常常可以咀嚼和吞嚥軟的食物。」

評估：「我們最近三次的治療時段中，她都沒有發生任何嗆咳（choking）、堆積食物（pocketing）或將食物吐出的情況。她的表現顯示她想吃東西。」

建議：「我想嘗試引進比較硬和比較脆的食物，如薯片、盒裝穀類早餐、

蘋果片等。你願意簽名將醫囑改成包括固體食物嗎？」

當服務對象的病情突然有轉變時，也可以使用 SBAR 與護理人員快速溝通。如果你發現服務對象的行為不尋常，與服務對象的主要照顧者分享這些訊息是很重要的。在臨床紀錄中寫下筆記是重要的，但筆記可能要好幾個小時之後才會被讀取，這可能危及服務對象的安全。下面是一位職能治療生與長期護理中心護理師交談的例子（面對面或電話中）。

「嗨，Beth，我剛剛在 Hilda McBride 的房間裡跟她一起練習早上的自我照顧活動。我已經連續治療她五天了，她一直都記得我是誰和我在那裡做的事情。今天，她表現得好像從來沒有見過我一樣，她不知道她在哪裡，也不知道為什麼她在這裡。她不記得她中風了，她顯得昏昏沉沉且在從事自我照顧活動的中間停了下來，說她太累了。當我請她捏我的雙手時，她的雙手非常虛弱。她服用的藥物有改變嗎？」……「沒有？我懷疑是否有新的事情發生在她身上。我會將這些記錄在她的病歷中，但是如果你同意我的觀點且認為事情有點不對勁，那麼你可能要檢查一下她的生命徵象，並告知她的醫師。」

◆ **習題 2-1**

以 Hilda McBride 的例子為例，辨認出 SBAR 的每個部分。

狀況：

背景：

評估：

建議：

當職能治療生治療服務對象且注意到有些事情需要讓職能治療師知道時，這個溝通系統也可能有所幫助。它能夠使溝通變得清晰、有效和有結構

（Guise & Lowe, 2006; "SBAR Checklist," 2006）。

　　有些人將 SBAR 系統改編，加入第二個 R──重複（Repeat）、讀回（Read back）或回應（Response）（Guide & Lowe, 2006; Velji et al., 2008）。SBARR 系統的好處是，一旦接收者和寄送者同意採取一致的行動，寄送者重複雙方同意的內容，好雙重檢查行動是正確的。在他們研究 SBARR 系統時，Velji 等人（2008）發現，在意外事件報告、總體安全認知，和單位內的團隊合作表現出顯著的改善，患者也呈現較好的連續性和過渡性。

◆ **習題 2-2**

- -

　　為以下的情況創造一個 SBAR 腳本：

1. 致護理師：你正在與一名動過髖關節移植術的服務對象練習廁所移位。在移位期間，服務對象失去了平衡，你將她放低到地板上。

   狀況：

   背景：

   評估：

   建議：

2. 致醫師：一個錯過了最近兩次治療時段的服務對象，在他預約以外的時間來到診所，他講話口齒不清，而且他不記得他是如何到診所的。

   狀況：

   背景：

   評估：

   建議：

3. 致老師：你正在治療的一個孩子在跳躍方面有進步。她現在可以獨立地將她的鞋帶綁好、字體工整地寫下她的名字，且參與適合她年齡的遊戲。

   狀況：

   背景：

評估：

建議：

4. 致 OT 主管：服務對象動過肌腱移植手術，需要一個特殊的副木。當你進到材料供應室時，你所需要的材料不在那裡。

狀況：

背景：

評估：

建議：

第八節 | 簡訊 |

　　傳簡訊是一種與朋友和家人之間非常流行的溝通方式，但在醫療機構中才剛開始被使用。疾病管制與預防中心（Centers for Disease Control and Prevention, CDC）認知到，越來越多的成年人使用手機而不使用網際網路（CDC, 2009）。Terry（2008）報告說「2008 年 1 月 1 日，全球發送了 430 億封簡訊。」（p. 520）他認為，簡訊並不是「房間裡的大象」（elephant in the room），但它正試圖進入房間，即使醫療照護行業不確定它有多大，或者它一旦進入，我們將如何處理它。每天傳簡訊的人數之大意味著簡訊終將融入專業溝通中。

　　透過允許用戶以傳簡訊的方法向健康資訊提供者提出問題，傳簡訊可以用來促進健康。其中一個例子是加州奧克蘭的網路性知識資訊服務公司（Internet Sexuality Information Service, Inc., ISIS）（Terry, 2008），將簡訊的電話號碼公布在城鎮的廣告牌上，用戶可以用簡訊傳問題到該支電話號碼，並在幾分鐘之內從手機上收到回覆（Terry, 2008）。搜索 Medline 資料庫顯示，傳簡訊被當作提高一些和健康相關遵從行為的一種方法，如戒菸、性病、藥物和接種疫苗的遵從行為、血糖監測、飲食障礙、腦損傷、減輕體重和防曬油的

使用，以及行為健康研究中的數據蒐集工具。在管理慢性疾病上，傳簡訊被視為是一種合乎成本效益的方式（Fischer et al., 2012）。

使用簡訊的另一種方式是提醒服務對象即將到來的預約時間、服藥提醒或其他提醒（Terry, 2008）。Intelecare Compliance Solutions, Inc. 正在開發可針對多種通訊工具（包括傳簡訊）量身定制的通訊系統。服務對象和照護者可以決定他們想要發送或接收的訊息種類。Smile Reminder 是一種醫師和牙醫可以用來發送預約提醒、生日祝福和特別優惠的服務（Terry, 2008）。

對於傳簡訊的一個擔憂是簡訊使用縮寫，而且往往忽略了寫作的正常語法規則，導致養成寫作中的不良習慣。另一個問題則涉及服務對象的隱私。一個人拿起別人的手機並閱讀手機上的簡訊，有多麼容易發生？

隨著簡訊在醫療和教育相關用途的發展越來越多，我們可以期待在職能治療領域中有更多的應用。例如，傳簡訊可以作為一種非現場督導職能治療生（面對面督導之外）的方式，或者用來提醒喪失短期記憶的服務對象日常活動和目標，也可以用來提醒門診患者預約時間。

【摘要】

在本章中，我們檢視了幾種專業溝通的方式：備忘錄、信函、電子郵件、電話和簡訊。備忘錄是簡短的、結構化的書面通知，旨在傳達有限的訊息。信函是較正式的書面專業溝通形式。一般信函的格式呈現在本章中，在第 25 章中將有更多關於申覆信函的細節。電子郵件是一種電子通訊的形式，是向多個收件人發送相同郵件的有效方式，或者用於需要比典型的備忘錄或信函回覆更短的回覆時間時。電話使用在傳遞更緊急的訊息時。在臨床環境中使用 SBAR 這種溝通模式，是和醫師通電話或和醫師面對面交談時，整理內容的一個好方法。最後，簡訊被認為是即將成為在醫療相關的環境中快速交流訊息的一種方式。每一種通訊方法在某些條件下都比其他方法更適合被使用。一如既往，在專業溝通中，無論使用哪種方式，溝通都需要用適當的語氣、主動的語態和非歧視性的語言以專業的態度進行。

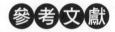

參考文獻

American Medical Association. (2003). *Opinion 5.026: The use of electronic mail.* Retrieved from http://www.ama-assn.org/ama/pub/physician-resources/medical-ethics/code-medical-ethics/opinion5026.page

American Occupational Therapy Association (AOTA). (2010). *Standards of practice for occupational therapy.* Retrieved from http://www.aota.org/Practitioners/Official/Standards/36194.aspx?FT=.pdf

American Psychological Association. (2010). *Publication manual of the American Psychological Association (6*th *ed.).* Washington, DC: Author.

Braveman, B. (2006). *Leading and managing occupational therapy services: An evidence-based approach.* Philadelphia: F. A. Davis.

Centers for Disease Control and Prevention. (2009). *Mobile e-health data brief.* Retrieved Nov. 19 from http://www.cdc.gov/healthmarketing/ehm/databriefs/

Fischer, H. H., Moore, S. L., Ginosar, D., Davidson, A. J., Rice-Peterson, C. M., Durfee, M. J., & ... Steele, A. W. (2012). Care by cell phone: Text messaging for chronic disease management. *American Journal of Managed Care, 18*(2), e42–e47.

Guise, J., & Lowe, N. (2006, May). Do You Speak SBAR?. *JOGNN: Journal of Obstetric, Gynecologic & Neonatal Nursing*, 313–314. doi:10.1111/j.1552-6909.2006.00043.x.

Joint Commission (2012). *Official "do not use" list.* Retrieved from http://www.jointcommission.org/assets/1/18/Do_Not_Use_List.pdf

Lincoln University. (n.d.). *Editing for formality: Find your academic voice.* Retrieved from http://www.lincoln.edu/mhs/owl/formality.html

Lunsford, A. (2009). *The everyday writer* (4th ed.). New York: Bedford/St. Martin's.

Oliu, W. E., Brusaw, C. T. & Alred, G. J., (2010). *Writing that works with 2009 MLA and 2010 APA updates: How to write effectively on the job* (10th ed.). New York, NY: St. Martin's Press.

OWL at Purdue University. (2006). *HATS: A design procedure for routine business documents.* Retrieved from http://owl.english.purdue.edu/owl/resource/632/1/

OWL at Purdue University. (2010a). *Tone in business writing.* Retrieved from http://owl.english.purdue.edu/owl/resource/652/1/

OWL at Purdue University. (2010b). *Stereotypes and biased language.* Retrieved from https://owl.english.purdue.edu/owl/resource/608/05/

OWL at Purdue University. (2010c). *Memos.* Retrieved from http://owl.english.purdue.edu/owl/resource/590/1/

OWL at Purdue University. (2010d). *Basic business letters.* Retrieved from http://owl.english.purdue.edu/owl/resource/653/1/

OWL at Purdue University. (2010e). *Email etiquette.* Retrieved from http://owl.english.purdue.edu/owl/resource/636/01/

OWL at Purdue University. (2011). *Active versus passive voice.* Retrieved from http://owl.english.purdue.edu/owl/resource/539/02/

Sabath, A. M. (2002). *Business etiquette.* New York, NY: Barnes and Noble.

"SBAR checklist can cut risk at patient handoff." (2006) *Healthcare Risk Management.* Retrieved April 5, 2009 from accessmylibrary: http://www.accessmylibrary.com/coms2/summary_0286-17346447_ITM

"SBAR initiative to improve staff communication." (2005). *Healthcare Benchmarks and Quality Improvement, 12*(4), 40–41. Retrieved from MEDLINE database.

"SBAR for students." (2007). *Nursing Education Perspectives, 28*(6), 306. Retrieved from Health Source: Nursing/Academic Edition database.

Scott, R.W. (2013). *Legal, ethical, and practical aspects of patient care documentation: A guide for rehabilitation professionals* (4th ed.). Boston, MA: Jones and Bartlett.

Sherwood, K. D. (n.d.). *Context.* Retrieved March 22, 2006, from http://www.webfoot.com/advice/email.top.html

Terry, M. (2008). Text messaging in healthcare: The elephant knocking at the door. *Telemedicine Journal and E-Health: The Official Journal of the American Telemedicine Association, 14*, 520–524. http://dx.doi.org/10.1089/tmj.2008.8495

The ARC. (2012) *What is people first language?* Retrieved from http://www.thearc.org/page.aspx?pid=2523

Velji, K., Baker, G., Fancott, C., Andreoli, A., Boaro, N., & ... Sinclair, L. (2008). Effectiveness of an adapted SBAR communication tool for a rehabilitation setting. *Healthcare Quarterly (Toronto, Ont.), 11*(3 Spec No.), 72–79.

Word-mart.com. (2010). *Formal and informal writing.* Retrieved from http.//www.word-mart.com/html/formal_and_informal_writing.html

Yale University (n.d.). *Netiquette.* Retrieved March 22, 2006, from http://www.library.yale.edu/training/netidquette

CHAPTER 3

流行語、術語、縮寫

▶ 前言 ◀

　　寫進展紀錄和介入計畫的經驗越多，你越容易陷入某種特定的模式。你學會哪些用字能以正面或負面的方式吸引閱件者的注意力。總有些清單四處流傳著，由經驗老到的職能治療師所列出，有些清單是絕對不能使用的字，其他清單則列出一定要用的字。若是你的督導給你這樣的一張清單，他會期望你使用這張清單。放心地使用這些清單，然而，絕對不要把這些清單當作好詞的唯一來源，否則，你所有的病歷會看起來都是一樣的。

第一節｜流行語｜

　　流行語是最近流行或者時髦的字眼。他們讓你的讀者或聽者知道，你是跟得上時代潮流的。一些目前流行的用語有「合作的」（collaborative）、「嵌入式」（embedded）、「功能」（function）、「持續的」（sustainable）及「社區」（community）。不同區域也可能有當地不同的流行語。

　　「功能」是一個特殊的流行語。對於職能治療從業人員而言，這是一個必要的詞，職能治療從業人員必須顯示他們的服務能導致服務對象功能上的改變。對於其他的治療提供者，像是物理治療師和聽語治療師而言也都是一樣的。在大多數的領域中，證明功能的改善是收到給付的要素，只描述某人的關節活動度有增加是不夠的。那又如何？只因為 Smith 女士的手肘可以彎曲更多，並不表示她因為這樣而能做更多的事。她現在可以自我餵食了嗎？或者可以扣好襯衫最上面的鈕扣？若一個人可以執行三個步驟的指令，這又表示什

麼？這個人現在可以準備餐點了嗎？功能是服務對象可以忍受泡在水裡 3 分鐘跟可以泡澡的差別。在功能性活動的描述上，紀錄一定要詳盡。

證據（evidence）和實證基礎（evidenced-based）是吸引第三方付費者的流行語。當職能治療從業人員提出證據作為佐證，會使得選擇特定介入的依據變得可靠。付款者要求實證醫療是一件好事，一名職能治療從業人員應做好準備，在被詢問時能提出實證。雖然目前實證醫療的定義不僅包括最好的研究證據，還包括臨床從業人員的專業知識和客戶的偏好，但付款者卻可能只認定在文獻資料中找得到證據。根據要求，付款人會期望看到證明介入有效的、精心設計的臨床研究，而不是軼事證據。

「持續的」是另一個流行語。持續意味著在職能治療服務結束後，介入的結果將持續下去。付款者會想要支付在服務對象生活中造成持久改變的服務。例如，診所的職能治療從業人員花了數個月的時間，治療一位患有自閉症的 4 歲兒童，教他自己穿衣服。在幾個月後，每次治療時，這孩子都能成功地自己穿衣服，所以治療師終止了這個目標。這孩子的家庭在這幾個月內也收到報告和指示，以協助把這項技能轉移到家庭環境中。在治療其他自我照顧和玩耍技能 2 個月後，職能治療從業人員決定看看男孩是否還能自己穿衣服，結果他不能。由於孩子的家庭狀況，這項職能治療介入是不持續的。如果是你負責支付這孩子的治療費用，你會覺得這筆錢花得有意義嗎？

「跨專業」（interprofessional）是另一個流行語，照字面的定義是專業之間。相關術語是「專業內」（intraprofessional）（在一個專業內，例如職能治療師和職能治療生之間的合作）和「單一專業」（uniprofessional）（一個專業）。全球各國正在呼籲，在臨床中進行更多的跨專業合作。世界衛生組織（WHO, 2010）表示，接受跨專業團隊合作培訓的從業人員，錯誤率將減少、縮短服務對象住院時間，成為滿意度高和穩定的員工，並提高醫療保健的品質。世界衛生組織（WHO, 2010）繼續將跨專業合作的實踐定義為：「來自不同專業背景的多名醫療從業人員與患者、家屬、照顧者和社區一起合作以提供最高品質的照護。」（p. 7）為了展示跨專業的合作，從業人員需要記錄他們有和照護服務團隊的其他成員溝通過。

警告字

就如同有流行語，也有一些字被我稱作「警告字」（red-flag words）。這些字詞只會讓讀者停止閱讀，甚至可能不再讀下去；它們透露出麻煩的跡象。警告字的範例如：情況「繼續」（continued）或「維持」（maintained），特別是付費者只在職能治療服務持續顯示服務對象有進步的情況下才會給付。

有一些費用給付者若是在閱覽病歷時，讀到服務對象是「來看」（was seen in）職能治療，而非服務對象「參與」職能治療療程，付費者可能會傾向於終止服務。若是記錄者說這個服務對象今天來看職能治療，付費者可能詮釋成服務對象在治療室中現身，但並不表示他在治療室中參與了任何事。「參與」則意味著服務對象有一些作為。

幾年來，臨床從業人員抑制了描寫處理服務對象參與文化、宗教或者靈性活動需要的目標，儼然文化、宗教及靈性是警告字。臨床從業人員對於強調參加文化、宗教或者靈性活動的議題有所遲疑，主要是因為他們很確定付費者不會為這項服務付款（這可能被視為是移轉注意力的活動，這些活動通常是不被給付的）。一位職能治療師曾經告訴我，即使她治療的服務對象是一位中風的老牧師，付費者也不可能給付針對目標設定成牧師可以舉行彌撒的治療，所以她後來不曾再嘗試提供任何和宗教、靈性相關的服務。儘管完成彌撒確實和宗教牽扯上關係，如果她能將這個目標以「重新取得返回工作崗位所需的技巧」來重述，或許能為她的服務取得給付。

那是好幾年前的事了，或許現在事情與那時有了不同的變化。如果參與宗教或靈性生活對你的服務對象而言是重要的話，那麼這是你跟他或她應該一起努力的。與其擔心付費者對於警告字的反應，我們仍應使用這些字，並在審核被否認時訴請裁決。我們可能會發現，我們的申覆不再被退回。〈職能治療實務架構〉（Occupational Therapy Practice Framework）（AOTA, 2014）可以為職能治療從業人員提供符合最佳臨床從業的措辭。然而，只因為美國職能治療協會表示一項職能或介入活動屬於職能治療從業範圍，並不意味著第三方付費者將為此付費。

第二節 | 術語 |

術語是廣泛被一項專業或者一群人了解，但卻不被此團體以外的人或者以外的專業所了解的專門用語（Lunsford, 2009）。職能治療從業人員在術語使用上是惡名昭彰的，其他許多的醫療專業人員也是一樣。可悲的是，每個專業都使用自己獨特的術語，這也造成許多不必要的困惑。如果我們都使用通用的術語，為服務對象的利益，我們可以互相幫忙執行能夠支持對方的介入治療。如同在本書緒論中提及的，職能治療從業人員需要考慮他們說話的對象。通常，決定是否支付職能治療服務的人本身並非職能治療從業人員。醫師和護理師有時為服務對象翻譯我們的紀錄，如果他們不明白我們的術語，那麼我們就讓他們處在很為難的情況裡了。雖然職能治療從業人員知道「雙側整合」是什麼意思，但大部分的人卻不知道。以下這一段話是包含許多流行語、術語及縮寫的例子：

> pt.（患者）完成 3 節的 ADL（日常生活活動）訓練。pt. 需要 min assist（少量的協助）坐在 EOB（床緣）。pt. 被告知要執行上半身的 hyg/grmg（衛生／修飾），需要 min assist 以及 s/u（事先安排）。pt. 因為 L（左側）偏癱及偏盲而顯現出很差的雙側整合。pt. 的 SO（重要他人）在治療師的指導下學習代償技巧以及提示的模式。SO 在練習這些技巧時並不適切，需要更多的指導。

以下是相同一段話以較白話的文字寫成：

> 患者今天早上參與了 45 分鐘的床邊時段，以便練習自我照顧活動。患者需要少量的協助以完成坐在床邊這個活動。在少量的協助及事先安排下，患者洗他的臉及軀幹、刷牙，且梳頭髮。他並沒有洗他的左手以及左半邊的臉。患者的太太被指導如何事先安排這項活動，以及如何使用口語的指引來引導患者代償左側視野的削減。她試著替她的先生完成活動，她需要更多的指導。

這兩段文字都在描述同一個服務對象完成的活動，第二段文字對於大多數的人而言比較容易閱讀也易懂。請留意，第二段文字並沒有排除所有的縮寫或術語，若是排除所有的縮寫或術語，就會顯得太簡化且不專業了。這是一個關於平衡，以及團隊中的每一位專業人員和付款者能了解哪些字眼的議題。

◆ 習題 3-1

將下列的段落翻譯成較白話的文字：

1. Jennifer 本 wk. 參加 3 個時段。她需要 enc. 以參加團體討論。她跟職能治療師或者其他團員幾乎沒有眼神的接觸。她無條理地咕噥著，且不時會抓起她身邊空氣中看不見的東西，很可能是產生幻覺。當被給予一個認知活動時，她完全的脫離。她的注意力小於 2 分鐘。她對古典樂表現出正面的反應 + ly，咕噥與在空中抓東西的行為消失了，且她微笑了。pt. 的定向感 ×1。

2. Ling 今天參與了三單位時段的治療。她選擇了 30 吋的球當作第一個她想要嘗試的東西。她趴在球上且開始以直線的方式搖晃。然後她走向長枕鞦韆（bolster swing），且開始圓形的前庭刺激。15 分鐘內，Ling 在這兩個活動中交替著。接下來，她被要求在鏡子上以刮鬍膏畫圖。她花了 5 分鐘參加這個活動，然後跑到水槽旁洗手且將手擦乾。接下來，她找出降落傘且把自己緊緊地包在其中。在這之後，她安靜地玩拼圖。她的表現顯現出已進步的觸覺及前庭處理。如 POC 所列示，持續以 SI 活動來促進感覺處理。

第三節 ｜縮寫｜

有個縮短書寫紀錄時間的方法就是使用縮寫。寫「bid」，比直接寫下「一天兩次」節省更多的時間。然而，縮寫的問題在於並不是每個人都知道縮寫代表的意義。有時候，同一個縮寫代表著兩種不同的意思。在一個領域裡，「hoh」可能是重聽（hard of hearing）的意思，但在另一個領域裡，則可能是

以手帶手（hand over hand，是一種幫助服務對象完成任務的形式）的意思。大多數的機構會有一張縮寫清單，列出在機構中被接受的縮寫。當有這樣的清單時，使用這份清單是很重要的，並且不要假設其他人都了解你的縮寫。聯合委員會（Joint Commission, 2012）出版了一張清單，列出不應被使用的縮寫。這樣做是因為與誤讀縮寫相關的錯誤會造成對患者不利的事件發生（Joint Commission, 2012）。

　　這裡有一段由從業人員寫下的文字，先盡可能使用縮寫的方式寫成，然後在盡量少用縮寫的情況下再重寫一次。使用縮寫省下了幾行的空間，但是卻讓文字變得較難以閱讀。

　　　　服務對象 partic. OT bid 5x/wk。他 partic. 一個 w.u. Ax，內容有 ROM ex. for BUE 包括 ✓ /-、ab/ad 以及 IR/ER。服務對象在所有方向的 ROM 及重複次數上呈現↑。他可以在接收較少 vc 下自己穿衣服，在做三明治時他 prog 從最大到最小輔助。做出三明治需要他使用 bilat integ. 的技巧和 cog 的能力。服務對象在這些技巧和能力上顯示出↑。預計↑＃和 BUE Ax. 的複雜性。

　　　　服務對象每天參加 OT 兩次，本週共 5 天。他參加了一項熱身活動，內容有雙臂的 ROM 運動，包含屈曲／伸展、ab-/ad-duction 及內外旋轉。服務對象在所有動作方向的 ROM 和重複次數上都顯示增加。他在較少口語提示下自己穿好衣服。在做三明治時，他從需要最大協助進步到需要最小的協助。做三明治需要他使用雙手、做計畫、順序和解決問題。服務對象在這些技能和能力上顯現出進步。預計在每次治療時增加上肢活動的數量和複雜性。

　　在某些情況下，縮寫的使用是被人們所預期的。當你在任何正式文件上簽名時，一般會在你的名字後面加上專業頭銜的縮寫，以辨識你的身分。通用的專業頭銜縮寫列在專欄 3-1 中。還有很多其他的縮寫，但這些是最常見的。縮

寫也用於記錄某些事件發生的頻率，專欄 3-2 顯示了這種縮寫的列表。縮寫也可以代表身體的部位，受傷或疾病，專欄 3-3 是部分的列表；但是，列在這張清單中的縮寫並不能保證任何閱讀這些縮寫的人都知道意思。還有一些提及專業術語中的其他縮寫是「x」縮寫（專欄 3-4），這些在全國不同地區有不同的使用和接受性。職能治療師和其他醫療專業人員使用各種縮寫來識別關節活動度的類型，如專欄 3-5 所示。臨床程序和常見的臨床術語使用字母和符號縮寫（專欄 3-6）；專欄 3-6 的第一部分為字母縮寫，符號的術語則在其後。專欄 3-7 顯示了在討論付款時最常用的縮寫。最後，專欄 3-8 包含與教育有關的縮寫列表。請注意，這些列表中並不包括所有可能的縮寫詞，相反地，包含在本書中的縮寫並不意味著所有機構都接受這些縮寫。在大多數的機構中，會列有一份被允許使用的縮寫列表。

專欄 3-1　專業頭銜與工作職稱

AP	Advanced Practitioner	進階的從業人員，專指職能治療生（OTAs）或取得認證的職能治療生（COTAs）
APE	Adaptive Physical Education	適性體育教育
ATC	Athletic Trainer Certified	取得認證的運動傷害防護員
ATP	Assistive Technology Professional	輔助科技專業人員
BCG	Board Certified in Gerontology	老人學專業認證（AOTA）
BCMH	Board Certified in Mental Health	精神科專業認證（AOTA）
BCP	Board Certified in Pediatrics	小兒科專業認證（AOTA）
BCPR	Board Certified in Physical Rehabilitation	生理復健專科認證（AOTA）
CAPS	Certified Aging in Place Specialist	取得認證的在地養老專家
CCC	Certificate of Clinical Competence	臨床能力經過認證（的聽語治療師）
CCM	Certified Case Manager	取得認證的個案管理員
CEO	Chief Executive Officer	執行長

CFO	Chief Financial Officer	財務長
CHT	Certified Hand Therapist	取得認證的手部治療師
CI	Clinical Instructor	臨床督導
COO	Chief Operating Officer	營運長
COTA	Certified Occupational Therapy Assistant	取得認證的職能治療生
COTA/L	Certified Occupational Therapy Assistant, Licensed	取得認證且具有執照的職能治療生
CPE	Certified Professional Ergonomist	取得認證的人體工學專家
CST	Craniosacral Therapist	顱薦椎治療師
D/APE	Developmental and Adaptive Physical Education	發展與適應體育教育
DC	Doctor of Chiropractic	脊椎矯正醫師
DDS	Doctor of Dental Surgery	牙科手術醫師
DMD	Doctor of Medical Dentistry	牙科醫師
DO	Doctor of Osteopathy	骨科醫師
DPT	Doctor of Physical Therapy	物理治療臨床博士
EBD	Emotional or Behavioral Disorder [teacher]	情緒或行為障礙（教師）
EdD	Education, Doctor of	教育博士
ENT	Ear, Nose, and Throat Doctor [otolaryngologist]	耳鼻喉專科醫師
FACP	Fellow of the American College of Physicians	美國內科醫師學會會員
FACS	Fellow of the American College of Surgeons	美國外科醫師學會會員
FAOTA	Fellow of the American Occupational Therapy Association	美國職能治療協會會員
FWE	Fieldwork Educator	臨床教育人員
HHA	Home Health Aide	居家看護人員
LD	Learning Disability	學習障礙
LMFT	Licensed Marriage and Family Therapist	有執照的婚姻家庭治療師

LP	Licensed Psychologist　有執照的心理師
LPN	Licensed Practical Nurse　有執照的職業護理師
LSW	Licensed Social Worker　有執照的社工
MAOT	Master of Arts in Occupational Therapy　職能治療文學碩士
MD	Medical Doctor　醫師
MOT	Master of Occupational Therapy　職能治療碩士
MPH	Master of Public Health　公共衛生碩士
MSOT	Master of Science in Occupational Therapy　職能治療理學碩士
MSW	Master of Social Work　社會工作碩士
NDT	Neurodevelopmental Therapist　神經發展治療師
OT/L	Occupational Therapist, Licensed　有執照的職能治療師
OTA	Occupational Therapy Assistant　職能治療生
OTA/L	Occupational Therapy Assistant, Licensed　具有執照的職能治療生
OTAS	Occupational Therapy Assistant Student　職能治療生學生
OTD	Occupational Therapist, Doctor of [clinical doctorate]　職能治療臨床博士
OTD/L	Doctor of Occupational Therapy, Licensed　有執照的職能治療臨床博士
OTIP	Occupational Therapist in Independent Practice–Medicare　獨立開業的職能治療師—醫療保險
OTR	Occupational Therapist, Registered　註冊的職能治療師
OTR/L	Occupational Therapist, Registered and Licensed　註冊且有執照的職能治療師
OTS	Occupational Therapy Student　職能治療學生
PA	Physician Assistant　醫師助手
PCA	Personal Care Attendant　私人照顧服務員
PharmD	Doctor of Pharmacy　六年制藥劑師
PhD	Doctor of Philosophy　文學博士

PT	Physical Therapist	物理治療師
PTA	Physical Therapist Assistant	物理治療生
QMHP	Qualified Mental Health Professional	合格的心理衛生專業人員
QMRP	Qualified Mental Retardation Professional	合格的智能不足專業人員
QRC	Qualified Rehabilitation Consultant	合格的復健諮商員
RD	Registered Dietician	註冊的營養師
RN	Registered Nurse	註冊的護理師
ROH	Roster of Honor	美國職能治療協會榮譽職能治療生
RRT	Registered Recreation Therapist or Registered Respiratory Therapist 註冊的遊憩／休閒治療師，註冊的呼吸治療師	
RT	Recreation Therapist or Respiratory Therapist 遊憩／休閒治療師，呼吸治療師	
ScD	Doctor of Science	理學博士
SCDCM	Specialty Certification in Driving and Community Mobility 駕駛及社區移動的特殊認證（AOTA）	
SCEM	Specialty Certification in Environmental Modification 環境改造的特殊認證（AOTA）	
SCFES	Specialty Certification in Feeding, Eating, and Swallowing 餵食、進食，以及吞嚥的特殊認證（AOTA）	
SCLV	Specialty Certification in Low Vision 低視能的特殊認證（AOTA）	
SLP	Speech-Language Pathologist	聽語治療師

資料來源：AOTA (2012).

專欄 3-2　和時間以及頻率相關的縮寫

ad lib	at liberty; as desired	隨意
ASAP	as soon as possible	越快越好
bid	twice a day	一天兩次
BIN	twice at night	一晚兩次
eod	every other day	每隔一天
noc	at night	晚上
prn	as needed	視需要而定
PTA	prior to admission	在入院前
qd	once a day	每天一次
qid	four times a day	一天四次
qod	every other day	每隔一天
STAT	immediately	馬上
tid	three times a day	一天三次
i	once a day	一天一次
ii	twice a day	一天兩次
iii	three times a day	一天三次
1x/wk	once a week	一星期一次
2x/wk	twice a week	一星期兩次
3x/wk	three times a week	一星期三次（以此類推到一星期七次）
1x/mo	once a month	一個月一次
2x/mo	twice a month	一個月兩次
3x/mo	three times a month	一個月三次（以此類推到一個月十二次或更多）

專欄 3-3　和身體部位、診斷，以及測試相關的縮寫

AA	atlantoaxial; adjusted age; or active assist　寰樞的；矯正年齡；或主動協助
AAA	abdominal aortic aneurysm　腹主動脈瘤
AAOX3	alert, awake, and oriented to person, place, and time [times three]　警覺、清醒，且能辨識人物、地點和時間（x3）
ABG	arterial blood gasses　動脈氣體
ABN	abnormal　異常
AC	acromioclavicular joint　肩鎖關節
ACA	anterior communicating artery; anterior cerebral artery 前交通動脈；前大腦動脈
ACL	anterior cruciate ligament　前十字韌帶
ACVD	acute cardiovascular disease　急性心血管疾病
ADD	attention deficit disorder　注意力缺失症
ADHD	attention deficit hyperactivity disorder　注意力不足過動症
Adm	admitted on; admission　住院
AE	above elbow　手肘以上
AEA	above elbow amputation　肘上截肢
AF	atrial fibrillation　心房顫動
AGA	appropriate for gestational age　適於胎齡兒
AI	aortic incompetence; aortic insufficiency　主動脈閉鎖不全
AIDS	acquired immunedeficiency disorder　愛滋病
AK	above knee　膝上
AKA	above knee amputation　膝上截肢
ALL	acute lymphocytic leukemia; anterior longitudinal ligament 急性淋巴性白血病；前縱韌帶
ALS	amyotrophic lateral sclerosis　肌萎縮側索硬化症

ant.	anterior　前方	
AP; A/P	anterior-posterior　前後	
APGAR	appearance, pulse, grimace, activity, respiration　阿普伽新生兒評分法	
ARDS	acute respiratory distress syndrome; adult respiratory distress syndrome　急性呼吸窘迫症候群；成人呼吸窘迫症候群	
ARF	acute renal failure; acute respiratory failure　急性腎衰竭；急性呼吸衰竭	
AS	aortic stenosis; ankylosing spondylitis　主動脈瓣狹窄；僵直性脊椎炎	
As & Bs	apnea and bradycardia　呼吸中止與心動過緩	
ASCVD	arteriosclerotic cardiovascular disease　動脈粥狀硬化性心血管疾病	
ASD	atrial septal defect　心房中隔缺損	
ASHD	atherosclerotic heart disease　動脈硬化性心臟病	
ASIS	anterior superior iliac spine　髂前上棘	
ATNR	asymmetrical tonic neck reflex　不對稱頸部張力反射	
AV	arteriovenous; atrioventricular; aortic valve　動靜脈；房室；主動脈瓣	
BBB	bundle-branch block; blood brain–barrier　傳導阻塞；血腦障壁	
BE	below elbow　肘下	
BEA	below elbow amputation　肘下截肢	
Bi-PAP	bi-level positive airway pressure　雙正壓呼吸器	
BK	below knee　膝下	
BKA	below knee amputation　膝下截肢	
bl	blood; bleeding　血；流血	
BLE	both lower extremities　雙側下肢	

BMI or bmi	body mass index	身體質量指數
BMP	basic metabolic panel	基本生化
BMR	basal metabolic rate	基礎代謝率
BP	blood pressure	血壓
BPD	bronchopulmonary disease	肺支氣管疾病
bpm	beats per minute	每分鐘心跳次數
BS	breath sounds; blood sugar; bowel sounds	呼吸聲；血糖；腸蠕動音
BUE	both upper extremities	雙側上肢
BUN	blood urea nitrogen	血清尿素氮
bw	birth weight	出生時體重
c̄	with	和
CA; Ca	cancer; carcinoma	癌症；癌
CABG	coronary artery bypass graft	冠狀動脈繞道手術
CAD	coronary artery disease	冠狀動脈疾病
Cal	calories	卡路里
CAT	computerized axial tomography	電腦斷層掃描
cath	catheter	導尿管
CBC	complete blood count	全血細胞計數
CBI	closed brain injury	閉合性腦損傷
CC, C/C or cc	chief complaint; carbon copy	主訴內容；副本
CCU	cardiac care unit; critical care unit	心臟內科病房；重症加護病房
C-diff	C. difficile [bacteria]	困難梭狀芽孢桿菌（細菌）
CF	cystic fibrosis	囊性纖維化
CFS	chronic fatigue syndrome	慢性疲勞症候群
chemo	chemotherapy	化療
CHF	congestive heart failure	心臟衰竭

CHI	closed head injury　閉合性頭顱傷
CICU	cardiac intensive care unit　心臟內科加護病房
CLD	chronic liver disease　慢性肝病
CMC	carpometacarpal (joint)　腕掌關節
CMV	cytomegalovirus　巨細胞病毒
CN	cranial nerve　腦神經，通常後面會附上腦神經的編號
CNS	central nervous system　中樞神經系統
CO	cardiac output; carbon monoxide　心輸出量；一氧化碳
c/o	complains of　抱怨
COD	co-occurring disorder [psychiatric diagnosis with a chemical misuse diagnosis]　伴隨發生的疾患（精神科的診斷伴隨著藥物濫用的診斷）
COLD	chronic obstructive lung disease　慢性阻塞性肺部疾病
Cont.; cont.	continued　接續
COPD	chronic obstructive pulmonary disorder　慢性阻塞性肺病
CP	cerebral palsy; chest pain　小兒麻痺；胸痛
CPAP	continuous positive airway pressure　連續性正壓呼吸器
CPR	cardiopulmonary resuscitation　心肺復甦術
CRF	chronic renal failure　慢性腎臟衰竭
C&S	culture and sensitivity　細菌培養及藥物敏感
CSF	cerebrospinal fluid　腦脊髓液
CT	chest tube; computerized axial tomography　胸管；電腦斷層掃描
CTR	carpal tunnel release　腕隧道症候群手術
CTS	carpal tunnel syndrome　腕隧道症候群
CVA	cerebral vascular accident–stroke　腦中風
CVP	cerebral vascular pressure　中心靜脈壓
DD	developmental disabilities; dual diagnosis　發展障礙；雙重診斷

DDD	degenerative disc disease	椎間盤退變性疾病
DDH	developmental dysplasia of the hip	發展性髖關節發育不良
DF	dorsiflexion	背屈
DIP	distal interphalangeal (joint)	遠端趾間關節
DJD	degenerative joint disease	退化性關節炎
DM	diabetes mellitus	糖尿病
DMD	Duchenne muscular dystrophy	杜興氏肌肉營養不良
DNR	do not resuscitate	不施行心肺復甦術
DOB	date of birth	生日
DOE	dyspnea on exertion	運動性呼吸困難
DT	delirium tremens	顫性譫妄；酒狂
DTR	deep tendon reflex	深層肌腱反射
DVT	deep vein thrombosis	深層靜脈栓塞
EBV	Epstein Barr virus	疱疹病毒
ECG; EKG	electrocardiogram	心電圖
ECHO; echo	echocardiogram	心臟超音波
ED	erectile dysfunction	勃起障礙
EEG	electroencephalogram	腦波圖
EENT	ears, eyes, nose, and throat	眼、耳、鼻、喉
EID	easily identified depression	易辨別的憂鬱症
ELBW	extremely low birth weight	極低出生體重
EMG	electromyelogram	肌電圖
EOM	extraocular movement	眼外肌運動
ER	emergency room; external rotation	急診室；外旋轉
ESRD	end-stage renal disease	末期腎臟病
ETOH; EtOH	alcohol [use or abuse]	酒癮
FAE	fetal alcohol effects	輕微胎兒酒精症候群
FAS	fetal alcohol syndrome	胎兒酒精症候群

FBS	fasting blood sugar	空腹血糖
FTT	failure to thrive	生長遲緩
F/U; f/u	follow up	追蹤
FUO	fever of unknown origin	不明原因發燒
G	good	優良
G-tube	gastrostomy tube	胃造口管
GA	gestational age	妊娠年齡
GB	gall bladder	膽囊
GBS	Guillain-Barré syndrome	格林巴里綜合症
GCS	Glasgow coma scale	格拉斯哥昏迷指數
GERD	gastroesophageal reflux disease	胃食道逆流疾病
GI	gastrointestinal	腸胃
G#P#A#	number of births, pregnancies, and abortions	孕產次數、懷孕次數，以及流產次數
Grava	gravida [number of births]	孕產次數
GSW	gunshot wound	槍傷
GU	genitourinary	生殖泌尿
GYN	gynecologic; gynecology	婦產科
H/A or HA	headache	頭痛
HAC	hospital acquired condition	住院患者併發症
Hams	hamstrings	大腿後側肌群
HB, Hb or Hgb	hemoglobin	血紅素
HBP	high blood pressure	高血壓
HBV	hepatitis B virus	B 型肝炎
HC	heel cords	足跟筋
HCVD	hypertensive cardiovascular disease	高血壓性心臟病
HEENT	head, ear, eyes, nose, throat	頭、耳、眼、鼻、喉

HIB	haemophilus influenza B [vaccine]　B 型流行性感冒嗜血桿菌（疫苗）
HIV	human immunodeficiency virus　人類免疫缺乏病毒
HLT	heart lung transplant　心肺移植
HNP	herniated nucleus pulposus　髓核突出
HOH	hard of hearing; hand over hand　重聽；以手帶手
H & P	history and physical　病史與理學檢查
HPI	history of present illness　現病史
HR	heart rate　心跳
HSV	herpes simplex virus　單純皰疹病毒
Ht	height　身高
HT	heart transplant　心臟移植
HTN	hypertension　高血壓
IBS	irritable bowel syndrome　大腸激躁症
ICA	internal carotid artery　內頸動脈
ICH	intracranial hemorrhage; intracerebral hemorrhage　腦內出血；顱內出血
ICP	intracranial pressure　顱內壓
ICU	intensive care unit　加護病房
ID	infections disease　傳染病
I&D	incision and drainage　切開引流術
IDDM	insulin-dependent diabetes mellitus　胰島素依賴型糖尿病
Ig	immunoglobulin　免疫球蛋白
IM	intramuscular　肌內注射
imp.	impression　印象
Indep or I	independently　獨立地
inf	inferior　下方的
IP	interphalangeal　指間關節
IQ	intelligence quotient　智商

IR	internal rotation	內轉
IV	intravenous	靜脈注射
IVC	inferior vena cava	下腔靜脈
JRA	juvenile rheumatoid arthritis	幼年型類風濕關節炎
jt	joint	關節
KUB	kidneys, ureter, bladder	腎—輸尿管—膀胱攝影
lap	laparoscopy; laparotomy	腹腔鏡；剖腹手術
lat	lateral	外側的
LBBB	left bundle branch block	左束枝傳導阻塞
LBP	low back pain	下背痛
LBW	low birth weight	低出生體重
LCA	left carotid artery	左頸動脈
LD	learning disability	學習障礙
LE	lower extremity–leg	下肢—腿
LG	limb-girdle dystrophy	肢帶失養症
LLE	left lower extremity	左下肢
LLQ	left lower quadrant [abdomen]	左下腹
LMN	lower motor neuron	下運動神經元
LMP	last menstrual period	最後一次月經日期
LOC	loss of consciousness	喪失意識
LP	lumbar puncture	腰椎穿刺
LT	lung transplant	肺部移植
LUE	left upper extremity	左上肢
LUQ	left upper quadrant [abdomen]	左上腹
MAP	mean arterial pressure	平均動脈壓
MCA	middle cerebral artery	中大腦動脈
MCL	medial collateral ligament	內側側韌帶
MCP or MP	metacarpal phalangeal	掌指關節

MD	muscular dystrophy	肌肉萎縮症
med	medial	內側
meds	medications	藥物
mets	metastasis	轉移
MH	mental health	心理健康
MI	myocardial infarction; mental illness	心肌梗塞；精神疾病
MP	metacarpal phalangeal (joint)	掌指關節
MRI	magnetic resonance imaging	磁振造影
MRSA	methicillin-resistant staphylococcus aureus	抗藥性金黃色葡萄球菌
MS	multiple sclerosis or mitral stenosis	多發性硬化症
MV	mitral valve	二尖瓣
MVA	motor vehicle accident	車禍
MVP	mitral valve prolapse	二尖瓣脫垂
N	normal; nausea	正常；嘔心
N/A	not applicable; not available	不符合；不適用
NAD	no appreciable disease; nothing abnormal detected; no acute distress	未查出疾病；檢查未見異常；無急性病症
nc	nasal cannula	鼻導管
Neg	negative	陰性
NG	nasogastric	鼻胃的
NGT	nasogastric tube	鼻胃管
NICU	neonatal intensive care unit	新生兒加護病房
NIDDM	non-insulin-dependent diabetes mellitus	非胰島素依賴型糖尿病
NKA	no known allergies	沒有過敏
NKDA	no known drug allergies	沒有藥物過敏
nl	normal	正常

nn	nerve 神經	
NOS	not otherwise specified 未分類	
NPO	nothing per mouth 禁食	
NSAID	nonsteroidal anti-inflammatory drugs 非類固醇類消炎止痛藥	
NSR	normal sinus rhythm 正常竇性節律	
N & V; N/V	nausea and vomiting 噁心與嘔吐	
O2	oxygen 氧氣	
OA	osteoarthritis 骨關節炎	
OB	obstetrics 產科	
OBS	organic brain syndrome 器質性腦症	
OD	overdose 藥物過量	
OI	osteogenesis imperfecta 先天性成骨不全症	
OM	otitis media [ear infection] 中耳炎耳朵發炎	
ORIF	open reduction, internal fixation 開放性復位及內固定	
p	post; after 後；之後	
PA	pulmonary artery 肺動脈	
PARA; para	paraplegia 下身麻痺	
PCA	patient controlled analgesia; personal care attendant 病患 自控式止痛法；看護人員	
PCL	posterior cruciate ligament 後十字韌帶	
PD	Parkinson's disease 帕金森氏症	
PDD	pervasive developmental disorder 廣泛性發展障礙	
PE	pulmonary embolus; pulmonary edema 肺栓塞；肺水腫	
PEDI	Pediatric Evaluation of Disability Index 兒童失能評估量表	
PEEP	positive end expiratory pressure 呼吸末陽壓	
PEG	percutaneous endoscopic gastrostomy 經皮內視鏡胃造廔術	
peri	perineal 會陰	

PERRLA	pupils equal, round, reactive to light, and accommodation 雙瞳等大正圓對光反射良好
PET	positron emission tomography　正子攝影
PFT	pulmonary function test　肺功能測驗
PH	past history　過去病史
Phys Dys	physical disabilities　生理障礙
PI	present illness　現況病史
PICA	posterior inferior cerebellar artery; posterior inferior communicating artery　小腦下後動脈；後交通動脈
PICU	pediatric intensive care unit　兒科加護病房
PID	pelvic inflammatory disease　骨盆腔炎症
PIP	proximal interphalangeal (joint)　近端趾間關節
PKU	phenylketonuria　苯丙酮尿症
PLF	prior level of function　之前的功能程度
PMH	past medical history　病史
PNI	peripheral nerve injury　末梢神經損傷
PNS	peripheral nervous system　末梢神經系統
POA	present on admission　入院時呈現的狀況
Pos	positive　陽性
post	posterior　後
postop	postoperatively; after surgery　術後；手術之後
preop	preoperatively; before surgery　術前；手術之前
PSIS	posterior superior iliac spine　後上髂棘
Psych	psychology; psychiatry; psychiatric　心理學；精神病學；精神病學的
PTCA	percutaneous transluminal coronary angioplasty　冠狀動脈形成術
PTSD	posttraumatic stress disorder　創傷後壓力症候群

PVC	premature ventricular contraction　下心室提前收縮
PVD	peripheral vascular disease　周邊血管疾病
PWA	person with AIDS　愛滋病患者
PWB	partial weight bearing　部分承重
QUAD; quad	quadriplegia; quadriplegic　四肢麻痺；四肢麻痺的
RA	rheumatoid arthritis; right atrium　類風濕性關節炎；右心房
RAS	reticular activating system　網狀活化系統
RBBB	right bundle branch block　右束枝傳導阻塞
RBC	red blood count　紅血球數
RCA	right carotid artery　右總頸動脈
RD	retinal detachment　視網膜剝離
Resp	respiration　呼吸
RF	renal failure　腎衰竭
RHD	rheumatoid heart disease　風濕性心臟病
RLE	right lower extremity　右下肢
RLQ	right lower quadrant [abdomen]　右下腹
r/o	rule out　排除
ROS	review of symptoms　症狀檢視
rr	respiratory rate　呼吸速率
RSD	reflex sympathetic dystrophy　反射性交感失養症
RSV	respiratory syncytial virus　呼吸道細胞融合病毒
RUE	right upper extremity　右上肢
RUQ	right upper quadrant [abdomen]　右上腹
RV	right ventricle　右心室
SAD	season affective disorder　季節性憂鬱症
SC	subcutaneous　皮下的
SC joint	sternoclavicular joint　胸鎖關節
SCD	sickle cell disease　鐮刀型紅血球疾病

SCI	spinal cord injury	脊髓損傷
SCM	sternocleidomastoid (joint)	胸鎖乳突關節
SD	seizure disorder	癲癇症
SDH	subdural hematoma	硬腦膜下血腫
SED	seriously emotionally disturbed; suberythemal dose	嚴重情緒困擾；亞紅斑劑量
SF-36	short-form 36	SF-36 生活品質量表
SICU	surgical intensive care unit	外科加護病房
SIDS	sudden infant death syndrome	嬰兒猝死症
SIJ	sacroiliac joint	薦髂關節
SLE	systemic lupus erythematosus	全身性紅斑狼瘡
SOB	shortness of breath	呼吸短促
S & S; S/S	signs and symptoms	症候與症狀
S/P	status post; after	之後；後
STD	sexually transmitted disease	性傳染病
STNR	symmetrical tonic neck reflex	對稱性頸肌強直反射
str	strength	強度
sup	superior; supine	上；仰躺
SVC	superior vena cava	上腔靜脈
Sz	schizophrenia	思覺失調症
T & A	tonsils & adenoids; tonsillectomy and adenoidectomy	扁桃體和腺樣體；扁桃體和腺樣體切除術
TB	tuberculosis	肺結核
TBI	traumatic brain injury	創傷性腦損傷
TD	tardive dyskinesia	遲發性不自主運動
TEE	transesophageal echocardiogram	經食道心臟超音波
THA	total hip arthroplasty	全髖關節成形術
THR	total hip replacement	全髖關節置換術

TIA	transient ischemic attack	短暫性腦缺血發作
TKA	total knee arthroplasty	全膝關節成形術
TKR	total knee replacement	全膝關節置換術
TMJ	temporal mandibular joint	顳顎關節
TNR	tonic neck reflexes [ATNR, STNR]	頸張力反射
TPN	total parenteral nutrition	全靜脈營養療法
TPR	temperature, pulse, & respiration	體溫、脈搏，與呼吸
TSA	total shoulder arthroplasty	全肩關節成形術
TUR	transurethral resection	經尿道
TV	tidal volume	潮氣量
UA	urine analysis; urinalysis	尿液檢查
UE	upper extremity–arm	上肢—手臂
UMN	upper motor neuron	上運動神經元
URI	upper respiratory infection	上呼吸道感染
UTI	urinary tract infection	尿道感染
VC	vital capacity	肺活量
VD	venereal disease	性病
vent.	ventilator	呼吸器
VLBW	very low birth weight	極低出生體重
VSD	ventricular septal defect	心室間隔缺損
VT	ventricular tachycardia	心律不整
v.s.	vital signs	生命徵象
WBC	white blood count	白血球數

資料來源：Gartee (2011); Gately & Borcherding (2012); Jacobs & Jacobs (2009); Kettenback (2004); Shamus & Stern (2011).

專欄 3-4 「x」縮寫

Ax	activity	活動
Dx	diagnosis	診斷
Fx	fracture	骨折
Hx	history of	病史
PMHx	past medical history	過去的病史
Px	physical examination	體檢
Rx	therapy	治療法
Sx	symptom	症狀
Tx	treatment; traction; tests [performed]	治療；牽引；測試

專欄 3-5 關節活動度縮寫

AAROM	active assisted ROM	主動協助關節活動度
AROM	active ROM	主動關節活動度
CPM	continuous passive motion	持續被動活動器
FROM	functional ROM	功能性關節活動度
PROM	passive ROM	被動關節活動度
ROM	range of motion	關節活動度
RROM	resisted ROM	阻力關節活動度

專欄 3-6 臨床手續的縮寫

A	assessment; assist; assistance	評估
ABD or abd	abduction	外展
ABR	absolute bed rest	絕對臥床休息
ac	before meals	用餐前
ADD or add	adduction	內收

ADL	activities of daily living	日常生活活動
ad lib	at liberty, as desired	自行決定
AFO	ankle-foot orthosis	踝足副木
ALF	assisted living facility	生活輔助安養中心
ALOS	average length of stay	平均住院天數
a.m. or AM	morning	早上
ama or AMA	against medical advice	不遵從醫囑
amb	ambulation; ambulates	步行
ap	Before dinner	晚餐前
amt or am't	amount	數量
ASA	aspirin	阿斯匹靈
ASAP	as soon as possible	越快越好
AT	assistive technology	輔助科技
B or bilat.	bilateral or both	雙側或兩者
BADL	basic activities of daily living	基本日常生活活動
b/c	because	因為
b/4	before	之前
bm	body mechanics	人體工學
BP	bed pan	床上便盆
bpm	beats per minute	每分鐘心跳次數
BRP	bathroom privileges	可使用浴室
B/S	bed side	床邊
C	centigrade	攝氏
cal	calories	卡洛里
CAT	computer-assisted tomography	電腦協助斷層攝影
CBR	complete bed rest	完全臥床休息
CBT	cognitive behavioral therapy	認知行為治療
cc	chief complaint	主訴

CGA	contact guard assist	接觸保護的協助
CIMT	constraint-induced movement therapy	侷限誘發動作治療
cm	centimeter	公分
c/o	complains of	陳訴
cont.	continue	繼續
CP	cold pack	冰敷袋
CPAP	continuous positive airway pressure	連續性正壓呼吸器
CPM; CPMM	continuous passive motion machine	持續被動活動器
CPR	cardiopulmonary resuscitation	心肺復甦術
CT	computerized tomography	電腦斷層掃描
CVP	central venous pressure	中心靜脈壓
D or dep	dependent	依賴
DAFO	dynamic ankle foot orthosis	動態踝足副木
D/C	discontinuation; discharge	終止治療；出院
Dept.	department	部門——有時以小寫 d 表示
DME	durable medical equipment	耐用的醫療器材
DNR	do not resuscitate	不施行心肺復甦術
DOB	date of birth	生日
DOE	dyspnea on exertion	運動性呼吸困難
DRS	disability rating scale	失能等級量表
EBP	evidence-based practice	實證醫學
e.g.	for example; such as	例如；像是
eob	edge of bed	床緣
ES or e-stim	electrical stimulation	電療
etc.	et cetera, and so forth	其他，等等
eval	evaluation	評鑑
ex	exercise	運動
ext.	extension	伸直

F or f	fair　一般	
f	female　女性	
FCE	functional capacity evaluation　功能能力測驗	
FES	functional electrical stimulation　功能性電療	
FEV1	forced expiratory volume in 1 second　第一秒吐氣量	
FIM	Functional Independence Measure　獨立功能測量量表	
flex	flexion　屈曲	
FRG	functional related groups　功能關聯群	
ft	feet　英尺；在此當作丈量的尺寸，而非身體的部位	
f/u	follow-up　追蹤	
FW I	fieldwork one　實習一	
FW II	fieldwork two, also called affiliation experience　實習二，也稱為服務經驗	
FWB	full weight bearing　承受所有的重量	
G	good as in muscle sterngth　肌力測驗中的 G（良好）	
g	gram　克	
GM&S	general medicine and surgery　一般醫學與手術	
GSR	galvanic skin response　膚電反應	
GT	gait training　步態訓練	
h or hr.	hour　小時	
H&P	history and physical　病史	
Hemi	hemiplegia　偏癱	
HEP	home exercise program　居家運動計畫	
HH	home health; handheld　居家照護；手持的	
HHA	hand hold assist　手扶協助	
HKAFO	hip knee ankle foot orthosis　髖膝踝足副木	
HME	home medical equipment　居家醫療器材	
HOB	head of bed　床頭	

HOH/hoh	hand over hand; hard of hearing	交替使用雙手；重聽
HP	hot pack	熱敷袋
HR	heart rate	心跳
hs	at night, hours of sleep	晚上，睡覺的時數
ht	height	身高
I	independently	獨立
ICU	intensive care unit	加護病房
I&O	intake and output	攝入及排出量
IADL	instrumental activities of daily living	工具性日常生活活動
ICD-9	International Classification of Diseases, Ninth Edition	國際疾病分類第九版
ICD-10	International Classification of Diseases, Tenth Edition	國際疾病分類第十版
ICF	intermediate care facility; International Classification of Function	老人中途照護之家；國際疾病分類
ICU	intensive care unit	加護病房
i.e.	that is; in other words	即是；換句話說
ILC	independent living center	獨立生活中心
IM	intramuscular	肌肉注射
imp	impression	印象
in.	inches	英寸
inhal	inhalation	吸入
Inj	injection	注射
IP	inpatient	住院患者
ITB	intrathecal baclofen	脊髓腔注射方法投予抗痙攣藥物
IV	intravenous	靜脈注射
KAFO	knee-ankle-foot orthosis	膝踝足副木
kg.	kilogram	公斤

KJ	knee jerk	膝反射
L	left	左
L or l	liter	升
l/m	litters per minute	每分鐘公升數
LAD	language acquisition device	語言獲得裝置
lb.	pound	磅
LBQC	large-based quad cane	大四腳枴杖
LLB	long leg brace	長腿支架
llq	left lower quadrant	左下腹
LOS	length of stay	住院日數
LP	lumbar puncture	腰椎穿刺
LTC	long-term care	長期照護
LTG	long-term goal	長期目標
LUQ	left upper quadrant	左上腹
L&W	living and well	活著且健康
m	male	男性
MAO	monoamine oxidase	單胺氧化酶
max	maximum or maximal	最大量或最大的
MED	minimal effective dose; minimal erythemal dose	最小有效量；產生紅斑的最小量
meds	medications, medicines	藥物的，醫學
MET	metabolic level; maximal	代謝程度；最大的
MFR	myofascial release	筋肌膜鬆弛術
MFT or mft	muscle function test	肌肉功能測試
mg	milligram	毫克
MH	moist heat	濕熱
MHP	moist hot pack	濕熱敷包
min	minutes; minimum	分鐘；最小的

ml	milliliter 毫升	
mm	millimeter 毫米	
mm-Hg	millimeters of mercury 毫米汞柱	
MMSE	Mini-Mental Status Exam 迷你心智狀態測驗	
MMT	manual muscle test 徒手肌力測驗	
mo.	month 月	
mob	mobility; mobilization 移動度；鬆動術	
mod	moderate 中等的	
MRI	magnetic resonance imaging 磁振造影	
MSQ	Mental Status Questionnaire 精神狀態問答	
MVC	maximum voluntary contraction 肌肉之最大自主收縮	
N	normal, as in muscle grade 肌力測驗中的 N（正常）	
na or N/A	not applicable; not available 不適用的	
NS	normal saline 生理食鹽水	
NBQC	narrow-based quad cane 小四腳枴杖	
NDT	neurodevelopmental treatment 神經發展治療	
neb	nebulizer 噴霧器	
neg.	negative 陰性的	
NICU	neonatal intensive care unit 新生兒加護病房	
NKA	no known allergy 尚未有任何過敏反應	
NKDA	no known drug allergy 尚未有任何藥物過敏反應	
NMES	neuromuscular electrical stimulation 神經肌肉電療法	
noc	nocturnel, at night 夜間的，晚上	
NPO	nothing per mouth 不由口進食任何食物	
nt	not tested 尚未測驗	
NWB	non-weight bearing 不承重	
O	objective 客觀的	
O2	oxygen 氧氣	

OBS	observation　觀察	
od	once daily; right eye　一天一次；右眼	
OH	occupational history　職業歷史	
OOB	out of bed　下床活動	
OP	outpatient　門診	
OR	operating room　手術房	
os	left eye　左眼	
OTC	over the counter　成藥，不需處方籤就能在藥房買到的藥	
ou	both eyes　雙眼	
Ox3	oriented times three [person, place, time]　能辨識人物、地點、時間	
Ox4	oriented times four [person, place, time, and situation]　能辨識人物、地點、時間和所處的狀況	
oz.	ounce　盎司	
P	plan; poor; pulse　計畫；差；脈搏	
PADL	personal activities of daily living　個人的日常生活活動	
PAMS	physical agent modalities　物理因子治療儀器	
para	paraplegic　下半身癱瘓	
pc	after meals　用餐後	
PEDI	Pediatric Evaluation of Disability Index　兒童失能評估量表	
per	by or through　由	
PLOF	past level of function　過去功能表現的程度	
PLOP	present level of performance　目前功能表現的程度	
p.m. or PM	between noon and midnight　下午到半夜之間	
PMR; PM&R	physical medicine and rehabilitation　生理醫學與復健	
PNF	proprioceptive neuromuscular facilitation　本體感覺神經肌肉誘發術	
po	per mouth, orally　經口，口服的	

P/O; post-op	after surgery	術後
POC	plan of care	照顧計畫
POD	post-op day number	手術後天數
POMR	problem-oriented medical record	問題導向的醫療紀錄
pos	positive	陽性的
poss	possible	可能的
post	posterior	背後、後方
post-op	after surgery	手術後
PPE	personal protective equipment	個人防護設備
PRE	progressive resistive exercise	漸進性阻力運動
pre-op	before surgery	手術前
pro; pron	pronation	旋前，將手掌心旋轉向下
PRN; prn	per as needed	依情況需要而定
Pt; pt.	patient; pint; point	患者；一品脫；點
PTA	prior to admission	住院前
PTB	patellar tendon bearing [prosthesis]	髕骨肌腱承重義肢
PVE	prevocational evaluation	職前評鑑
PWB	partial weight bearing	部分承重
q	every	每
qt.	quart	夸脫
quad	quadriceps	股四頭肌
R	right	右
RA	reasonable accommodation	合理調整
Re: or re:	regarding	關於
rehab	rehabilitation	復健
REM	rapid eye movement	快速動眼期
reps	repetitions	重複
resp	respiratory, respiration	呼吸的

RET	rational emotion therapy	理性情緒治療
rlq	right lower quadrant	右下腹
RM	repetition maximum	最大重複次數
RPE	rating of perceived exertion	主觀費力度量表
RTC	return to clinic	回診
RTI	Routine Task Inventory	生活常規任務檢核表
RTO	Radiation Therapy Oncology	放射腫瘤科
ruq	right upper quadrant	右上腹
RW	rolling walker	帶輪子助行器
S	subjective	客觀的
SBA	stand by assist	旁觀的協助
SE	side effects	副作用
sec	seconds	秒
SH	social history	社交史
SI	sensory integration	感覺統合
sig	directions for use, give as follows	使用方式，如下
SLB	short leg brace	短下肢支架
SLR	straight leg raise	直抬腿試驗
SNF	skilled nursing facility	護理之家
SOAP	subjective, objective, assessment, plan; progress note format	
	客觀、主觀、評估、計畫；病程紀錄的格式	
SOB	shortness of breath	呼吸短促
SOC	start of care	開始接受醫療的日期
SOP	standard operating procedure	標準作業流程
SPEM	smooth pursuit eye movement	平穩追蹤眼球運動
stat	immediately	立即
STG	short-term goal	短期目標
STM	short-term memory	短期記憶

STNR	symmetrical tonic neck reflex	對稱頸部張力反射
sup	supination	旋後，將手掌心翻轉向上
SWD	short wave diathermy	短波透熱電療
T	trace as in muscle strength; temperature	肌力測驗中的 T（微弱）；溫度
Tbsp.; tbsp.	tablespoon	一湯匙
TCU	transitional care unit	過渡期照護病房
TDD	telecommunications device for the deaf	聾人電傳通訊裝置
TDWB	touch down weight bearing	觸地式承重
TEDS	thromboembolic disease stockings	減低血栓栓塞性症的壓力襪
TENS; TNS	transcutaneous electrical nerve stimulation	經皮的神經電流刺激
ther ex	therapeutic exercise	治療性運動
TLSO	thoracic lumbar spine orthosis	胸腰薦椎裝具
TO; t.o.	telephone order	電話醫囑
TOS	thoracic outlet syndrome	胸廓出口症候群
TPN	total parenteral nutrition	全靜脈營養
trng.	training	訓練
tsp.	teaspoon	茶匙
TTWB	toe touch weight bearing	腳趾接觸承重
TWB	total weight bearing	完全承重
un	unable	不能
US	ultrasound	超音波
UV	ultraviolet	紫外線
VC	vital capacity	肺活量
v.o.	verbal order	口頭醫囑
vol.	volume	容量

VS; v.s.	vital signs; vestibular stimulation 生命徵象；前庭刺激	
W	walker 助行器	
WB	weight bearing 承重	
WBAT	weight bearing as tolerated 依舒適程度調整承重	
WBQC	wide base quad cane 大基底四腳助行器	
W/C; w/c	wheelchair 輪椅	
WFL	within functional limits 在功能性範圍以內	
Wk	week 週	
WN	well nourished 營養充足	
WNL	within normal limits 在正常範圍以內	
w/o	without 沒有	
WP or wpl	whirlpool 旋流式	
wt.	weight 體重	
X; x	times 乘以，次數	
x̄	except [for] 除了	
y/o; y.o.	year old, as in a 5 y/o girl 歲，如 5 歲女孩	
yd	yard 碼	
yr	year 年	
°	degree 度	
'	feet 英尺	
"	inches 英寸	
↑	increased, up 增加，上	
↓	decreased, down 減少，下	
→	toward 朝，向	
↔	to and from 從……到……	
+	positive, plus, and 陽性，加上，以及	
−	negative, minus 陰性，減去	
=	equal 等於	

~ or ≈	approximately	大約
%	percent	百分比
Δ	change	改變
♀	female	女性
♂	male	男性
#	number, pound	號碼，磅
&	and	且
@	at or each	在或每個
<	less than	少於
>	greater than	大於
✓	flexion	屈曲
/	extension; per	伸直；每
c̄	with	在一起
p̄	post, after	之後
s̄	without	無，沒有
1°	primarily, primary	主要，主要的
2°	secondary, secondary to	第二，由於
ψ	psychology; psychological	心理學；心理學的
‖	Parellel bars	平行桿

資料來源：Gately & Borcherding (2012); Jacobs & Jacobs (2009); Kettenback (2004); Shamus & Stern (2011).

專欄 3-7　和行政及給付相關的縮寫

ABN	Advance Beneficiary Notice of Noncoverage	受益人未受保項目事前通知
ACA	Affordable Care Act	平價醫療保險法案
ACO	Accountable Care Organization	責任制醫療組織

ADA	Americans with Disabilities Act　美國障礙法（譯者註：現為美國身心障礙權益法）
appt	appointment　預約會面時間
ARRA	American Recovery and Reinvestment Act　美國復甦與再投資法案
BBA	Balanced Budget Act　預算平衡法案
BCBS	Blue Cross Blue Shield　美國一家醫療保險公司的名字
CARF	Commission on Accreditation of Rehabilitation Facilities　復健機構鑑定委員會
CDC	Centers for Disease Control and Prevention　美國疾病管制與預防中心（譯者註：臺灣為疾病管制署）
CHAMPUS	Civilian Health and Medical Program of the Uniformed Services　平民健康與退役軍人醫療保險
CMS	Center for Medicare and Medicaid Services　聯邦醫療保險和州醫療輔助計畫服務中心，以前稱作 HCFA
COB	coordination of benefits　利益協調
COLA	Cost of living adjustment　生活費用指數調整
CORF	certified outpatient rehabilitation facility　經過認證的門診復健機構
CEU	Continuing Education Unit [10 contact hours]　繼續教育（十小時面授課程）
CQI	Continuous Quality Improvement　持續品質改善
CPT	Current Procedural Terminology, a coding system used to bill for medical procedures　現有療程的術語，在報價醫療程序時使用的代碼系統
DHHS	Department of Health and Human Services　美國衛生與公共服務部門
DOE	Department of Education　教育部門

DOL	Department of Labor	勞工部門
DOT	Dictionary of Occupational Titles	職業分類典
DRG	diagnostic-related group	與診斷相關的族群
DSM-V	Diagnostic and Statistical Manual, Fifth Edition	精神障礙診斷及統計手冊第五版
EHR	electronic health record	電子化健康紀錄
EMR	electronic medical record	電子化醫療紀錄
FDA	Food and Drug Administration	美國食品藥物管理局
FI	fiscal intermediary	財政調解人
GAO	Governmental Accounting Office	政府會計部門
HCFA	Health Care Financing Administration [part of the U.S. Department of Health and Human Services, now the Centers for Medicare and Medicaid Services]	衛生保健財務管理（美國衛生與公共服務部的一部分，現在稱為聯邦醫療保險和州醫療輔助計畫服務中心）
HCPCS	Healthcare Common Procedures Coding System	健康照護程序代碼系統
HIM	Health information management	健康資訊管理
HIPAA	Health Insurance Portability and Accountability Act	醫療保險與責任法案
HITECH	Health Information Technology for Economic and Clinical Health	經濟和臨床健康之醫療資訊科技法
HMO	Health maintenance organization	健康維護組織
HHA	Home health agency	居家照護機關
HIPAA	Health Insurance Portability and Accountability Act	醫療保險與責任法案
ICD-9	International Classification of Diseases, Ninth Edition	國際疾病分類第九版

ICD-10	International Classification of Diseases, Tenth Edition 國際疾病分類第十版	
IDEA	Individuals with Disabilities Education Act 身心障礙者教育法案	
IEP	Individualized education program 個別化教育計畫	
IFSP	Individualized family service plan 個別化家庭服務計畫	
IOM	Institute of Medicine 美國國家醫學院	
IPA	Independent Practice Association 獨立職業醫師聯盟	
IPO	Independent Practice Organization 獨立執業醫師組織	
IRB	Institutional Review Board 科學研究與倫理審查委員會	
IT	Information technology 資訊科技	
JCAHO	Joint Commission on Accreditation of Health Organizations (now called simply the Joint Commission) 美國健康組織評鑑聯合會（目前簡稱為聯合會）	
MCH	Maternal and Child Health [DHHS] 婦幼保健，美國衛生與公共服務部門	
MDS	Minimum Data Set 最小資料集	
MOU	Memorandum of understanding 備忘錄	
NBCOT	National Board for Certification in Occupational Therapy 美國職能治療認證考核會	
NCLB	No Child Left Behind 有教無類法案	
NIH	National Institutes of Health 國家衛生研究院	
NIOSH	National Institute for Occupational Safety and Health 國家職業安全與衛生研究所	
NLM	National Library of Medicine 國立醫學圖書館	
OASIS	Outcome and Assessment Information Set 成果評估資訊量表	
OBRA '87	Omnibus Budget Reconciliation Act of 1987 1987 綜合預算協調案	

OCR	Office of Civil Rights [Department of Health and Human Services]　民權處，美國衛生與公共服務部門
OIG	Office of the Inspector General [Department of Health and Human Services]　美國司法部總監察長，美國衛生與公共服務部門
OMB	Office of Management and Budget　美國行政管理與預算局
OOT	Outpatient occupational therapy　門診職能治療
OSEP	Office of Special Education Programs [DOE]　特殊教育處，美國教育部
OSERS	Office of Special Education and Rehabilitation Services [DOE]　特殊教育與復健部，美國教育部
OSHA	Occupational Safety and Health Administration　職業安全與健康部門
OTPP	Occupational Therapist in Private Practice　私人執業的職能治療師
PCMH	Patient-Centered Medical Home　以患者為尊的醫療之家
PDR	Physicians' Desk Reference [medication information]　美國藥典
PHI	Protected Health Information　受保護的健康資訊
PHR	Personal health record　個人病歷
PIN	Personal identification number　個人密碼
PPO	Preferred Provider Organization　優先醫療組織
PPS	Prospective Payment System　前瞻性付費制度
PSRO	Professional Standards Review Organization　專業標準審查組織
QA	Quality Assurance　品質保證
QI	Quality Improvement　品質改進
QM	Quality Management　品質管理
RBRVS	Resource-Based Relative Value Scale [Medicare]　資源投入相對價值表（美國聯邦醫療保險）

RSA	Rehabilitation Services Administration [DOE] 復健服務處，美國教育部
RUGS	Resource Utilization Groups 資源利用團體
SAMHSA	Substance Abuse and Mental Health Services Administration [DHHS] 藥物濫用與心理健康管理局，美國衛生與公共服務部門
SSA	Social Security Administration [DHHS] 社會安全局，美國衛生與公共服務部門
SSN	Social Security number 社會安全碼
TEFRA	Tax Equity and Fiscal Responsibility Act 產權和財政責任課稅法
TQM	Total quality management 全面質量管理
UR	Utilization Review 使用審查
URQA	Utilization Review Quality Assurance 使用審查品質保證
VA	Veterans Administration 退伍軍人管理局
VAMC	Veterans Affairs Medical Center 退伍軍人事務醫療中心
WHO	World Health Organization 世界衛生組織

資料來源：Administrative and Management Special Interest Section (2000); Gartee (2011); Jacobs & Jacobs (2009); Meyer & Schiff (2004).

專欄 3-8 和教育相關的縮寫

APE	adapted physical education 適應體育學
AT	assistive technology 輔助科技
CFR	Code of Federal Regulations 聯邦法規
D/APE	developmental and adaptive physical education 發展與適應體育學
DOE	Department of Education 教育部
ECFE	early childhood family education 幼兒家庭教育
ECSE	early childhood special education 幼兒特殊教育

EI	early intervention 早期療育
FAPE	free and appropriate public education 免費且適切的公立教育
IDEA	Individuals with Disabilities Education Act 身心障礙者教育法案
IEP	Individualized Education Program 個別化教育計畫
IFSP	Individualized Family Service Plan 個別化家庭服務計畫
LD	Learning disability 學習障礙
LEA	local education agency 當地教育局
LRE	least restrictive environment 最少限制的環境
NCLB	No Child Left Behind 有教無類法案
OHI	other health impaired 其他健康損害
OSEP	Office of Special Education Program, U.S. Department of Education 特殊教育處，美國教育部
OSERS	Office of Special Education and Rehabilitation Services [DOE] 特殊教育與復健部，美國教育部
PI	physically impaired 身體受損
PLEP	present level of educational performance 目前的教育程度表現
RSA	Rehabilitation Services Administration [DOE] 復健服務處，美國教育部
SEA	state education agency 州教育局
SI	sensory integration 感覺統合
USC	United States Code 美國法典

資料來源：Jackson (2007).

將這些紀錄翻譯成較白話的文字：

1. Jacques 為 4 星期 s/p 手術修復 R 第一 MCP 關節附近的韌帶。他穿戴防止拇指移動的副木，但現在被允許一天 3 次可拿掉副木 5 分鐘，且在 ✓／和 ab/ad. 離中線 20° 以內移動拇指。他指出 R 拇指在移動時疼痛程度有減輕。沒有水腫的跡象，傷口癒合得很好。他開始揮動球棒，用他的左手完全握緊，右手只用其他手指抓緊，R 拇指帶著防止拇指移動的副木。為了要讓他打完棒球季（為 Chicago Cubs 隊的外野手），維持上肢肌力對他而言是很重要的。預計如醫囑所述持續 ROM exs、冰敷、e-stim 和 fnct'l Ax。

2. Andrea 被 ref. 到 OT 以便訓練 ADLs。她的 Fx L 鎖骨和左肱骨，和 Fx L 髖骨在 TBI 後骨折。到 Andrea 的房間探訪她，介紹和解釋 OT 的排程。她並不記得意外或在醫院第一週的經過。她所有的 ADLs 均為「D」。我和她在一起的 5 分鐘內，她問我叫什麼名字 6x。她已婚但不記得她四個小孩的名字。她顯得很容易感到疲倦，常打哈欠。她同意 tx，但她宣稱，她不知道在 OT 裡她想要完成什麼；不知道什麼是實際可行的 STGs。至於 LTG，她想要回家且回復到意外發生 b/4 的生活。

【摘要】

流行語、術語以及縮寫，可以讓別人覺得你知道你自己在做什麼。然而，它們也有可能變成有效溝通的障礙。如同生命中大多數的事情，適度的使用流行語、術語以及縮寫是好的，但是不要過度使用。

在書寫職能治療業務相關文件時，不論你的環境為何，謹慎選擇你的詞彙是寫作過程中很重要的一個步驟。有些詞彙可能對讀者而言很時髦，或者帶給他們正面的訊息，有些詞彙只會讓讀者豎起紅旗（警告）。有時候，職能治療師把縮寫用至極限，以至於他們的紀錄難以閱讀。永遠要記住這些文件的讀者是誰，好讓你為所有的讀者群而寫。

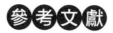

Administration and Management Special Interest Section. (2000). *Occupational therapy administrative reimbursement algorithm.* Retrieved January 5, 2000, from www.aota.org/members/area2/docs/industrial.pdf

American Occupational Therapy Association. (2014). Occupational therapy practice framework: Domain and process (3rd ed.). *American Journal of Occupational Therapy, 68*(Suppl. 1), S1–S48. http://dx.doi.org/10.5014/ajot.2014.682006

American Occupational Therapy Association (2012). Board and Specialty Certification. Retrieved from http://www.aota.org/Practitioners/ProfDev/Certification/certified.aspx

Gartee, R. (2011). *Electronic health records: Understanding and using computerized medical records.* Upper Saddle River, NJ: Pearson Education.

Gateley, C. A., & Borcherding, S. (2012). *Documentation manual for occupational therapy: Writing SOAP notes* (3rd ed.). Thorofare, NJ: Slack.

Jackson, L. L. (Ed) (2007). *Occupational therapy services for children and youth under IDEA* (3rd ed.). Bethesda, MD: American Occupational Therapy Association.

Jacobs, K., & Jacobs, L. (2009). *Quick reference dictionary for occupational therapy* (5th ed.). Thorofare, NJ: Slack.

Joint Commission (2012). Official "do not use" list. Retrieved from http://www.jointcommission.org/assets/1/18/Do_Not_Use_List.pdf

Kettenback, G. (2004). *Writing SOAP notes* (3rd ed.). Philadelphia, PA: F. A. Davis.

Lunsford, A. A. (2009). *The everyday writer.* (4th ed.). Boston, MA: Bedford/St. Martin's.

Sabath, A. M. (2002). *Business etiquette.* New York: Barnes and Noble.

Shamus, E. & Stern, D. (2011). *Effective documentation for physical therapy professionals* (2nd ed.). New York, NY: McGraw Hill.

World Health Organization [WHO]. (2010). *Framework for action on interprofessional education and collaborative practice.* Retrieved from http://whqlibdoc.who.int/hq/2010/WHO_HRH_HPN_10.3_eng.pdf

CHAPTER 4
職能治療實務架構與其他重要文件

▶ 前言 ◀

職能治療的專業語言正在不斷地發展中，當這個專業的領導者回顧及修改引導專業的文件時，用來形容職能治療的術語也正在改變。另外，職能治療以外的團體，像是世界衛生組織（WHO），也改變了形容人類健康狀態字眼的用法。在這章節中，我們將探索過去十年裡的改變。

第一節│國際功能、障礙與健康分類│

世界衛生組織對障礙和功能的看法已經有所改變，伴隨這些看法而來的是一組描述障礙與功能的新字。世界衛生組織不再專注於失能的來源，而是注重失能所造成的後果；身體的結構和功能、活動和參與生活的程度，及影響表現的環境因素（WHO, 2013）。世界衛生組織建議不要為服務對象特殊的疾病、狀況或者傷害下診斷，而是要描述服務對象的功能程度，呈現這疾病、狀況或受傷所造成的影響。這可以幫助醫療專業人員和付費者決定服務對象是否有進步。世界衛生組織（2013）希望能有一個文件把全球不同醫療專業使用的專業術語都標準化。這份文件——《國際功能、障礙與健康分類》（*International Classification of Functioning, Disability and Health*, ICF），為任何一個可能的身體部位、身體功能、個人可以參加的活動，以及影響個人主動參與生活狀態能

力的環境和個人因素，都提供了一個數字化的編碼。這個系統似乎比以前的模型更普遍（不只特定於任何特殊的文化）、更具整合性（不只是醫療的或社會的），包含更多的情境（不只是人），和更多的互動性（非線性的）（WHO, 2013）。

《國際功能、障礙與健康分類》的結構分為兩部分。第一部分強調功能和殘疾，第二部分著重於背景因素。表 4-1 顯示了《國際功能、障礙與健康分類》的基本結構。《國際功能、障礙與健康分類》中的每個項目都有一個相應的代碼編號，限定值（qualifiers）也有數字值。例如，如果一個人穿衣服需要中度的協助，那麼代碼將是 d5400.22。在美國很少有（如果有的話）職能治療從業人員使用《國際功能、障礙與健康分類》來分配代碼編號，通常因為計價的緣故而使用了不同的編碼系統。

《國際功能、障礙與健康分類》確認了一千四百多個術語，可以幫助臨床從業人員在標記服務對象每日從事的工作和活動時，有全球化的思考。在世界衛生組織的網頁上，有一個簡單的清單可以幫助了解服務對象的功能（http://www.who.int/classifications/icf/training/icfchecklist.pdf*）。美國職能治療協會（AOTA）在發展〈職能治療實務架構—第三版〉（Occupational Therapy Practice Framework-III）時，就使用了《國際功能、障礙與健康分類》，這說明了此文件的重要性（AOTA, 2014）。

第二節│職能治療實務架構│

2002 年，美國職能治療協會撰寫了一份稱作〈職能治療實務架構：領域與實務〉（Occupational Therapy Practice Framwork: Domain and Process）（AOTA, 2002）的文件。通常被簡稱為〈架構〉（The Framework），這份文件分別在 2008 年及 2013 年改版過。〈架構〉描述職能治療的領域（執業

---

* 編註：本書中某些網址有可能因時效性的問題而無法連上，請讀者再自行查詢新的網址。

表 4-1 《國際功能、障礙與健康分類》（ICF）的基本結構

組成部分	身體功能與結構	活動及參與	環境因素	個人因素
結構體	功能／結構	能力／表現	阻礙／促進因子	
範例	**功能** • 視力 • 聽力 • 呼吸 **結構** • 神經 • 肌肉 • 肺	• 學習 • 自我照顧 • 人際互動 • 社區、社會和公民生活	• 產品與科技 • 自然環境 • 態度 • 系統和政策	• 性別 • 年齡 • 應對方式 • 教育
修飾語	**功能：受損程度** • 沒有受損 • 輕度 • 中度 • 重度 • 完全 **結構：改變的性質** • 沒有改變 • 完全缺乏 • 部分缺乏 • 附加部分 • 異常尺寸 • 不連續 • 偏離位置 • 質量改變 • 非特定的	**能力：** • 沒有問題 • 輕度 • 中度 • 重度 • 完全 **功能：** • 沒有問題 • 輕度 • 中度 • 重度 • 完全	**障礙（物）：** • 沒有障礙 • 少量 • 中度 • 大量 • 完全 **促進因子：** • 沒有 • 少量 • 中度 • 大量 • 完全	

資料來源：WHO (2013).

的範疇）以及職能治療師和服務對象互動的過程（AOTA, 2014）。它以使用職能當作治療媒介為重點，來描述職能治療的過程。〈架構—第三版〉（The Framwork-III）從了解任何服務對象（服務對象可以是一個個體、一個團體，

或者一個族群）的職能需求開始，以達到職能治療成果作為結束，其職能治療成果集中在服務對象「透過參與職能，以成就身心安康，且參與生活」（AOTA, 2014, p. S2）。

　　雖然在此為〈架構─第三版〉做了摘要，但這並不能當作原版的替代品（AOTA, 2014）。〈架構─第三版〉可以透過美國職能治療協會的網路商店（www.aota.org）、2014 年 3 月至 4 月份《美國職能治療期刊》（*American Journal of Occupational Therapy*）中（會員可免費下載），以及一些校園書店和圖書館中取得。

　　〈架構─第三版〉指出職能治療從業人員對於獨立的概念可能和其他專業人員的見解有所不同（AOTA, 2014）。對於職能治療從業人員而言，只要服務對象執行由他所控制的職能，無論服務對象是否需要任何幫助，服務對象皆被視為是獨立的。一些職能是獨自完成的，有些職能則需要和別人一起完成。〈架構─第三版〉也識別出共享職能（co-occupation）的概念，也就是兩人或兩人以上共同分擔一個職能，這需要參與其中的人員有所互動（AOTA, 2014）。

　　在〈架構─第三版〉中，服務對象可以是一個人、一個團體，或者一個族群（AOTA, 2014）。職能治療從業人員使用參與職能時的能量來治療個人、家庭、群體或社區（AOTA, 2014）。服務對象可能是在工作中受傷的人、有殘疾孩子的家庭、一群住在團體之家學習種植一個花園的居民、尋求減少工傷事故發生率的公司，或者是一個為自然災害之後設計安全避難所的城市。

職能治療領域

　　〈架構─第三版〉使用「透過參與職能，以成就身心安康，且參與生活」（AOTA, 2014, p. 3S4）這句話，來呈現職能治療執業所包括的領域。職能治療領域包含五個區域，每一個區域都同樣重要，這些區域間的關係顯示在圖 4-1 中。

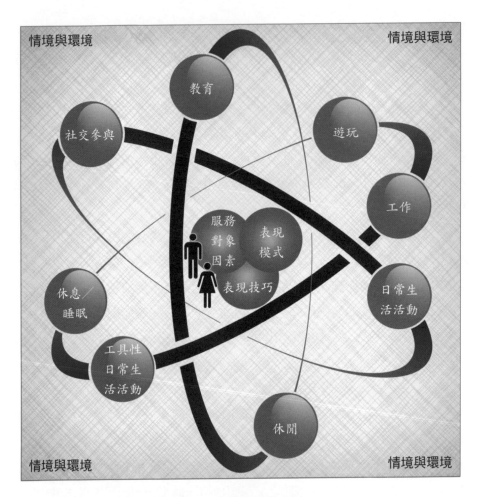

圖 4-1　職能治療領域

資料來源：AOTA (2014).

職能　職能是「人們參與的日常生活活動」（AOTA, 2014, p. 9）。在這些領域裡有八個項目：

- **日常生活活動**：那些我們照顧好自己所需要做的事情，包括沐浴／淋浴、大小便處理、穿衣、吃飯、餵食、功能性移動、個人器具照顧（如假牙、輔具、義肢等）、個人衛生與修飾、性活動，以及廁所衛生。

- **工具性日常生活活動**：那些我們在家裡或者在社區裡，日常生活中所做的事情，像是照顧他人、照顧寵物、養育子女、溝通管理、在社區裡的

行動力、金錢管理、健康管理與維護、家務維持與維護、餐點準備與清潔、安全與危機管理，以及採購。

- **休息與睡眠**：那些我們為了自我修復而做的事情，例如休息、睡前準備，以及睡眠參與。
- **教育**：我們當學生時或者在學習環境下所需要做的事情，包括探索以及參與正式和非正式的學習環境。
- **工作**：我們在支薪環境或者義工經驗中所做的事情，例如探索、辨識、尋找及獲得給薪制的工作；工作中的表現；為退休做準備或者調適，以及探索和參與義工經驗。
- **遊玩**：那些我們單純為了得到「享樂、娛樂、樂趣或者消遣」所做的事情（Parham & Fazio, 1997；引自 AOTA, 2014, p. 45），包括探索和參與遊玩。
- **休閒**：在不需要做任何其他事情時所從事的活動，包括探索和參與休閒活動。
- **社交參與**：我們和他人互動時所做的事情，無論是發生在和朋友／同儕、家人，或者社區間的互動，他們可能面對面發生，或是透過科技發生（AOTA, 2014）。

服務對象因素　在〈架構－第三版〉中，有三個主要的服務對象因素（AOTA, 2014）。其中一個服務對象因素是**身體結構**——人體解剖的部位和系統。第二個服務對象因素**身體功能**——是發生在人體內心理的、感覺的、神經肌肉的、心血管的、聲音的、消化系統的、泌尿生殖系統的，以及和皮膚相關的過程。身體功能的特定範例，包括（但不局限於）定向感、氣質、記憶力、本體感覺，以及肌肉張力和反射。**價值觀、信仰與靈性**是第三個服務對象因素。這些因素幫助我們了解服務對象所認為有意義的是什麼，什麼對他們而言是重要的，以及什麼對他們而言是真的（AOTA, 2014）。

表現技巧 在〈架構—第三版〉中，表現技巧是讓一個人能夠在職能中表現的行動（AOTA, 2014）。表現技巧是活動和職能的基礎材料，它們是微小的、可見的，以及有目的的。在〈架構—第三版〉中，表現技巧可分成三類項目：

- 運動技巧：那些牽涉到動作的技巧，像是彎腰、伸手拿東西、轉身、踱步、協調、平衡、保持姿勢，以及操縱物體。
- 處理技巧：那些和物體及任務互動時所需的技巧。他們包括參加一項任務所需要的技巧、使用工具、為任務的步驟排序，以及終止任務。
- 社交互動技巧：將一個人想要的、需要的，以及他的意圖傳遞給他人，且理解他人想要的、需要的和他人的意圖。包括語言溝通和非語言的溝通、給予與接收訊息，以及參與適切的關係（AOTA, 2014）。

表現模式 表現模式反映了行為發生的方式，包括習慣、慣例、角色和儀式（AOTA, 2014），可以在個體、團體，或群體中看見。習慣是我們不經思考就做出來的事情：它們是自動的。有些習慣是有用的，因為它們對生活滿意度提供貢獻；其他習慣則可能支配或者干預日常生活，像是強迫症。不良的習慣不能支持日常生活，需要練習來改進。慣例是行為的順序且每次都以相同的方式發生，例如儘管交通阻塞，卻總是走一條特定的路線去上班；而一個組織的慣例可能會以要求其員工遵循公司政策和程序的方式呈現。角色是「社會期望的一系列行為，由文化塑造，並可能由服務對象進一步概念化」（AOTA, 2014, p. S8）。角色的例子包括父母、老師、教練或患者的角色，並與一個人的身分認同密切相關。一個團體或組織可能在社會中扮演一個角色，例如美國紅十字會在自然災害後為難民提供援助。儀式是與靈性、文化或社會意義相關的象徵性行為。習慣、慣例、角色和儀式可能視情況會對健康和幸福有幫助或有妨礙（AOTA, 2014）。

情境與環境 情境是存在一個人之內或者周圍的狀況，這個狀況會影響一個人的表現（AOTA, 2014）。環境圍繞服務對象的生理和社會領域；它們是

與人們互動的人、空間和物體。雖然有些人將情境和環境交互使用，但是〈架構─第三版〉同時使用這兩種術語，以便將這兩種術語所有可能的解讀都包含進去。〈架構─第三版〉將情境與環境分為六種：

- **文化情境**：呈現服務對象所處社區中的風俗、信念、活動模式、行為期望和標準。它們包括健康的、政治的、法律的、經濟的、教育的和工作的機會。
- **物理環境**：自然和人造的空間、地形、建築物、物體、植物及動物。
- **社交環境**：涉及一群人以及他們對於對方表現的影響。這群人可包含親戚、朋友、照顧者，以及在這情境中的組織成員。
- **個人情境**：對個人而言是獨一無二的，包括年紀、性別、經濟狀況、就業情況、受教育的程度，以及居住狀況。
- **時間情境**：包括和時間相關的表現層面，例如發展年齡、生命的階段、季節性的考量，以及一天中的時段。
- **虛擬情境**：人們在沒有生理接觸下所達成的溝通，例如透過電腦、廣播，或者電話（AOTA, 2014）。

過程

職能治療過程，最簡單的說，包含評鑑、介入，以及成果（AOTA, 2014）。它描述了以服務對象為中心的（client-centered）職能治療服務過程。雖然過程的開始是固定的「職能檔案」（occupational profile），過程中其他的部分在職能治療服務執行中會彼此互動且互相影響。職能治療的過程著重在「透過參與職能，以成就身心安康，且參與生活」（AOTA, 2014, p. S2）。圖4-2 為〈架構─第三版〉所提的職能治療過程。

有幾個關鍵的概念貫穿整個職能治療過程，且將職能治療與其他專業區別出來。首先將焦點放在運用職能當作治療工具使服務對象「透過參與職能，以成就身心安康，且參與生活」（AOTA, 2014, p. S11）。接下來是職能治療從業人員所使用的臨床推理。治療性的運用自我（therapeutic use of self）強調了以服務對象為中心的這項職能治療實務。活動分析（activity analysis）用於確

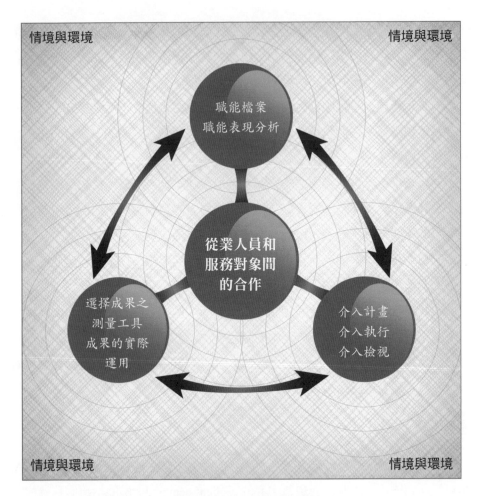

情境與環境　　　　　　　　　　　　　　情境與環境

職能檔案
職能表現分析

從業人員和
服務對象間
的合作

選擇成果之
測量工具
成果的實際
運用

介入計畫
介入執行
介入檢視

情境與環境　　　　　　　　　　　　　　情境與環境

圖 4-2　職能治療過程

資料來源：AOTA (2014).

認服務對象完成職能所需要的事項，並將活動與服務對象的技能和能力配對。
所有的這些結合在一起，讓職能治療對服務對象的看法會和其他團隊人員對服
務對象的看法有所不同（AOTA, 2014）。

評鑑過程從和服務對象第一次互動開始，之後的過程因為每次和服務對
象互動所得到的新資訊而開始演變（AOTA, 2014）。評鑑包含兩個步驟：**職
能檔案**和**職能表現分析**。職能檔案幫助職能治療師了解「服務對象的看法與
背景」（AOTA, 2014, p. S13）。職能表現分析使用從服務對象病歷或教育紀

錄、評估工具，以及觀察中所蒐集到的資料，好全面地了解職能表現的問題在哪（AOTA, 2014）。職能檔案從職能治療師和服務對象，或者服務對象的代理人（例如孩童個案的父母，或者患有阿茲海默症患者的成年子女）分享資料蒐集的過程開始。服務對象分享他們的歷史、興趣、價值觀、想要的和所需要的資訊，職能治療師則分享參與職能所帶來的力量、疾病或狀況、理論觀點，以及臨床推理的資訊（AOTA, 2014）。職能治療師所使用的參考架構以及／或者理論會決定職能治療師問的問題。疾病過程的知識、生理和精神疾病的狀況，以及人體解剖和生理學，也幫助引導職能治療師蒐集資訊以及形成一個和服務對象相關的假說。雖然職能檔案是評鑑過程的第一步，當服務對象經歷這個過程且新的資訊出現時，職能檔案也會跟著被調整（AOTA, 2014）。可以看得出來這是一個非常以服務對象為中心的過程。

評鑑過程的第二個步驟是職能表現分析（AOTA, 2014）。在這個步驟中，會蒐集更多和服務對象相關的資料、相關的情境和環境、服務對象從事的職能和活動，以及服務對象的職能表現。分析職能表現的過程，包含識別出從事職能的障礙因子，或者成功從事職能的促進因子。職能治療師所使用的參考架構與模型，會決定哪些資料被蒐集，及用哪種方式蒐集這些資料（在第 5 章中有更多架構與模型的資料）。第 14 章中將對評鑑過程有更透澈的描述。

介入是一個計畫、執行，以及評鑑技能性職能治療服務效用的過程（AOTA, 2014）。職能治療介入是為了讓服務對象（個體、團體，或者群體）能「透過參與職能，以成就身心安康，且參與生活」（AOTA, 2014, p. S2）。就如同職能治療過程中的評鑑階段，介入階段被職能治療師所使用的理論、模型或參考架構影響著（AOTA, 2014）。

介入過程包含三個子步驟：**介入計畫、介入執行**，以及**介入檢視**（AOTA, 2014）。首先，介入計畫依照在評鑑過程中蒐集到的資料而研發。介入計畫被職能治療師所使用的參考架構和模型、服務對象的情境和環境、活動的需求，以及和服務對象一起制定的目標而影響著。其他影響介入計畫的事物，包括服務對象安康的照護、機構，最佳的實證，以及職能實務的領域（AOTA, 2014）。

介入計畫必須辨認出幫助服務對象達成想要的結果之特定策略（AOTA, 2014）。當職能治療師在發展介入計畫時，有五項策略可以運用（AOTA, 2014）：

1. 創造或促進。
2. 建立或復原。
3. 維持。
4. 改良。
5. 預防。

一旦建立了介入的策略與類型，職能治療從業人員和服務對象便可一起在介入執行的過程中執行這個計畫（AOTA, 2014）。介入執行中一個很重要的部分是持續地監測服務對象的進展。有好幾種介入方式可以用來幫助服務對象達到預設的成果（AOTA, 2014）：

1. 治療性地使用職能以及活動。
2. 準備方法和任務。
3. 教育和訓練。
4. 倡導。
5. 團體介入。

在介入執行時，介入將被評估，以決定它對於服務對象的職能表現是否造成任何改變（AOTA, 2014）。計畫會被評鑑，若是有必要也會修改計畫，好讓服務對象能以最有效率的方法達成他所渴望的成果。在評估介入時，必須決定是否繼續職能治療介入，或者將服務對象轉介給其他專業。這個子步驟包括對服務對象與計畫的重新評鑑（AOTA, 2014）。

整個過程的最後一個階段是介入成果，也就是職能治療過程的結果（AOTA, 2014）。請記得職能治療的最終成果是「透過參與職能，以成就身心安康，且參與生活」（AOTA, 2014, p. S4）。職能治療從業人員須了解每個

服務對象對安康的定義會因為服務對象生活狀態、情境和環境的不同而有所不同。

在職能治療過程中，職能治療師辨識出成果，且選擇測量成果的工具（AOTA, 2014）。職能治療從業人員所在意的成果有八種：

1. 職能表現。

2. 預防。

3. 健康。

4. 生活品質。

5. 參與。

6. 勝任角色。

7. 安康。

8. 職能公義（occupational justice）。

在職能治療過程中，職能治療師使用確認的成果來測量服務對象的進展，調整服務對象的目標和介入，且決定是否繼續職能治療服務（AOTA, 2014）。成果也可能影響服務對象終止服務後的決定。

在記錄職能治療過程中的任何階段時，使用〈架構─第三版〉中的術語代表你是跟得上潮流且在你的專業中算是佼佼者。雖然沒有必要死記職能治療五個領域的術語（職能、服務對象因素、表現技巧、表現模式、情境與環境），但了解每個項目間的差別卻是很有幫助的。因為職能治療從業人員使用的參考架構不同，有些從業人員建議目標的制定只和職能有關；其他的從業人員則為表現技巧或服務對象因素而制定目標。有些職能治療評鑑報告包含每個層面，所以職能治療師必須知道每個層面的特定術語。

習題 4-1

區辨以下三個領域，在每個項目前填上適當的字母：

O = 職能（Occupations）

P = 表現技巧（Performance skills）

C = 服務對象因素（Client factors）

1. ＿＿＿ 梳頭

2. ＿＿＿ 手肘的關節活動度

3. ＿＿＿ 輪椅行動能力

4. ＿＿＿ 讓他人知道自己的需求

5. ＿＿＿ 手部肌力

6. ＿＿＿ 職業探索

7. ＿＿＿ 時間管理

8. ＿＿＿ 了解非語言的溝通

9. ＿＿＿ 姿勢

10. ＿＿＿ 耐力

11. ＿＿＿ 編織

12. ＿＿＿ 支票帳號之管理

13. ＿＿＿ 目光接觸

14. ＿＿＿ 單腳平衡

15. ＿＿＿ 輪流玩紙牌遊戲

16. ＿＿＿ 傷口包紮

17. ＿＿＿ 傳簡訊給朋友

18. ＿＿＿ 換尿布

19. ＿＿＿ 在圖片遊戲中找出物體

20. ＿＿＿ 辨識危險的徵兆

第三節│特殊的職能治療用語│

職能治療從業人員常會用他們在學校學習到的專業術語，通常這是好事。然而，有時在專業的正式文件中，專業術語的使用方式改變了，若是從業人員沒有注意到這樣的改變，他可能會在實務中不正確地使用了術語。以下是美國職能治療協會所定義的術語清單（AOTA, 2010, p. 1）：

評估（assessment）：在評鑑過程中所用到的特定工具或儀器。

服務對象（client）：職能治療從業人員提供服務的對象，可以是一個人、團體、方案、組織，或者社區。

評鑑（evaluation）：為了介入而蒐集及詮釋資料的過程，這包括為評鑑過程和結果做計畫與紀錄。

篩檢（screening）：蒐集及檢視可能成為服務對象的資料，以決定是否需要評鑑和介入。

其他專業可能以不同的方式使用這些術語，然而他們並沒有用錯，每個專業都有自己的標準。例如在教育界，評估是過程，而評鑑是工具，某些機構也可能有一些特定的方法來使用這些字。雖然按照專業組織的標準來用這些詞是相當重要的，能和其他專業的同事清楚地溝通也很重要。如果對一個詞在某個特定機構中的用法有所質疑，應該要去請教在那機構中工作多年的部門主管。他們是很有經驗的專業人員，可以告訴你如何能讓機構中的其他人了解你。

【摘要】

美國職能治療協會為職能治療臨床實務制定了指導方針，這也影響了我們在職能治療文件中對術語的使用。〈職能治療實務架構—第三版〉是一份描述為服務對象在各個機構提供職能治療服務過程的文件（AOTA, 2014）。這過程的起始是由了解服務對象的職能需求開始，然後分析服務對象的職能表現。接著則是計畫且執行介入，好讓服務對象能達成他或她想要的成果。任何職能

治療介入的成果是「透過參與職能，以成就身心安康，且參與生活」（AOTA, 2014, p. S2）。〈架構—第三版〉描述了五個職能治療實務的領域：（1）職能；（2）服務對象因素；（3）表現技巧；（4）表現模式；和（5）情境與環境（AOTA, 2014）。

除了美國職能治療協會，世界衛生組織也發展了一套分類學來描述人類的功能與失能，這文件被稱作《國際功能、障礙與健康分類》（WHO, 2013）。這份文件的語言也可以幫助我們選擇使用其他專業成員也能了解的字。〈職能治療實務架構〉的發展深受《國際功能、障礙與健康分類》的影響（AOTA, 2014）。

使用被自己專業及其他專業所了解及接受的專業術語，這是相當重要的。職能治療從業人員在使用專業術語上越能統一，文件就越能被其他專業所了解。當專業不斷發展且改變時，你要能在使用專業術語上跟得上潮流，這也是很重要的。

使用專業的語言可以為你的病歷書寫加分，你的用詞展現了這個專業的心血。另外，藉由使用專業協會所認定的字詞，能表現出你了解現今的專業。永遠不應輕忽跟上專業最新資訊的重要性。

參考文獻

American Occupational Therapy Association. (2002). Occupational therapy practice framework: Domain and process. *American Journal of Occupational Therapy, 56*, 609–639.

American Occupational Therapy Association. (2010). Standards of practice for occupational therapy [Supplemental material]. *American Journal of Occupational Therapy, 64*, S106–S111. doi:10.5014/ajot.2010.64S106

American Occupational Therapy Association. (2014). Occupational therapy practice framework: Domain and process (3rd ed). *American Journal of Occupational Therapy, 68*(Suppl. 1), S1-S48. http://dx.doi.org/10.5014/ajot.2014.682006

World Health Organization. (2013). *International classification of functioning disability and health.* Geneva, Switzerland: Author. Retrieved Feb 7, 2013, from http://www.who.int/classifications/icf/en/

CHAPTER **5**
模型與參考架構的影響

▶ 前言 ◀

在第 4 章中，我們討論了專業用語的改變。除了使用當今的術語，職能治療從業人員在總結評鑑結果、計畫介入、進展報告，以及計畫終止服務時所使用的字眼，也會受到因特定服務對象而選擇的模型（model）或者參考架構（frame of reference）的不同而有所不同。

第一節│模型與參考架構的描述│

模型或者參考架構的定義會隨著你所讀的參考書而有不同。模型及參考架構皆是以理論為基礎，且幫助組織知識，以便引導職能治療師決定引起障礙的原因，以及如何幫助服務對象參與對他有意義的職能。

根據 Mosey（引自 Christiansen & Baum, 1991）的說法，模型融合了理論的假設以便在臨床上使用。Christiansen 和 Baum（1991）將模型描述成一種建造或組織和臨床相關之資訊的方式，其目的是在引導思考。

參考架構和模型很相近，但更特別強調知識和資訊的應用。參考架構把我們所知道的知識以特有的方式組織起來，以便將其應用在治療服務對象上（Christiansen & Baum, 1997）。參考架構是建立在理論上，且為評鑑、計畫和介入的執行，以及終止服務提供方向。根據 Mosey（引自 Christiansen & Baum, 1991）所提及，參考架構是模型的方法論部分；它們告訴職能治療師如何把資訊應用在臨床上。

把參考架構或模型想像成是鏡片，你則是透過鏡片看你的服務對象。就

如同那些不同顏色的鏡片（如太陽眼鏡）會改變你看周遭環境的方式，以及決定環境中的哪些部分會變得脫穎而出，所以不同的參考架構會讓服務對象的不同狀況凸顯出來。例如，生物力學（biomechanical）參考架構著眼於結構的提升，如使用增強力量、降低水腫、配戴副木，以及受傷肢體的關節活動度；而目標導向（task-oriented）參考架構則著眼於尋找目標導向的功能性行為，來鼓勵使用受到疾病影響的肢體（Kielhofner, 2004, 2009; Trombly Latham, 2008）。在這個例子中，生物力學的方法把焦點放在服務對象因素與表現技巧，而目標導向的方法則著眼於表現模式和職能表現（AOTA, 2014）。

職能治療從業人員所使用的某些模型或者參考架構著眼於找出造成功能障礙的來源，例如精神分析（psychoanalytical）或神經發展（neuro-developmental）參考架構。其他的則著眼於功能障礙的等級，以及把功能障礙減輕到最小的方法，而不管造成功能障礙的原因為何，例如認知障礙（cognitive disabilities）參考架構或生態（ecological）模型。有些將焦點放在發展上，其他的則是著重在環境上。

在之後的章節中，我們將討論書寫目標，以及完成不同種類病歷紀錄的機制。這個章節著重在分辨出不同的模型和參考架構，以及用字的選擇是如何因著不同的模型和參考架構而有所不同。

第二節｜模型與參考架構如何在紀錄中反映出來｜

表 5-1 概述職能治療中所使用的不同的參考架構，以及參考架構如何從你的紀錄中反映出來的一些提示。請注意，這些參考架構的概述並不包羅萬象或含括一切，因為有大量的新的和正在發展中的參考架構，因此，要把所有參考架構都包含進來是不可能的。即便把這個表中所有的東西都背起來，亦不代表你得到每個參考架構中你所需要知道的一切。

讀者可使用發展本章時所用到的資源，來獲取更多和各個參考架構相關的資訊。對於你所使用的參考架構有深入的了解，將會對你在報告書寫、記錄及建立目標上很有幫助。通常參考架構會建議使用某些特定的術語。

表5-1　參考架構對病歷書寫的影響

參考架構	重要概念的描述	如何在病歷書寫中反映出來
行為的 （Behavioral） （Skinner、Pavlov）	• 個人的行為是環境所給的回饋結果。不考慮自我洞察和個性。 • 一個人可以透過技巧的使用，像是行為塑造、教導和增強來忘卻不良的適應行為，且學會適應的行為。 • 職能治療師和團隊中的其他人一起一致地朝行為的正向改變努力。	• 評鑑報告含括對行為的細節觀察，包括行為的描述、行為的發生率，以及行為在何地、何時，以及在什麼樣的情況下發生。 • 進展紀錄記錄使用了哪些行為修正的方法，以及這些介入的療效。 • 可被測量的目標詳述個人、希望出現可以被觀察到的行為，以及行為的情況，例如何處、何時、頻率，和任何暗示行為會發生的徵兆。
生物力學 （Biomechanical）	• 著重在「把身體看成機械」。 • 透過改善力量、耐力，以及結構能夠改善功能。 • 使用副木、運動、按摩、物理因子治療器材，以及其他物理形式來介入。 • 一旦關節活動度、力量、水腫，以及耐力恢復了，功能性的使用將會隨之而來。 • 疼痛、失去感覺，以及粗劣的協調並非主要關注的重點。	• 評鑑報告著重在表現技巧／服務對象因素。 • 進展紀錄顯現出關節活動度、力量、水腫，以及耐力的改善。 • 為了目標的設定，可輕易地量化關節活動度、力量、水腫，以及耐力。 • 功能性的目標會反映因動作改善而能完成的新活動。
加拿大職能表現模式 （Canadian Model of Occupational Performance） （Law et al.）	• 個體不斷地在和所處的環境互動。 • 以服務對象為中心的實務。 • 靈性賦予職能意義。	• 評鑑報告著重在日常生活活動、遊玩、靈性，和工作。 • 進展紀錄著重在服務對象參與有意義的職能時的能

表 5-1 參考架構對病歷書寫的影響（續）

參考架構	重要概念的描述	如何在病歷書寫中反映出來
	• 環境影響職能表現。	力與滿意度。 • 目標和服務對象參與有意義的職能時的能力與滿意度相關。
認知行為治療 （Cognitive-Behavioral Therapy） （Bandura、Rotter、Ellis 和 Beck）	• 適應不良的行為是認知扭曲和自我防衛思想的結果。 • 人們有自動產生的、從內在告訴自己的想法。 •「核心基模」（core schemas）是那些人們告訴自己的想法。因為這些想法，他們歪曲了對自己和對環境的理解。 • 服務對象被教導重複用正向的「自我對話」來取代中心基模。	• 評鑑報告著重於服務對象職能問題的報告和對於職能表現障礙的自我感覺。 • 進展紀錄反映出服務對象關於能改變行為的感覺和想法、技巧、態度和情境的報告。 • 目標建議服務對象能重複告訴自己正向的句子、使用壓力管理技巧，和識別出理想行為將導致的結果。
認知障礙（也被稱作認知與活動） （Cognitive Disabilities [Cognition & Activity]） （Allen）	• 神經學的問題限制了認知能力，進而引起表現缺失。 • 認知程度可分類為功能和功能障礙。 • 職能治療不能改變由腦病變所造成的認知等級。 • 分析任務和活動以便配合個人的認知程度；適應的方法是除去影響表現的障礙物，且使用一個人所擁有的認知程度。	• 評鑑報告鑑別出目前的認知程度，這認知程度被每日職能的功能性表現描述所支持著。 • 進展紀錄描述服務對象在任務或者環境中適應的反應，以及任何認知程度上的改變（基於觀察）。 • 目標的設定是要鑑別出服務對象在環境情境中應有的表現，以及在緩和治療（palliative）、期待治療（expectant），或支持性治療（supportive）的表現。

表 5-1　參考架構對病歷書寫的影響（續）

參考架構	重要概念的描述	如何在病歷書寫中反映出來
當代目標導向 （Contemporary Task-Oriented） （Haugen & Mathiowetz）	• 著重於一個人的特質和所處情境間的互動。 • 就人和環境的特質對於表現的影響而言，人和環境的特質並沒有階級之分。 • 服務對象的觀點是評鑑和介入的重點；是以服務對象為中心的。 • 介入包含練習和實驗。	• 評鑑報告著重在服務對象獨特的特質、所處的情境和動機。 • 記錄觀察是進展紀錄的要素。 • 目標和功能性表現相關。
發展的 （Developmental） （Piaget、Freud、Erickson、Kohlberg，和許多學者）	• 人類通常是按著一個順序發展的。 • 每一個新獲得的構造可以讓人獲得新的功能；每一個新的功能可以促使未來的發展。 • 生理的、感覺的、知覺的、認知的、社會的和情感的發展是息息相關的，且影響著整個人。 • 壓力會導致早期適應的退化。 • 著重七個發展領域：知覺動作、認知、驅動物體（Drive-Object）、雙向互動、團體互動、自我認同，以及性別認同。	• 評鑑報告著重於以服務對象的表現和典型發展的同生理年齡小孩的表現做比較，以便鑑別出需要介入的領域。 • 進展紀錄顯示服務對象在每日職能中所獲得的功能性表現。 • 目標將識別出服務對象想要從事的職能，使服務對象在生活情境中能有最大的參與度。
人類表現生態學 （Ecology of Human Performance） （Dunn, Brown, & McGuigan）	• 生態學是人和情境（環境）間的互動。 • 人、情境和任務表現彼此互動且相互影響。 • 表現得以改善，是由建立／修復一個人的技巧或者能力，或更改／適應情	• 評鑑報告不只檢視服務對象，還檢視情境和任務以及人和情境的相配度。 • 進展紀錄描述哪些介入／更改曾被使用過，以及它們的結果。 • 目標反映出服務對象參與

表 5-1　參考架構對病歷書寫的影響（續）

參考架構	重要概念的描述	如何在病歷書寫中反映出來
	境或者在情境中支持表現的任務。	的職能和在情境中的表現。
人類職能模式（Model of Human Occupation, MOHO）（Kielhofner）	• 一個人的意志力、習慣和表現是等級制度的次系統，用來管理抉擇、組織和表現。 • 個人和環境的因子影響抉擇、組織和表現。 • 改變是全面性的過程。 • 職能必須要和一個人的角色、習慣和環境有關聯。	• 評鑑報告著重於服務對象在職能領域、興趣、動機、習慣和角色中的表現。 • 進展紀錄把焦點放在服務對象參與有意義職能時，服務對象的選擇、習慣與角色。 • 目標和服務對象在對他有意義的職能、習慣與角色中的表現有關。
神經發展治療（Neurodevelopmental Treatment, NDT）（Bobaths）	• 肌肉痙攣和低張力是正常動作的主要障礙。 • 軀幹和近端關節要能穩定才能讓四肢動作。 • 腦具有可塑性且有學習新知的能力。 • 努力達成抑制不正常張力和協同作用，使服務對象能夠學習正常的動作。 • 雙側的焦點；使用擺位、徒手操作，以及感覺刺激來促進正常動作模式。	• 評鑑報告著重於動作模式的觀察和妨礙正常動作的阻礙。 • 進展紀錄需要反映出頻繁的臨床觀察。 • 目標和讓服務對象能從事職能表現的動作模式有關聯。
職能適應（Occupational Adaptation）（Schkade & Schultz）	• 當服務對象變得更能夠適應時，他們的功能表現也會有所進步。 • 服務對象的適應能力可能會被壓力重重的生活事件所擊垮，包括疾病、受傷害或殘疾。 • 功能性障礙的出現，是因	• 評鑑報告著重於服務對象的環境需求、內部資源、職能角色和職能適應能力。 • 進展紀錄著重在服務對象隨著變化的需求而調整適應的能力。 • 目標可以從服務對象學習

表5-1　參考架構對病歷書寫的影響（續）

參考架構	重要概念的描述	如何在病歷書寫中反映出來
	服務對象的適應能力受到極大的挑戰，服務對象不能滿足他的表現需求。 • 內部和外部因素不斷相互作用導致職能反應；人與環境相互作用的可被觀察的結果。	適應性技巧開始，然後演化成使用適應性技巧和熟練職能。
職能行為 （Occupational Behavior） （Reilly）	• 在任務中積極的參與可以誘使出熟練的發展，且因此容許了角色成功的表現。 • 重點放在工作、遊玩和自我照顧。 • 角色的實現提供給一個人正向的回饋，且容許這個人繼續嘗試新的技巧、更複雜的任務。 • 職能治療的介入促使服務對象經歷持續的探索、熟練以及成功。	• 評鑑報告著重在對服務對象而言有意義的工作、遊玩和日常生活活動。 • 進展紀錄把焦點放在服務對象從事對他有意義的職能時的表現。 • 目標和對服務對象而言有意義的職能和角色裡的表現相關，且和預防職能表現的障礙出現有關。
人—環境—職能的表現 （Person-Environment-Occupational Performance） （Christiansen & Baum）	• 許多內在（神經行為的、生理的、認知的、心理的及靈性的）和外在（社會支持、社會的和經濟的系統、文化和價值觀、人造環境和科技，以及天然環境）的因子，對職能表現的好壞有所貢獻。 • 適應是一種過程。人們藉由使用個人資源，把適應拿來對付每天生活中將面對的挑戰。 • 當試著了解職能表現時，	• 評鑑報告反映出服務對象有利條件及限制因素，和他或她在情境中職能表現的關係。也反映出環境中的支持和阻礙。 • 進展紀錄說明在環境情境中服務對象的職能表現。 • 短程目標可以放在和抑制職能表現相關的內在因子上。 • 長程目標可以和日常生活任務及角色中的功能性表現有關。

表 5-1　參考架構對病歷書寫的影響（續）

參考架構	重要概念的描述	如何在病歷書寫中反映出來
	• 要考慮個人的特質、環境，以及行動、任務和角色的本質意義。 • 焦點放在一個人想要和需要的，而非在功能障礙上。	
本體神經肌肉促進理論 （Proprioceptive Neuromuscular Facilitation, PNF） （Knott & Voss）	• 虛弱與缺乏動作的自主控制是正常動作模式的主要障礙。 • 頻繁地重複與刺激本體接受器能支持學習新動作的能力。 • 動作比較常是對角線的而非直線的。 • 視線、呼吸和口語指示在動作中扮演很重要的角色。	• 評鑑報告著重在可被觀察到的動作模式。 • 進展紀錄反映出服務對象對於抑制與誘發手法的反應。 • 目標和服務對象在日常生活活動中的動作有關聯。
精神分析的 （Psychoanalytic） （Freud）； 物我關係 （Object Relations） （Fidler）	• 心靈內部的（無意識的）矛盾是問題的癥結。 • 主要關心的領域有心理動力的、精神性慾的階層和心理社會的發展，以及心靈內部內容的改變。 • 目標是要解決那些內在的矛盾。 • 使用活動來消除心靈內在的矛盾和現實的定向，如心理劇、投射性藝術、創造性寫作和詩歌治療，以及被引導的幻想。	• 評鑑報告著重在服務對象的感覺、神經病理學的症狀，以及這些因素如何影響日常生活功能。 • 進展紀錄通常反映服務對象主觀性對於感覺的報告，也有服務對象行為的觀察。 • 目標反映出服務對象對於感覺的自我表達。
復健的（代償的） （Rehabilitative [Compensatory]）	• 目的是透過環境適應和代償技巧，以增加服務對象的獨立性。	• 評鑑報告同時強調長處和需要改進的領域。 • 進展紀錄記錄了哪些適應

表 5-1　參考架構對病歷書寫的影響（續）

參考架構	重要概念的描述	如何在病歷書寫中反映出來
	• 考慮那些服務對象認為能讓某些角色的表現滿意的服務對象角色和任務。	已被嘗試過，以及每次試驗的結果。 • 目標表現出功能性結果；服務對象將可能做的事。
時空的適應（Spatiotemporal Adaptation）（Gilfoyle, Grady, & Moore）	• 動作和活動影響一個人的發展。 • 動作對小孩的生理、心理和社會發展很重要。 • 發展如持續加寬的螺旋形，代表被環境的經驗影響而增加的技巧。 • 強調舊行為和新行為的整合。	• 評鑑報告著重在服務對象的動作和環境需求間的關係。 • 進展紀錄反映服務對象環境動作互動中複雜性的增加。 • 目標可以是結構化的，可反映出功能障礙的預防、矯正和／或調適。
感覺統合（Sensory Integration）（Ayers）	• 感覺統合障礙是腦部企圖正確的組織和解讀，但感覺輸入卻失敗的結果。 • 腦部組織與適應行為之間是有互動的。 • 人們有內在的驅力促使他們參與感覺動作活動，且整理感覺。 • 玩耍是自我引導的；在職能治療師仔細安排的環境中來符合服務對象的需要。 • 環境提供機會讓服務對象在安全、不受威脅的氣氛下，體驗他所需要的感覺，且包括將感覺輸入所有身體感覺處理系統的機會；這包括前庭。	• 評鑑報告著重在識別出感覺處理缺陷的部分，以及這些缺陷如何影響每天的生活經驗。 • 進展紀錄反映出服務對象對於不同感覺經驗的反應、動作的品質，以及服務對象每天生活經驗的改變。 • 目標著重在增加一個活動持續的時間或重複的次數，或者在社會規範能接受的情況下獲得感覺刺激。

資料來源：Christiansen & Baum (1997); Cole & Tufano (2008); Kielhofner (2004; 2009); Trombley Latham (2008).

有兩種主要的職能治療方法反映在模型和參考架構中。一種是由上而下的方法，另一種是由下而上的方法（Weinstock-Zlotnik & Hinijosa, 2004; Trombly Latham, 2008）。根據 Weinstock-Zlotnik 和 Hinijosa（2004）的研究，採用由上而下的方法時，將首先考慮服務對象在職能領域和職能治療其他領域（服務對象因素、表現技巧、表現模式、活動需求、情境和環境）的表現，主要是顧慮服務對象在執行有意義職能時的能力。Trombly Latham（2008）對由上而下的方法略有不同的看法。她建議，在考慮職能領域的表現時，服務對象的角色和所處的情境是過程中必要的一部分。一旦職能治療師清楚了解對服務對象有意義的角色、情境和職能後，就會鑑定造成目前職能表現問題的原因，包括特殊的服務對象因素、表現技巧和表現模式（Trombly Latham, 2008）。〈職能治療實務架構─第三版〉採用由上而下的方法，建議首先完成職能檔案，然後進行職能表現分析（AOTA, 2014）。

由下而上的方法是，改善服務對象因素和表現技巧（動作、認知、感覺知覺、溝通或情緒調節技巧），服務對象在職能領域的表現也將跟著有所改善（Weinstock-Zlotnik & Hinijosa, 2004）。在時間有限，且第三方付費者強烈要求從業人員呈現可被測量的治療結果時，這方法對醫療機構的從業人員來說有一定的吸引力。在這些機構中，職能治療從業人員可能收到醫師的轉介單，以便在手術之後治療服務對象，來增加其關節活動度，或在服務對象受傷後增加他的力量。

Weinstock-Zlotnik 和 Hinijosa（2004）認為，由下而上的方法是有用的，因為標準化評估工具的數量增多，將可提供更多可被測量的治療結果。他們還認為，由上而下的方法太過廣泛且難以測量，但為職能治療提供更強的專業認同。最後，Weinstock-Zlotnik 和 Hinijosa（2004）建議，職能治療專業需要這兩種方法，只使用其中一種方法對這個專業而言是不利的。

職能治療是以職能為基礎的由上而下的方法開始，然後在醫學界的領導下，採用由下而上的方法（Kielhofner, 2009; Weinstock-Zlotnik & Hinijosa, 2004）成為還原論（reductionistic）。繞了一圈，職能治療專業現在更傾向於由上而下的、以職能為基礎的方法（Kielhofner, 2004; Weinstock-Zlotnik &

Hinijosa, 2004）。每一種方法也都已經形成了可解釋功能障礙的模型和參考架構，並提出介入的策略。

◆ 習題 5-1
- -
　　在表 5-1 中的模型和參考架構，標明哪些是由上而下或者由下而上的方法。

1. 行為的

2. 生物力學

3. 加拿大職能表現模式

4. 認知行為治療

5. 認知障礙（也被稱作認知與活動）

6. 當代目標導向

7. 發展的

8. 人類表現生態學

9. 人類職能模式

10. 神經發展治療

11. 職能適應

12. 職能行為

13. 人—環境—職能的表現

14. 本體神經肌肉促進理論

15. 精神分析的；物我關係

16. 復健的（代償的）

17. 時空的適應

18. 感覺統合

　　在同一個機構工作的人們通常傾向全部使用同一種模型或參考架構，或者以一樣的方式混合使用它們。當你開始在一個新的地方工作（或者實習）時，要詢問清楚確定哪些模型或者參考架構是被接受且使用的。在一個機構或者方

案中，雖然不是絕對，但通常會使用一個以上的參考架構。當多個模型或者參考架構被混合在一起使用時，被稱為不拘一格的做法（eclectic approach）。但願這種混合是基於結合職能治療工作人員的經驗，以及這個方案或機構所服務的服務對象類型，加上認真思考而產生的。

◆ **習題 5-2**

- -

下列目標和所引用的參考架構相容嗎？

1. 在接下來的 30 天內，服務對象的肩關節屈曲活動度會由 40° 增加到 60°。
   （神經發展治療）

2. 在 2007 年 6 月 15 日之前，連續 5 天中，Arwan 每天會至少進餐 1 次，會在不尖叫、不吐出食物，或不轉頭下，至少吃三種不同質地的食物。（感覺統合）

3. 在 2007 年 11 月 24 日之前，Robert 會持續在沒有爸媽的提示下每天刷牙兩次。（人類職能模式）

4. 在 1 個月之內，Sonja 能獨立地從住家搭公車至工作地點。（行為的）

5. 在 6 個月之內，DeNeda 能表現出返回家中且獨立生活所需的自我照顧與家務維持技巧。（精神分析的）

6. 在 6 週內，Christianne 能以一分鐘 60 個字的速度完成文書處理，且只有兩個或更少的錯誤。（認知行為治療）

7. Xia 可以在 2007 年 7 月 7 日前，將八個把手放進袋子裡，必要時可使用夾具。（認知障礙）

8. Rosita（6 歲）可以在 2007 年 12 月 12 日前，以易讀的方式寫下她的名字，且每一個字母都碰得到底線。（加拿大職能表現模式）

──────【摘要】──────

　　模型和參考架構是組織一個人對於如何治療服務對象的想法的方式，以及引導職能治療師評鑑、計畫和實踐介入的方法，且決定服務對象何時才算達成他想要的療效。模式和參考架構都是建構在理論上的。

　　用來治療服務對象時所選的模型或者參考架構，需要在此服務對象的紀錄中反映出來。在病歷紀錄中所用到的字眼，通常是所使用的模型或者參考架構建議使用的。一個模型或者參考架構是用來幫助你選擇合適的評鑑模式、設定目標，以及描述服務對象的進展。你可以使用表 5-1 來確認你的病歷紀錄反映出所選擇使用的模型或者參考架構。一些機構或者方案會混合使用多種模型或者參考架構。

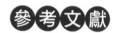

American Occupational Therapy Association. (2014). Occupational therapy practice frame-work: Domain and process (3rd ed). *American Journal of Occupational Therapy, 68* (Suppl. 1), S1–S48. http://dx.doi.org/10.5014/ajot.2014.682006

Christiansen, C., & Baum, C. (1991). *Occupational therapy: Enabling function and well-being.* Thorofare, NJ: Slack.

Christiansen, C., & Baum, C. (1997). *Occupational therapy: Enabling function and well-being* (2nd ed.). Thorofare, NJ: Slack.

Cole, M. B., & Tufano, R. (2008). Applied theories in occupational therapy: A practical approach. Thorofare, NJ: Slack.

Kielhofner, G. (2004). *Conceptual foundations of occupational therapy* (3rd ed.). Philadelphia, PA: F. A. Davis.

Kielhofner, G. (2009). *Conceptual foundations of occupational therapy* (4th ed.). Philadelphia, PA: F. A. Davis.

Trombly Latham, C. A. (2008). Conceptual foundations for practice. In M. V. Radomski & C.A. Trombly Latham, *Occupational therapy for physical dysfunction* (6th ed., pp. 1–20). Philadelphia, PA: Lippincott Williams & Wilkins.

Weinstock-Zlotnik G. & Hinijosa, J. (2004). Bottom-up or top-down evaluation: Is one better than the other? *American Journal of Occupational Therapy, 58*, 594–599.

CHAPTER 6

用 CARE 來記錄：
寫出優良病歷紀錄的通用技巧

▶ 前言 ◀

若你已經讀過了前面的章節，你就會了解小心的措辭對於病歷紀錄而言是不可或缺的。有一套系統可以幫助你複查你的紀錄，可以確認你的病歷寫得很完善。這個系統稱為「用 CARE 來記錄」（"Document with CARE"; Sames & Berkeland, 1998）。CARE 分別代表：

- 清晰（**Clarity**）：讀者可以明白你想說的是什麼。
- 準確（**Accuracy**）：紀錄忠實地呈現了所發生的事情。
- 切題（**Relevance**）：紀錄的內容和指認出的需要和目的有關。
- 例外（**Exceptions**）：任何不尋常的、不按照規定的，或者改變的事件都要記錄下來。

讓我們一一來檢驗這些標準。

第一節 | 清晰 |

為了讓讀者了解你所寫的，你必須以清楚、簡潔、不帶偏見的語言來書寫（Sames & Berkeland, 1998）。應該將使用縮寫和專業術語的次數降到最低，當使用縮寫和專業術語時，它們必須被所使用的機構認可。不應該讓文法和拼

字破壞了專業的形象和企圖在文件中表達的訊息。通常簡短的句子會比冗長的句子來得清楚。一些機構能接受使用短語或不完整的句子來保持筆記的簡短化，但必須讓不熟悉專業術語的人也能讀懂你的筆記。雖然這是常識，但有一些紀錄是會讓你很驚訝的（Sames & Berkeland, 1998）。

回顧第 3 章有關使用術語的討論，使用過多的術語會讓專業以外的人士對紀錄的了解變得不那麼清晰，但使用過於簡單的語言可能會使紀錄聽起來不夠專業。你的紀錄需要的特定或技術化程度，取決於所處的機構、最可能閱讀這紀錄的人，以及被記錄的服務類型（Sames, 2008）。如果你正在為一位嬰兒的家庭寫一份個別化家庭服務計畫（IFSP），你可能使用越少的術語越好。如果你正在一家教學醫院撰寫詳細的評鑑報告，你可能會使用較多的技術性用語和術語（Sames, 2008）。

專欄 6-1 是紀錄寫作清晰度的一個例子。在這個例子中，治療師正和家長分享評鑑報告的結果。測驗分數傳遞的訊息是重要的，可以把結果包含在表格中，以顯示他的分數、表示「正常」行為的分數範圍，適當時也可包含符合同年齡孩童的發展分數。

專欄 6-1　學齡前兒童評鑑報告的陳述

不清晰：Traevan 的運動發展是遲緩的。他的功能低於同年齡小孩平均值 1.5 個標準差。他很難執行需要使用雙側整合、平衡、運動控制和本體感覺的任務。

清晰：Traevan 的測試成績指出他有動作問題，這干擾他與其他同齡孩子一起玩的能力。投擲和踢球、單腿平衡、跳開合跳，以及拿著與使用蠟筆對他而言都很困難。

第二節｜準確｜

你的紀錄需要是事實上正確的（Sames & Berkeland, 1998）。病歷紀錄幾

乎總是按照時間順序來寫的；換言之，先發生的會先被記錄下來，然後事件按照發生的先後次序被記錄下來。病歷紀錄也需要和機構的規則一致。絕對不要在這個服務對象的紀錄中寫出另一位服務對象的名字，例如，假設 Smith 先生和 Jones 先生在下西洋棋，當你在寫 Smith 先生的病歷時，你可以寫下 Smith 先生和另一位服務對象在下西洋棋，但不能在 Smith 先生的病歷裡提到 Jones 先生的名字（Sames & Berkeland, 1998）。

另一個準確性的層面，是要能分辨出你所觀察到的，和你觀察到的事情所代表的意義（Sames & Berkeland, 1998）。在第 14 章中，我們將更完整地介紹這個議題。現在想像在專欄 6-2 中提到的服務對象。你觀察到在她面前有一盤食物且她用右手握著叉子。當她用右手舀出食物，正要把食物送進嘴裡時，叉子傾斜，結果食物掉了下來。她把叉子放到盤子裡重新試著舀出食物，卻把食物推出盤子之外。然後她放下叉子，直接用手拿盤裡的食物。在錯誤的範例中，把簡短的、唯一一次觀察到的結果詮釋成她每次吃飯時都是這樣。有些時候你的詮釋會和描述一樣重要，或者更重要，但你必須小心地區分出當時你是在描述服務對象的表現，或是在詮釋服務對象的表現（Sames & Berkeland, 1998）。

專欄 6-2　範例：長期照護中心住戶的病歷中「客觀」的部分

不準確的：服務對象無法使用叉子進食。她顯得挫折，且開始用手拿食物進食。

準確的：服務對象試了兩次用叉子進食，然後用手指拿食物進食。

第三節│切題│

讀者根據你寫的內容，必須能了解為什麼職能治療開始了、繼續，或者被終止了（Sames & Berkeland, 1998）。換言之，紀錄必須顯示出需要技術性服務（skilled service）的原因。技術性服務，指的是擁有專門知識的職能治療師

或者在職能治療師督導下的職能治療生才能提供的服務。讀者必須看到你在職能治療中所提供的服務是只有職能治療從業人員才能提供的特殊技巧和能力，必須清楚顯示服務對象是接受職能治療，而非運動治療或儀器治療。

當服務對象的病歷被從頭讀到尾時，篩檢的結果（若是有篩檢）、轉介、評鑑、計畫介入、介入和終止治療，都有一致的主題。換言之，若是一位患有思覺失調症的成人被轉介到職能治療學習獨立生活的技巧，那麼，評鑑報告的摘要應該要把重點放在獨立生活技巧上，介入方案應該要強調獨立生活技巧，進展紀錄要顯示出服務對象在獨立生活技巧上花工夫學習，且終止摘要應該要反映出服務對象在獨立生活中的技巧。若是一個小孩被轉介給你以改善他的寫字技巧，那麼病歷紀錄應該要反映出針對寫字技巧做的治療。這並不表示你不能記錄針對其他關注的領域所做的治療，但其他的領域應該在顯示這些領域有額外的需要之後才被記錄下來。每一個被辨認出來的問題或需要，應該要有書面的證據證明這個問題或需要已被處理，或者要解釋為什麼這問題或需要並沒有被處理（Cathy Brennan, MA, OTR/L, FAOTA, personal communication, June 21, 2006）。

病歷紀錄要總是即時的（Sames & Berkeland, 1998）。這意味這些文件（為了要是切題的）必須盡可能在事件發生後最短的時間內完成。一般來說，評鑑報告應該要在評鑑完成後一兩天內完成；介入計畫應依照機構的時間表完成（年度、每半個月或者每月）；進展紀錄通常在每次職能治療時段結束後完成；終止摘要通常在結案後兩天內完成。每一個機構可能有自己的標準化時間表，這些標準應被嚴肅看待，不應該被看成是一般的目標，而該被當作是截止期限來看待（Sames & Berkeland, 1998）。

在服務對象的病歷裡，應該要備妥其他相關資訊。若是有需要特別留意的注意事項或是禁忌症，則需要記錄下來（Sames & Berkeland, 1998）。只要能很容易在服務對象的病歷中找出這些注意事項或是禁忌症，則不需要將其標示在每一頁文件中。這些注意事項或禁忌症可能和介入時所選的活動或任務非常有關係（Sames & Berkeland, 1998）。

此外也有過度記錄的可能性。因為害怕法律訴訟，害怕忘記一些事情，或

者只是贅言，有些人會寫很冗長的病歷紀錄。時間是很寶貴的，況且多花一分鐘在病歷紀錄上，則會少一分鐘花在服務對象身上。淘汰所有不必要的而只保留最需要的資訊（Sames & Berkeland, 1998）。問問自己，這是否是有關的？若你正和服務對象一起練習支票簿的管理，是否有必要記錄服務對象當時的穿著？是否有必要記錄服務對象對於天氣的看法？是否有必要記錄服務對象如何握筆？答案分別是不需要、不需要和或許需要。只有當服務對象如何寫字對這個狀況很重要時，你才需要記錄服務對象如何握筆。若你是因為認知障礙才和服務對象一起練習支票簿管理的話，那麼服務對象如何握筆就無所謂了，除非服務對象以前知道筆是何物，且知道如何握住它，而今天望著這筆，好似這是個奇怪的新物體時，才需要記錄下來（Sames & Berkeland, 1998）。專欄 6-3 顯示一位患有躁鬱症的患者在精神科出院摘要的範例。

專欄 6-3　一位患有躁鬱症的患者在精神科出院摘要的範例

不切題： Okachika 曾經咬他的指甲且拒絕參與團體治療。他還是有吸菸。他吃得比較多且有綁好鞋帶。

切題： 當 Okachika 開始住院時，他會咬指甲且拒絕參與團體治療。目前他不再咬指甲，且參與大部分的團體治療。

第四節 | 例外 |

任何不尋常的事件都需要記錄下來（Sames & Berkeland, 1998）。若服務對象有腦傷，進步得不錯，卻突然認不得筆是何物，這是不尋常的，且可能是腦部出血的徵兆。把這事件記錄下來是非常重要的，口頭告知服務對象的護理師或者醫師發生了什麼事也很重要。這可能需要立即的醫療照料，而這也需要仰賴你盡快告知需要這個資訊的人，並且仰賴你把這關鍵的事件記錄下來。你是看到發生了什麼事的人，應該以你的用語記錄下來。醫師或者護理師也可能

按照你的說法做病歷紀錄，但當他們這樣做時，他們所記錄的變成是二手資訊。

當服務對象不遵從指示時，也需要記錄下來（Sames & Berkeland, 1998）。若是你給服務對象一個居家運動方案，而服務對象報告他並沒有按照方案執行時，你需要把它記錄下來。這可能解釋為何服務對象進步的速度比你預期的慢了很多。

因為我們服務的對象是人，所以無法預期的事情很可能會發生，新的問題也會浮出表面。在你脫離原始的介入計畫時，需要有簡短的解釋說明你為何做了新的計畫（Sames & Berkeland, 1998）。換言之，你需要為脫離原始計畫提供合理的理由（Cathy Brennan, MA, OTR/L, FAOTA, personal communication, June 21, 2006）。許多服務對象有多重併發症，例如思覺失調症患者可能會發生中風；類風濕性關節炎患者可能會有糖尿病與憂鬱症；而患有亞斯伯格症的兒童可能會經歷創傷性截肢。這意謂你設計的介入計畫，將有別於典型的計畫。租賃房屋的憂鬱症患者可能沒繳房租而成為流浪漢，這種服務對象環境的變化，可能會造成計畫的改變。

專欄 6-4 是部分的接觸紀錄，一位服務對象沒有按照副木配戴時間表戴他的副木，結果產生傷口，紀錄也解釋了傷口被發現時所採取的行動。

專欄 6-4　一個為例外事件所寫的接觸紀錄的例子

....

不良的病歷紀錄：Duane 在副木摩擦前臂的地方長了褥瘡，他說前臂很痛。他並沒有照著時間表穿戴副木。

優良的病歷紀錄：Duane 抱怨副木摩擦他左前臂的地方很痛。在移除副木以後，發現一個直徑 3 公分、紅腫、中間皮膚破開且血水滲出的傷口。他說他一直帶著這個副木至少 48 小時之久，這代表他並沒有按照所給的時間表穿戴副木。

圖 6-1 是「用 CARE 來記錄」的清單。這是一個實用且可以幫助評鑑你的報告和文件寫作的單頁文件。

用 CARE 來記錄

清晰：讀者可以明白你想說的是什麼。
- ☐ 沒有使用專業術語
- ☐ 簡潔
- ☐ 只用機構認可的縮寫
- ☐ 可讀／筆畫清晰的
- ☐ 文法和拼字沒有和專業形象以及企圖在文件中表達的訊息相抵觸
- ☐ 任何讀者都可以了解

準確：紀錄忠實地呈現了所發生的事情。
- ☐ 忠於時序、技術用語和事實的正確性
- ☐ 指令是特別且個別化的
- ☐ 反映觀察到的行為，據此詮釋標上標籤
- ☐ 前後一致地使用專業術語
- ☐ 遵守機構、組織或學校的規定
- ☐ 為所有相關的服務對象保留隱私

切題：紀錄的內容和指認出的需要和目的有關。
- ☐ 釐清職能治療為何開始、繼續和終止
- ☐ 在轉介、評鑑、介入計畫、持續的介入、終止計畫和追蹤上是一致的
- ☐ 記錄反映出所提供的技巧性服務
- ☐ 描述和治療目標相關的功能性變化
- ☐ 即時的
- ☐ 服務對象的注意事項和禁忌症都清楚地描述
- ☐ 包含品質管理和研究計畫所需要的資訊
- ☐ 篩檢所需要的資訊

例外：任何不尋常的、不按照規定的，或者改變的事件都要記錄下來。
- ☐ 解釋偏離原始介入計畫的原因
- ☐ 描述且解釋偏離評鑑，以及介入計畫的原因
- ☐ 服務對象不遵守醫囑時，要記錄下來
- ☐ 描述不尋常的事件
- ☐ 記錄併發症和所做的處理

圖 6-1　用 CARE 來記錄

資料來源：Sames & Berkeland (1998).

使用「用 CARE 來記錄」清單來鑑定下列敘述式進展紀錄：

案例一：這個案例是一位在幼兒園裡患有腦性麻痺的 3 歲大小孩。她的關注領域為手的使用、平衡，和使用手語。

　　Anoushka 這星期參與了三次 30 分鐘長的治療。她每天參與團體活動、吃點心，和在遊戲場玩。星期一她和其他孩子玩丟接球。在點心時間她比了「更多」的手語。Anoushka 喜歡玩在大球上平衡。星期三她拒絕溜下滑梯。計畫照著照顧計畫持續治療 Anoushka。

C:

A:

R:

E:

案例二：這個案例是一位在藥物依賴方案中的青少年。

　　Paul 按照時間表參加團體活動。他似乎比較放得開也談得比較多一點。他仍然沒有透露太多和他感覺相關的想法，但能識別出別人的感受。當被迫面對問題時，他轉而攻擊那個發問的人。例如，當團體中的一位成員指控他並沒有誠實面對自己成癮的程度時，他喊道：「講得你們自己好像是聖人一樣！你的問題遠遠大過於我的！」他承認他的問題嚴重到他需要參加這個團體，但他說他真的不需要任何介入；他可以在任何他想要的時候靠自己戒癮。他說他會在這裡，只是因為來這裡比去坐牢好。

C:

A:

R:

E:

案例三：這個案例是一位 34 歲的手傷服務對象，正從職場意外事件中復原。他動
過修護手掌三條腱的手術，食指的第一指節也截肢了。

　　Ivan 已經接受了 3 個星期的治療，他持續在進步中。手術後水腫差不多已經
消失了。他每個手指的關節活動度都比上星期同一時間進步許多。每個關節詳細
的關節活動度請參考附表。瘀傷的顏色已經變成淡黃色。他可以擠捏低阻力的黏
土，且可以用手指將黏土撐開形成環狀。計畫持續每次 45 到 60 分鐘，一週 3 次
的治療，以便訓練手和手指的力量、增加關節活動度，以及功能性地使用手和手
指。

C:

A:

R:

E:

案例四：這個案例是一位 93 歲的女士，她正從髖關節骨折中復原。在她跌倒以前，她獨自居住位在大城市的公寓裡。

　　Nguen 女士今天參與了 30 分鐘的職能治療門診。她可以部分承重。雖然醫囑指示她可以使用四腳拐杖輔助行走，但是她拒絕在廚房裡使用四腳拐杖。她表示當她在廚房裡準備餐點時，她比較喜歡扶著流理臺跟椅背行走，她也在職能治療廚房裡示範她所使用的技巧。物理治療的 Kim 看到她這麼做時，當場把她罵了一頓。計畫持續每週兩次的工具性日常生活活動治療。

C:

A:

R:

E:

【摘要】

　　病歷紀錄是一個錯綜複雜的過程；當你在書寫關於一個服務對象時，必須同時考慮到許多事情。「用 CARE 來記錄」的清單是一種用來確認你的紀錄是在正確軌道上的方法。它可以幫助你檢視是否記錄了正確的事情，以及你是否把它們寫得很好。CARE 代表清晰、準確、切題和例外。若是你使用 CARE 來記錄，你將會成為一位優良的職能治療記錄人員。

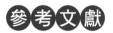

參考文獻

Sames, K., & Berkeland, R., (1998). *Document with CARE*. Checklist and oral presentation at the Sister Genevieve Cummings Colloquia, June 19, 1998, St. Paul, MN.

Sames, K. (2008). Documentation in practice. In E. Crepeau, E. Cohn, & B. Schell (Eds.) *Willard and Spackman's occupational therapy* (11th ed.). Baltimore, MD: Lippincott Williams & Wilkins.

Section II 倫理與法律考量

CHAPTER *7*

倫理與法律考量概述

▶ 前言 ◀

　　如果某天有律師申請調閱你寫的病歷紀錄，通常是因為你、某位服務對象／病患、學生，或者同事牽扯上某種形式的法律訴訟。本書的第一篇談論了良好病歷紀錄的一般性原則。在這一篇，我們將探討病歷紀錄的倫理與法律考量。若你撰寫的病歷紀錄被傳喚到法庭，律師將會告訴陪審團他們如何詮釋你所撰寫的紀錄。你的錯誤可能是無心的意外，但律師也許不會這麼認為。表7-1 列出了你的病歷紀錄看起來的樣子，以及律師可能會如何加以詮釋。

第一節｜避免文書紀錄所引起的法律訴訟｜

　　服務對象的病歷紀錄或教育紀錄可被訴訟案的一方或雙方傳喚到庭（Fremgen, 2006）。有些（但並非所有）文件紀錄中的錯誤，可能會觸犯法律、規則或條文。保護自己最好的方法就是每天適當且完善的完成文書紀錄，總是確認紀錄書寫在正確的病歷中（Fremgen, 2006）。確定服務對象的姓名顯示在病歷或教育紀錄的每一頁上，良好的電子化紀錄系統應該會自動地做好這一部分。在使用電子化病歷時，最好確定你是在正確的服務對象檔案裡做紀錄（Document Defensively, 2008）。

　　病歷或教育紀錄可以被傳喚上法庭，寫這些紀錄的記錄者同樣也可被傳喚上庭。職能治療從業人員可能以證人的身分出庭，也可能因醫療疏失、疏忽、誹謗、或其他法律訴訟的原因而以被告的身分出庭。對任何職能治療從業人員而言，清晰、精確、相關、即時的紀錄，就是最好的防衛。

表 7-1 律師可能詮釋病歷紀錄的方式

你說的或做的	律師可能的詮釋
塗抹、劃掉,或其他取代原始紀錄的方法	從業人員並不確定要說什麼、馬馬虎虎,或能力不足;記錄者想要掩飾或隱藏某些事情;偽造文書。
欠佳的文法或拼字	從業人員能力不佳、馬馬虎虎。
寫錯病歷	從業人員馬馬虎虎;工作太倉促。
使用不被認可的縮寫	從業人員不遵守規定;可能在很多時候偷工減料。若是其他從業人員讀了不被認可的縮寫而造成病患受到傷害,那麼紀錄的寫作者可能也要分擔責任。
對其他工作人員或組織/行政的負面描述	各專業在服務對象照顧上並不協調;對彼此的責難可能代表照顧品質的下降;服務對象身陷照顧者之間的紛爭;不專業的行為。此種紀錄的寫作者可能會惹上誹謗訴訟。
對服務對象有負面的描述	一些字眼如「胖」、「懶」、「辱罵」、「作假」、「愚蠢」、「可笑」等用語,代表從業人員不喜歡這位服務對象,因此提供比較劣等的服務。此種紀錄的寫作者可能會惹上誹謗訴訟。
病歷紀錄間有遺漏或順序不對	從業人員態度馬虎;應徵不到人,缺乏足夠的人力提供服務對象照顧;記錄者隱藏某些事情。

資料來源:Brous (2009); Fremgen (2006); Scott (2013).

在律師的眼中,當你記錄下發生的事件,那麼你便是以證人的身分看待自己。只記錄下你所看到的、聽到的、觸摸到的,或聞到的。例如,不要記錄患者跌倒,除非你親眼看到這患者跌倒。取而代之的,你可以說,你發現患者趴在地上且患者說他跌倒了。

病歷紀錄絕對不要貶損服務對象或同事,或者帶著防衛的語氣(Fremgen, 2006; Scott, 2013)。病歷紀錄不是用來評判別人的地方;這很不專業、不適切,也會讓人對寫作者本身有不好的印象(Brous, 2009)。律師可以用這些貶低別人的句子來指出患者並未得到適當的照顧,因為照顧團隊之間有衝突。這也可能會被一位醫療人員用來對其他的醫療人員以誹謗人格提出告訴(Scott, 2013)。

你的紀錄應該要有良好的敘述,以精確反映出在職能治療時段時發生了什

麼事情。如果你做了某些事情，但卻未寫進你的紀錄中，法庭將會認定這件事未曾發生過（Nicholson, 2008）。那些內容重複的紀錄，或未能顯示為何那次治療時段是特殊的紀錄，都可能讓人懷疑醫療人員的技巧。根據 Nicholson（2008）的觀察，有一個趨勢正在形成，也就是原告（告人的那個人）的律師會以只有極少資訊的紀錄並不能顯示提供服務的物理治療師是有技術性的，來指控被告；因此這位有技術的物理治療師向保險公司申請給付，可被視為是詐欺行為。同樣的情況也可能發生在職能治療紀錄上，如果紀錄很模糊、不特定，且不能顯示為什麼需要有技術的職能治療師或者在職能治療師監督下的職能治療生的服務時，律師就可能會以這樣的服務不是技術性的來爭論。若職能治療從業人員（或員工）以有技術性的服務向保險公司申請給付，但卻沒有紀錄來支持這樣的申請時，就有可能被視為詐領保費。在第 9 章中將更詳細的討論詐欺和濫用。

當治療師給予服務對象指示時，應該仔細記錄下那些指示的內容，以及服務對象是否「表現出」他們了解這些知識（Scott, 2013）。光是記錄服務對象或者照顧者的身體語言或點頭表示了解是不夠的（Scott, 2013）。指示可能包括服務對象應該要做的活動以及服務對象不應該從事的活動，這兩者都要被記錄下來（Scott, 2013）。記下與服務對象有關的所有電話會談或其他應對，以及治療師依此所採取的行動（Fremgen, 2006）。

錯誤有時無可避免地發生。使用紙筆記錄時，應該以一條直線畫過錯誤的部分，且在錯誤部分的上方或旁邊簽下你名字的縮寫（AOTA, 2013; Fremgen, 2006; Guido, 2006; Scott, 2013），然後更正紀錄。在服務對象的病歷中，除了自己的部分，千萬別去更改其他人的紀錄。也千萬別在別人的紀錄上簽名，除非是在監督職能治療生的情況下會簽你的名字。不要留空行和一大片的空白（Guido, 2006; Scott, 2013），將這些空白處以一條線條槓掉；不要使用修正液（帶）或橡皮擦；永久性的紀錄或官方紀錄必須使用耐久墨水書寫。在電子化病歷中的錯誤要依照所使用的系統的程序來修訂。圖 7-1 顯示了聲稱被傷害的患者的律師看到健康紀錄被更改時，會尋找什麼蛛絲馬跡好用它來當證據，這類的證據可能表明意圖欺詐或意圖掩蓋錯誤。

- 字是擠進其他紀錄內容附近的。
- 字跡品質的改變，像是書寫的力道、斜度，或一致性。
- 在一篇紀錄裡使用不同的筆。
- 使用不同的紙張。
- 使用了提供治療時並不存在的紀錄表。
- 年（日期）被更改過，尤其更改後的日期是比原紀錄還要早的。

📖 圖 7-1　證明病歷是被修改過的證據

資料來源：Guido (2006).

　　未能及時記錄病歷也可能為職能治療從業人員帶來法律上的麻煩。提供服務與撰寫紀錄的時間相隔越久，它的準確性就越低（Guido, 2006）。紀錄準確性的降低，可能會被律師拿來利用。每一次都將撰寫紀錄的日期和時間註記在服務對象的紀錄中；在電子化病歷紀錄系統中這是自動被記錄下來的（Brous, 2009）。另外，如果重要資訊發生時和將資料輸入到病歷的間隔時間延長了，那麼醫護人員只能依照當時在病歷裡的舊資訊提供照護，若缺少的資訊可能會造成醫療護理方式的改變，因而提供了不甚理想的醫療服務，那麼延遲將資訊記錄到病歷中的人就可能成為被訴訟的對象。

　　必須準確記錄撰寫紀錄的日期和時間，即使你寫紀錄的時間是延遲的。就算你確定該治療時段將會發生什麼，你也不能事先為所提供的服務做紀錄（Guido, 2006）。如果紀錄因為延遲記錄而不合時間順序，那麼必須要註明這份紀錄是延遲的（Scott, 2013），遲到總比不到好的這個道理也適用於紀錄上。圖 7-2 顯示如何在病歷裡撰寫延遲記錄的例子。請注意，簽名旁邊列出了撰寫紀錄的實際時間。紀錄的格式稱為 SOAP，我們將在第 17 章中討論。

　　最後，請記住「用 CARE 來記錄」（第 6 章）。請務必記錄任何未完成評鑑、介入或後續治療的原因，記錄任何異常的事件。注意只能使用機構所允許的縮寫和縮略詞，並避免使用俚語（Brous, 2009; Scott, 2013）。

S：「當我試圖從櫃子裡拿下碗碟，或者當我試圖從頭上脫下襯衫時，我的肩膀還是很疼。我的右臂，即使它很痛，我還是必須使用它。」

O：無疼痛的右肩關節活動度有 80° 屈曲和 85° 外展。在肩旋轉袖的部分提供肌筋膜按摩。教導服務對象不用將右臂高舉過頭就可以脫衣的穿著技巧。討論與練習不用將右臂高舉過頭就可以從事家事任務的策略。

A：服務對象沒有因為手臂疼痛就受限地使用手臂，但是這樣做並不能讓受傷的部位適當地痊癒。服務對象需要進一步指導和練習補償策略。

P：按照照顧計畫繼續執行，更加強調補償策略。

Su Mi, OTR / L

2014 年 2 月 16 日，上午 7:45

圖 7-2　病歷紀錄中的延遲紀錄

◆ 習題 7-1

紀錄的潛在問題：

　　為下表中左欄所列出的每個紀錄裡潛在的問題，找出可行的解決方案或預防問題發生的方法。

問題	解決方案
字跡潦草	
看不出來這是為哪位服務對象所寫的紀錄	
未按照時間順序記錄	
鉛筆或有色墨水	
擦掉或者用修正液（帶）塗過	
空白處	
簽名不齊全	
學生所寫的紀錄並沒有督導的簽名	
劣質的文法／拼字	
貧乏的用字遣詞	
不明的縮寫	
缺少紀錄	
無人看管的電腦，螢幕顯示服務對象的資料	
無人看管的病歷本	

第二節 | 紀錄中常見的錯誤 |

　　儘管職能治療從業人員（以及醫療團隊的其他成員）受過如何撰寫優良紀錄的訓練和建議，當下他們仍然很有可能犯錯。瑞典一項職能治療紀錄的研究發現，在他們所檢視的紀錄中，接受治療的服務對象，只有11%的案例（57件）有完整的職能治療過程紀錄（Backman, Kåwe, & Björkland, 2008）；只有14%的案例將服務對象的目標融入職能治療目標（Backman et al., 2008）。總體來說，只有21%的紀錄是完整的（Backman et al., 2008）。這些統計數字令人震驚，且沒有理由懷疑美國的紀錄在品質上與瑞典會有不同。

　　臨床紀錄中最常見的錯誤是什麼？雖然這不是一項針對職能治療實務的研究，但 Dimond（2005）的研究對於職能治療從業人員可能會犯的錯誤提供了一些洞察。圖 7-3 根據護理師紀錄的研究，列出了最常見的紀錄錯誤。

- 不清楚的紀錄；過多的術語。
- 發現問題後未能記錄行動。
- 紀錄有間隔或者遺漏。
- 拼錯字；劣質的文法。
- 沒有記錄到突發的臨床發展。
- 未能記錄與服務對象及其家屬的對話。
- 未能按服務對象名字稱呼服務對象。
- 在錯誤病歷中做紀錄。
- 使用未經批准的縮寫。
- 記錄不即時。

圖 7-3　紀錄中常見的錯誤

資料來源：Dimond (2005); Scott (2013).

第三節 | 優良紀錄的品質 |

　　雖然關於職能治療從業人員撰寫紀錄的研究文獻很少，但從其他醫療專業人員的研究文獻來看，還有很多需要學習的地方。護理界已經生產了比其他醫療照顧專業更多的關於紀錄的文獻研究，根據 Jeffries、Johnson 和 Griffith（2010），優質紀錄有七個重要的條件，這些條件也適用在職能治療實務上。在圖 7-4 中可以找到這些研究的總結。首先是與〈架構—第三版〉（AOTA, 2014）一致，紀錄是以服務對象為中心的。其次，紀錄應顯示實際提供的介入，包括服務對象和照顧者的教育以及社會心理支持。接下來，紀錄應該反映客觀的觀察，而不是臆測。第四，紀錄必須是有時間順序和邏輯的。它必須顯示介入的過程和計畫，以及實踐介入背後的理由。第五個要點是，紀錄必須在治療提供後書寫。接下來，紀錄應該反映和預期不同的改變和病況的改變，例如，如果有新的疼痛或疼痛消失。最後，必須符合所有法律的要求。紀錄應該不只是一個活動清單；如果這個案子被送上法庭，它要能夠訴說這個服務對象的故事。

- 以服務對象為中心。
- 顯示實際提供的介入。
- 客觀的觀察。
- 有時間順序和邏輯的。
- 必須在治療提供後書寫。
- 反映和預期不同的改變。
- 符合所有法律的要求。

圖 7-4　優良紀錄的條件

資料來源：Jeffries et al. (2010).

第四節｜本篇架構｜

在本書第二篇中，我們探索了影響病歷紀錄的倫理與法律考量。依照本書的目的，將倫理的考量定義為反映出做對的事情之相關行動，將以〈美國職能治療倫理規範與倫理原則〉（AOTA Code of Ethics and Ethics Standards）（AOTA, 2010）作為依據。雖然臨床實務中有許多具爭議的倫理議題存在，我們僅針對與病歷紀錄相關的部分做討論。這些倫理考量的例子，包括隱私、詐欺、剽竊以及紀錄的保存，但並不僅限於此。

第 8 章呈現隱私與紀錄保存上的考量。內容包括如何保護服務對象的隱私權，以及服務對象紀錄應保存在何處與需要保存多久。〈美國職能治療倫理規範與倫理原則〉（AOTA, 2010）有特定的標準可加以應用，也會討論設計來保護醫療服務使用者權利的醫療保險與責任法案（Health Insurance Portability and Accountability Act, HIPAA）。

第 9 章將討論哪些情境會被解釋成詐欺。有鑑於美國政府對此議題的關心，文中將特別強調聯邦醫療詐欺與濫用。我們會學習到詐欺所帶來的處罰為何，並且將討論〈美國職能治療倫理規範與倫理原則〉（AOTA, 2010）的標準對這些情境的應用。

本篇的最後一章第 10 章，將帶領我們稍微轉到不同的方向，雖然它與病歷書寫較無直接關係，而是與文書報告撰寫有關，不過剽竊也是一種詐欺的行為。身為學生，你會撰寫許多文書報告，近年來有關剽竊的議題也日漸受到關注。身為臨床治療治療師，你將會結合服務單位的衛教傳單、居家運動計畫，以及一般的知識訊息，提供給服務對象做參考。在每一份文件中，你應該要標明出處。〈美國職能治療倫理規範與倫理原則〉（AOTA, 2010）的標準也提供了避免剽竊的策略。

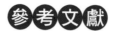

American Occupational Therapy Association. (2010). Occupational therapy code of ethics and ethics standards. *American Journal of Occupational Therapy, 64*, 639–642.

American Occupational Therapy Association. (2013). *Guidelines for documentation of occupational therapy* Retrieved from http://www.aota.org/Practitioners/Official/Guidelines/41257.aspx?FT=.pdf

American Occupational Therapy Association. (2014). Occupational therapy practice framework: Domain and process (3rd ed). *American Journal of Occupational Therapy, 68*(Suppl. 1), S1–S48. http://dx.doi.org/10.5014/ajot.2014.682006

Backman, A., Kåwe, K., & Björkland, A. (2008) Relevance and focal view point in occupational therapists' documentation in patient case records. *Scandinavian Journal of Occupational Therapy, 15*, 212–220.

Brous, E. (2009). Documentation & litigation: Medical records can be the most important evidence presented in legal actions. *Rn, 72*(2), 40–43.

Dimond, B. (2005). Legal aspects of documentation. Exploring common deficiencies that occur in record keeping. *British Journal of Nursing, 14*, 568–570.

Document defensively: Here's how… Reprinted from 2007 HPSO Risk Advisor with permission by Healthcare Providers Service Organization (HPSO), www.hpso.com. (2008). *Dental Assistant, 77*(6), 34.

Guido, G. W. (2006). *Legal and ethical issues in nursing* (4th ed.). Upper Saddle River, NJ: Pearson-Prentice Hall.

Fremgen, B. F. (2006). *Medical law and ethics* (2nd ed.). Upper Saddle River, NJ: Pearson-Prentice Hall.

Jefferies, D., Johnson, M., & Griffiths, R. (2010). A meta-study of the essentials of quality nursing documentation. *International Journal of Nursing Practice, 16*(2), 112–124. doi: 10.1111/j.1440-172X.2009.01815.x

Nicholson, S. K. (2008). *The physical therapist's business practice and legal guide.* Sudbury, MA: Jones and Bartlett.

Scott, R. W. (2013). *Legal aspects of documenting patient care for rehabilitation professionals: A guide for rehabilitation professionals* (4th ed.). Sudbury, MA: Jones and Bartlett.

CHAPTER **8**

隱私和紀錄保存

▶ 前言 ◀

職能治療師有可能接觸到服務對象非常私人的資訊，因此必須遵循相關的規則以保護服務對象的隱私權。隱私指的是在沒有得到服務對象的書面同意前，不發布和服務對象相關的資訊。2009 年美國復甦與再投資法案（American Recovery and Reinvestment Act, ARRA）在醫療保險與責任法案（HIPAA）中，針對保護服務對象的隱私增加了新的規則。這些規則描述了受保護的資訊種類、何時需要書面的同意書，以及誰可以簽署同意書（American Health Information Management Association [AHIMA], 2009）。除了揭露資訊的部分，為了更進一步保護隱私，也需要考量紀錄如何保存，以及誰能夠取得這些保存的紀錄。

第一節 | 隱私 |

當你在任何紀錄中寫下特定服務對象的姓名時，你就必須負起倫理上的責任以確保這些訊息是機密的（AOTA, 2010）。這代表你必須採取所有合理的預防措施，以確保只有有權限閱讀紀錄的人才能讀到這些紀錄。當透過郵件寄送隱私的資訊時，信封外應加注「機密」字樣。透過傳真傳遞紀錄時，應該要加一張標有「機密」字樣的封面，也需要確認對方在傳真機旁邊等著接收傳真（Fremgen, 2006）。含有隱私資料的電子郵件只能使用有加密的系統來傳送。換言之，除了持有服務對象書面同意書或服務對象的法定監護人之外，其他人均不得接觸到服務對象任何形式（電子或書面形式）的醫療紀錄。

然而，服務對象或服務對象的法定監護人有權利閱讀服務對象的醫療紀錄內容或教育紀錄（Fremgen, 2006; United States Department of Health and Human Services [USDHHS], 2002）。這是治療師必須謹慎選擇用詞的另一個原因，以保持客觀和不帶批判性。大部分機構都有特定的政策和程序允許服務對象能夠閱讀他們自己的紀錄。在某些情況下，需要有一位醫師、護理師，或其他專業人員陪同，以便當服務對象有問題時有專人能提供即時的回覆，或者醫師也必須簽署同意書（Fremgen, 2006）。有些機構則提供醫療紀錄的影本，他們可能會收取複印的費用（Gartee, 2011）。同樣地，在你與任何人分享臨床紀錄之前，要先確定該機構的規定為何。

　　電子病歷讓私人醫療資訊的獲得更有效率，但卻增加了更多可能違背服務對象隱私的可能性（Fremgen, 2006）。一種將侵害隱私的可能性降到最低的方法，是透過使用密碼和其他用戶驗證的方法，小心地限制有權限可閱讀服務對象資訊的人數。只有那些需要知道服務對象情況的照顧者，才需要能登入電子化病歷紀錄系統的用戶名稱和密碼。將電腦螢幕對準特定的方向，以防止那些未經授權的人員，如其他服務對象或診所的訪客可以看到它（Fremgen, 2006）。切勿離開顯示著隱私資料的電腦螢幕；甚至只是走出距離電腦一步之遙以前，都應該要將程式或紀錄關閉。某些程式可能會在未活動一段時間後自動登出，但如果你使用完畢就自己登出會更好（Gartee, 2011）。使用電子化病歷系統來保存紀錄的機構，會明確建立政策和程序來保護服務對象的隱私（Shamus & Stern, 2011）。這些政策不僅要涵蓋電子化紀錄的保護，而且還要和光碟、影像，以及其他電子媒體儲存設備的備份、儲存和安全保護有關（Meyer & Schiff, 2004）。

第二節｜倫理責任｜

　　美國職能治療協會（AOTA, 2010）對隱私的議題制定了一套倫理標準，無論透過何種溝通形式，職能治療師負有倫理上的責任，好保護關於服務對象所有資訊之隱私。

原則 3：自主和隱私。職能治療人員應該尊重個體自己做決定的權利。

G. 確保所有關於醫療服務接受者、學生、研究參與者、同事或員工的隱私和隱私權是被尊重與維護的。唯一的例外是，從業人員或工作人員認為某人正處於嚴重的可預見或立即的危險中，法律和法規可在未經服務對象同意的情況下要求相關部門顯示紀錄。

H. 維持所有口頭、書面、電子、輔助和非語言溝通的機密性，包括遵守 HIPAA 法規。

另外，原則 2 也和隱私有關。

原則 2：無傷害。職能治療人員應當刻意避免會造成傷害的行動。

I. 透過專業判斷和批判性分析，以避免因獨斷的行政指令而損害了服務對象的權利或福祉。

　　這意味著我們不向任何無權限接觸該資料的人披露受保護的健康資訊，以避免損害服務對象的隱私權。此外，原則 1 的 M 項也要求我們向有關當局舉報任何違反倫理、法律或政策的行為：「M. 向有關當局報告在執業、教育和研究中出現不倫理或違法的行為」（AOTA, 2010, p. 3）。若在我們實地工作或執業中有第一手違規的訊息，我們有責任舉報。美國職能治療認證考核會（National Board for Certification of Occupational Therapy, NBCOT）還要求職能治療從業人員服從法律，包括有關隱私的法律。〈美國職能治療認證考核會行為準則〉（NBCOT Code of Conduct）原則 4 規定：「認證者應遵守有關職能治療執業的法律、法規和法令」（NBCOT, 2011, p. 2）。

　　值得注意的是，儘管美國職能治療協會只能對美國職能治療協會會員強制執行這些倫理標準，但是，不論職能治療從業人員是否為美國職能治療協會的會員，律師可以在法庭上將這些標準作為普遍的社會標準。〈美國職能治療認證考核會行為準則〉適用於所有計畫參加美國職能治療認證考核會認證考試的職能治療學生，以及所有美國職能治療認證考核會註冊的職能治療師

（OTRs）或認證的職能治療生（COTAs）等從業人員。州立執照法或執業法也可能將違害隱私視為紀律處分的理由。

第三節│州立法律│

違反隱私可能會招惹訴訟，許多州政府立有保護醫療紀錄的相關法條。一般認為，讓未經授權者接觸到臨床紀錄，或以任何形式揭露某特定病患／服務對象的資訊時，就侵犯了隱私權（Liang, 2000）。某些類型的資訊，如 HIV 感染或藥物／酒精上癮，受保護的程度甚至更加嚴密（Fremgen, 2006; Liang, 2000; Scott, 2013）。例如，未經病患允許而散布服務對象的 HIV 狀況，將會同時觸犯民法與刑事法。服務對象可以「意圖施加情緒上的痛苦」（精神損害）為由做出索賠的要求（Liang, 2000, p. 51）。你可以檢視州立政府衛生部或公共服務部門的網頁，閱覽對於隱私與資訊散布之相關州立法規。

第四節│醫療保險與責任法案│

職能治療師依法需要遵守醫療保險與責任法案（HIPAA）的規定。這部法典涵蓋保障美國勞工的醫療保險、電子化病歷的標準化，也包括個人隱私權的保護（Bailey & Schwarzberg, 2003; Centers for Medicare and Medicaid Services [CMS], 2002; Fremgen, 2006; Gartee, 2011; Meyer & Schiff, 2004; Shamus & Stern, 2011; Scott, 2013）。醫療保險與責任法案保護所有和「過去、目前或未來生理或心理健康狀況」相關的健康資訊（Meyer & Schiff, 2004, p. 9）。被保護的資料必須是以最嚴格的方式被保密，不論是桌上型、筆記型或行動裝置，每位使用者均需設置保護密碼，以確保服務對象資料的隱私（Fremgen, 2006）。職能治療師不應該在公開場合（特別是在大廳、咖啡廳以及電梯內）討論和服務對象相關的事，以免被別人聽到。你可以想像，如果和同事在咖啡廳討論 Johnson 太太肥胖的肚子如何妨礙到她的自我清潔，而她女兒恰巧坐在隔壁桌聽到對話時的反應！或與同事討論小 Timmy 是多麼調皮，而他叔叔恰

巧與你搭乘同一部電梯。除了不道德和違法外，這也是粗俗且不專業的行為。

　　醫療保險與責任法案的隱私條例保障個體享有某些權利，他們可設定向哪些人透露以及何時向這些人透露他們的個人健康資料（Meyer & Schiff, 2004）。個體有權閱讀和複製他們的健康資訊，還可以要求以某種方式限制健康資料的揭露。雖然個體有權查看他們自己的病歷，但不一定有獲取所有病歷的權力。心理治療病歷；有關刑事、民事、行政訴訟或程序的資訊；和「合格的醫療服務提供者判定如果個體閱讀此資訊後，他將危害自己的生命」（Meyer & Schiff, 2004, p. 23），則可以對個體隱瞞這項資訊。圖 8-1 包含了隱私規則的摘要。

　　當服務對象進到機構中（如醫院、護理之家、學校等），這些機構通常對於擷取病患／服務對象的資訊有既定的政策。職能治療從業人員必須遵循這些政策。這些政策可能會因地制宜，但必須和醫療保險與責任法案所使用的語言一致，且符合醫療保險與責任法案的要求。直接照顧服務對象的工作人員、監督人、醫療記錄人員、記帳人員以及保險業代表，通常在「治療、付款或健康照顧運作」上有需要時，可被允許接觸到服務對象的紀錄（Office for Civil Rights [OCR], 2002, p. 8 [§ 164.502 (a)(1)(ii)]）。

　　可識別出個體的健康資料，也在法案的保護下（Federal Register, 2000; USDHSS, 2002），包括可以識別出個人的任何方法，如名字、社會安全編碼、地址、電話號碼等基本資料（OCR, 2002）。被禁止的一些活動範例包括：以書寫或電子紀錄的形式將服務對象的社會安全碼作為服務對象識別碼（如服務對象編號）來使用，以及將含有服務對象姓名的時間表列印出來，張貼在任何人都可以看到的牆上。

　　2009 年美國復甦與再投資法案（ARRA）進一步澄清了什麼行為會構成違反隱私權（AHIMA, 2009）。如果任何人在未被授權時調閱、使用或披露任何受保護的健康資訊（AHIMA, 2009; Gartee, 2011），就是違反隱私權。但有三種例外情況，包括：無意間接觸到或使用受保護的健康資訊、非故意透露受保護的健康資訊，以及認定接收到未被允許透露資訊的一方，無法保有或利用該資訊（AHIMA, 2009; Gartee, 2011）。如果個體受保護的健康資訊被侵犯，受

隱私與您的健康資訊

您的隱私權對我們而言是很重要的

我們多數人認為我們的健康和醫療資料是私密的且應該受到保護，我們也想知道誰有這些資訊。現在，聯邦法律：

- 讓您擁有掌握您健康資訊的權力
- 設定規則和限制誰可以閱讀和接收您的健康資料

您的健康資訊是受聯邦法律保護的

誰必須遵守這個法律？

- 大多數的醫師、護理師、藥局、醫院、診所、護理之家和許多其他醫療保健提供者
- 醫療保險公司、健康維護組織、大多數團體醫療保險計畫的雇主
- 某些給付醫療照護的政府計畫，例如美國聯邦醫療保險和美國州醫療輔助

哪些資訊是受保護的？

- 您的醫師、護理師和其他醫療照護提供者所輸入的醫療紀錄資料
- 您的醫師與護理師和其他人討論您的護理或治療有關的對話
- 您的醫療保險公司的電腦系統中和您相關的資料
- 在您就診的診所中和您相關的帳單資料
- 那些必須遵守這個法律的人所擁有關於你的大部分資料

法律賦予您關於健康資訊的權利

必須遵守本法的醫療提供者和醫療保險公司，在以下的狀況中必須遵重您的權利：

- 要求查看並取得您的健康紀錄副本
- 添加更正的資料到您的健康資訊時
- 收到通知，告知您的健康資訊可能會被使用和分享
- 在您的資訊因某些目的（如廣告）被使用和分享前，您有權決定是否允許他們這麼做
- 向您報告您的健康資訊何時以及因哪些特定目的被分享
- 如果您認為您的權利被拒絕或您的健康資訊未受到保護，您可以：
  － 向您的醫療提供者或者醫療保險公司投訴
  － 向政府投訴

您應該了解這些重要的權利，這些權利可以幫助您保護您的健康資訊。您可以向您的醫療提供者或醫療保險公司詢問有關您的權利的問題。您也可以在網站 www.hhs.gov/ocr/hipaa/ 學到更多關於您的權利的知識，包括如何提出投訴。

圖 8-1　隱私摘要

資料來源：U.S. Department of Health and Human Services, Office for Civil Rights (n.d.).

隱私

若需要更多的資訊

這是根據聯邦關於健康資訊隱私的法律對您的權利和保護所做的摘要。您可以從名為「您的健康資訊隱私權」的傳單中學到更多和健康資訊隱私權及您的權利相關的資訊。您可從網站 www.hhs.gov/ocr/hipaa/ 獲得此資訊。

其他隱私權

另一條法律為酒精和藥物成癮治療計畫的患者提供額外的隱私保護。欲了解更多信息，請參考網站 www.samhsa.gov。

由美國衛生與公共服務公民權利部門出版

法律設有條例和限制來規定誰可以查看和接收您的資訊

為了確保您的資訊在不影響您的醫療照顧情況下受到保護，您的資訊可以在下列情況下被使用和分享：

- 為了協調您的治療和照護
- 支付醫療費用給醫師和醫院，幫助他們繼續開業
- 與您的家人、親戚、朋友或其他您同意他們參與醫療照護或醫療帳單的人，除非您提出反對
- 確保醫師給予良好的照顧，且護理之家是乾淨和安全的
- 為了保護公共健康，比如告知流感發生在你所在的地區
- 向警方報案，如報告槍傷

除非本法允許，否則未經您的書面許可，您的健康資訊不能被使用或共享。例如，沒有您的授權，您的醫療提供者通常不能：

- 把您的資料交給您的雇主
- 因營銷或廣告的目的而使用或分享您的資訊
- 分享和您心理衛生諮詢相關的隱私紀錄

法律保護您健康資訊的隱私

需要遵守此法律的醫療服務提供者和醫療保險公司必須要這樣保護您的資訊：

- 教育他們的員工有關您的資訊可以如何或不可以如何使用和分享
- 採取適當和合理的步驟確保您健康資訊的安全

圖 8-1　隱私摘要（續）

影響的機構必須通知以下人員：資訊受到侵犯的個體、美國衛生與公共服務部長；如果違規涉及 500 人以上，則要通知媒體（Gartee, 2011）。

任何違反隱私條款的處罰都是重大的。根據美國衛生與公共服務部的規定，有兩種處罰方式，每種都有罰款或監禁：

- **民事處罰**。違反這些標準的健康保險計畫、醫療服務提供者，和結算中心將負起民事責任。每筆違規行為的民事罰款為 100 美元至 5 萬美元或以上，違反每項要求或規定，每人每年最高可被罰款達 150 萬美元（USDHHS, n.d.）。

- **聯邦刑事處罰**。一個故意取得或揭露個人可識別的健康資訊而違反隱私條例的人，可能面臨高達 5 萬美元的刑事處罰和 1 年的監禁。如果不法行為涉及虛假陳述，刑事處罰將增加至 10 萬美元，最高達 5 年監禁；如果不法行為涉及蓄意因商業利益、個人利益，或惡意傷害而出售、轉讓或使用可識別的健康資訊，則處以 25 萬美元和 10 年以下有期徒刑。根據隱私條例，司法部將提出刑事檢控（USDHHS, n.d., Enforcement and Penalties for Noncompliance）。

服務對象必須簽署一份文件，表明他們有被告知相關的權利，特別是關於他們的健康資訊將如何被使用、哪些資訊將被揭露，以及服務對象如何取得這些資訊（OCR, 2003）。這文件稱為〈醫療保險與責任法案隱私注意事項〉（HIPAA Privacy Notice），須以白話的形式撰寫，好讓大多數的成年人都能讀懂，並符合法律中要求的所有規範（OCR, 2003）。必須涵蓋的主題包括：

- 該商業實體如何使用和揭露關於個體受保護的健康訊息。
- 個體資訊的權利以及個體可如何行使這些權利，包括個體如何向該商業實體投訴。
- 該商業實體在資訊方面的法律責任，包括該商業實體受法律要求以維護受保護健康資訊隱私的聲明。
- 個體可以跟哪些人聯繫以便進一步了解有關該商業實體的隱私政策（OCR, 2003, para. 3）。

除了這些要求之外，醫療服務提供者還必須將政策生效的日期和到期日期涵括在內。隱私聲明必須張貼在醫療服務提供處，並在該實體商業的網站上公布（OCR, 2003）。也必須要提供給任何詢問的人。通常，服務對象或其監護人被要求簽署並註明已收到隱私聲明的文件。

這個規則也有例外。醫療服務提供者可以為了治療目的而在未經個人書面授權的情況下使用和披露受保護的健康資訊；受虐待、受忽視或受家庭暴力的受害者；司法和執法的目的；和健康監督（Meyer & Schiff, 2004）。如果個人識別資料已被去除，受保護的健康資料也可能會被釋出。在紀錄中必須刪除以下資訊才能被視為去識別化：

- 名字。
- 所有地址的資訊（街道以及電子郵件，URL 和 IP 位址）。
- 日期和月份（可接受年份）。
- 年齡，不過年齡組是可以接受的。
- 電話和傳真號碼。
- 社會安全碼。
- 美國聯邦醫療紀錄和醫療保險卡號。
- 車輛或設備辨識碼。
- 生物辨識。
- 臉部照片。
- 任何其他特殊的資料，如身分證號碼、特徵或代碼（Meyer & Schiff, 2004）。

對健康照護提供者而言，醫療保險與責任法案規定每位服務對象的醫療紀錄與帳單紀錄均須加以保護（Federal Register, 2000）。在此法案下，揭露的定義為：「以任何方式釋出、傳遞、提供使用或暴露任何資訊給擁有該資訊的商業實體以外的人。」（Federal Register, 2000, p. 82489）必備的健康資訊，在此法典中稱為「健康照護運作」，在分享資訊前並不需要服務對象的書面同意。健康照護運作的例子包括：

品質評鑑以及改進活動，檢視能力或品質，與健康照護專業人員的頭銜／執照，及計畫……訓練未來的健康照護專業人員……執行或安排醫療檢視以及稽核服務，以及在民事或刑事訴訟過程中或事前預期時的資訊分析（Federal Register, 2000, p. 82490）。

若個人可識別的健康資訊在教育紀錄中出現，將受家庭教育權利與隱私法案（Family Education Rights and Privacy Act, FERPA）的管制（Public Law 93-380）。

第五節｜1974年家庭教育權利與隱私法案和身心障礙者教育法案2004年修訂版

1974年的家庭教育權利與隱私法案（FERPA）指出需要維護學生教育紀錄的隱私。此法案和描述此法應該如何執行的法規曾被修訂，最近在2008年修訂過，且在2008年12月9日聯邦登記冊中發表定案的法規（U.S. Department of Education [USDE], 2008）。身心障礙者教育法案（IDEA）2004年修訂版，掌管提供給失能孩童的服務形式，以及這些服務應該如何記錄下來。教育紀錄包括學校行政職員與契約人所撰寫的文件（IDEA Partnerships, 1999; Jackson, 2007）。如果學生正在接受特殊教育與相關服務（包括職能治療），家庭教育權利與隱私法案控管所有包含學生姓名、地址、電話、父母姓名，以及其他任何可辨識資料的紀錄。這種檔案可以稱作「累積性的檔案、永久性的紀錄或官方教育紀錄」（AOTA, 2003, p. 128）。這類檔案包括如個別化教育計畫（IEP）（參見第22章）、個別化家庭服務計畫（IFSP）（參見第21章），以及身心障礙者教育法案所要求的通知與同意書（參見第20章），也包括成績、學生作業範例，以及行政區或州立測驗結果。

身心障礙者教育法案2004年修訂版也包含資訊隱私的語言在內，有獨立出來的部分撰述早期療育服務（出生到2歲），以及學齡服務（3到21歲）。這兩部分均特別定義可辨識的資訊，包括孩童姓名、父母姓名，或其

他家庭成員的姓名；孩童的地址；任何可辨識的資料，如社會安全碼；或一連串的特徵描述或其他可以合理推論辨識孩童的資訊（34 C.F.R. § 303.401[a] 與 34 C.F.R. § 300.500[b][3]）（USDE, 2007a, 2007b）。身心障礙者教育法案更進一步提供家長檢視他們孩子紀錄的機會（34 C.F.R. § 303.402 與 34 C.F.R. § 300.560-576）（USDE, 2007a, 2007b）。

◆ 習題 8-1

下列何者構成違反隱私：

1. 一位服務對象昨天出院，並進入轉銜照護機構。該機構的職能治療師打電話到醫院，要求在一般的出院摘要以外還要更多有關患者的資料，像是服務對象人格和服務對象家庭支持系統的一些小細節。該機構被允許可以從醫院取得服務對象出院摘要的副本，因此，醫院中和服務對象有最密切接觸的職能治療師，透過電話回答該轉銜照護機構職能治療師所提出的問題。

2. 在門診中的服務對象遭遇職災傷害，因為參加勞工補助系統的原因，一名個案管理員被指派給服務對象。這位個案管理員來到診所並要求檢視服務對象的紀錄，而服務對象的確有簽署同意書，同意將醫療紀錄提供給保險公司參考。

3. 在忙碌的護理之家治療室裡，牆壁上張貼著填滿服務對象姓名與房號的治療時間表。此時間表包括物理治療、職能治療，以及聽語治療的介入時段。復健助理在接送服務對象往返治療室與病房時，可以參考此時間表以了解何時要到哪兒接送服務對象。

4. 家屬帶一位家庭友人參與 IEP 團隊會議，該學區的團隊並沒有人看過這位友人。因為家屬帶友人來，團隊假定構成口頭同意揭露資訊，並繼續會議，而未取得書面同意。

第六節 ｜紀錄保存｜

　　紀錄（包跨教育與臨床紀錄）因為好幾個理由而需要加以保存。一個理由是提供過去所發生事情的資訊，有助於了解服務對象目前的狀況；另一個理由是提供比較性的資料，讓從業人員能夠辨識出功能漸趨改善或退化的趨勢。紀錄的保存也有助於照護停止後延伸出的法律問題。最後，我們也為了品質管理的目的，而需要保存紀錄。藉由回顧檢視過去服務對象的紀錄，醫療及教育專業人員將可以學習到何種介入可以帶來最佳的效果。

　　各州都有法律掌管醫療紀錄的保存。成人病患的紀錄通常在出院後會繼續保存 5 到 10 年，雖然一些紀錄可能因為空間不足而移至機構外存放（Fremgen, 2006; Scott, 2013; Shamus & Stern, 2011）。孩童的紀錄需要保存到孩童 21 歲，再加上當地州立法律所規定的保存年限。這些是一般的通則，而且有些機構可能僅需保存紀錄 2 年，或是直到服務對象過世。美國健康資訊管理協會（American Health Information Management Association, AHIMA）建議，紀錄需在與成年病患最後一次接觸後，保存 10 年的時間（AHIMA, 2009）。

　　當超過紀錄應該被保存的年限後，可以持續保存紀錄或是銷毀紀錄。紀錄的副本，像是被留在職能治療部門裡的影本，在服務對象服務終止後就不需要再保存，除非該機構的政策要求要保存。因為紀錄資料的敏感性，「銷毀」指的是紀錄必須被絞碎及／或以焚毀的方式摧毀。儲存在光碟、影帶，或其他攜帶式儲存儀器中的資料需要被剪碎，或者被銷毀（Meyer & Schiff, 2004）。若只把紀錄丟進垃圾桶或資源回收箱，將會觸犯服務對象隱私的權益，因為一陣狂風可能會將紀錄吹到某人面前，或清潔人員可能會閱讀到這些紀錄。

--- 【摘要】 ---

　　隱私是所有醫療照顧提供者所關心的重要議題。身為醫療照顧提供者，我們有義務保護服務對象的隱私，這適用於所有機構、所有形式的文件，並包含口頭的敘述。聯邦法律——醫療保險與責任法案（HIPAA），限制了不需服務

對象書面同意就可以分享的資訊種類，並保護服務對象的任何資訊不能被公開揭露。家庭教育權利與隱私法案（FERPA）保護學生的教育紀錄。在不影響介入的情況下，我們服務對象的隱私值得被我們盡力保護。

　　紀錄的保存年限至少要符合各州法律的規定，且通常會比規定的年限來得久。這些紀錄是受到保護且存放在安全的地方，只有絕對需要閱讀紀錄的人，才能夠進入存放紀錄的地方。一旦超過紀錄的保存年限，這些紀錄可以存放在安全、上鎖的地方，或以焚毀或絞碎的方式徹底地銷毀，千萬別把舊的紀錄直接丟入垃圾桶中。

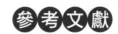
參考文獻

American Health Information Management Association. (2009). Analysis of health care confidentiality, privacy, and security provisions of The American Recovery and Reinvestment Act of 2009, Public Law 111-5. Retrieved from http://www.ahima.org/downloads/pdfs/advocacy/AnalysisofARRAPrivacy-fin-3-2009a.pdf

American Occupational Therapy Association. (2003). *Fact sheet: HIPAA privacy rule web links*. Retrieved March 15, 2003, from http://www.aota.org/members/area5/links/LINK07.asp?PLACE=/members/area5/links/link

American Occupational Therapy Association. (2010). Occupational therapy code of ethics and ethics standards. *American Journal of Occupational Therapy, 64,* 639–642.

Centers for Medicare and Medicaid Services. (2002). *HIPAA insurance reform*. Retrieved March 15, 2003, from http://cms.hhs.gov/hipaa/hipaa1/content/more.asp

Federal Register. (2000). *Final privacy rule*. Retrieved March 5, 2003, from http://www.hhs.gov/ocr/hipaa/finalreg.html

Fremgen, B. F. (2006). *Medical law & ethics* (2nd ed.). Upper Saddle River, NJ: Prentice Hall.

Gartee, R. (2011). *Electronic health records: Understanding and using computerized medical records* (2nd ed.). Upper Saddle River, NJ: Pearson Education.

IDEA Partnerships. (1999). *Discover IDEA CD '99* [CD-ROM]. A collaborative project of the IDEA Partnership Projects (through project ASPIIRE at The Council for Exceptional Children) and the Western Regional Resource Center at the University of Oregon.

Jackson, L. L. (Ed) (2007). *Occupational therapy services for children and youth under IDEA* (3rd ed.). Bethesda, MD: American Occupational Therapy Association.

Liang, B. A. (2000). *Health law & policy: A survival guide to medicolegal issues for practitioners*. Woburn, MA: Butterworth-Heinemann.

Meyer, M. J. & Schiff, M. (2004). *HIPAA: The questions you didn't know to ask*. Upper Saddle River, NJ: Pearson Education.

National Board for Certification in Occupational Therapy [NBCOT]. (2011). Retrieved from http://www.nbcot.org/pdf/Candidate-Certificant-Code-of-Conduct.pdf?phpMyAdmin=3710605fd34365e38069ab41a5078545

Office for Civil Rights, United States Department of Health and Human Services. (2002).

Standards for privacy of individually identifiable health information (Unofficial version) (45 CFR Parts 160 and 164). Retrieved March 17, 2003, from http://www.hhs.gov/ocr/combinedregtext.pdf

Office for Civil Rights, United States Department of Health and Human Services. (2003). Notice of privacy practices for protected health information. Retrieved from http://www.hhs.gov/ocr/privacy/hipaa/understanding/coveredentities/notice.html

Scott, R. W. (2013). *Legal, ethical, and practical aspects of documenting patient care: A guide for rehabilitation professionals* (4th ed.). Burlington, MA: Jones & Bartlett Learning

Shamus, E. & Stern, D. (2011). *Effective documentation for physical therapy professionals* (2nd ed.). New York, NY: McGraw Hill Medical.

United States Department of Education. (2007a). *Federal register May 9, 2007 (34 CFR Part 303).* Retrieved October 10, 2008, from http://edocket.access.gpo.gov/2007/pdf/07-2140.pdf

United States Department of Education. (2007b). *Federal register August 14, 2006 (34 CFR Part 303).* Retrieved May 24, 2007, from http://idea.ed.gov/download/finalregulations.pdf

United States Department of Education. (2008). *34 CFR part 99: Family educational rights and privacy; Final rule.* Retrieved from http://www.ed.gov/legislation/FedRegister/finrule/2008-4/120908a.pdf

United States Department of Health and Human Services. (n.d.). Privacy and your health information. Retrieved from http://www.hhs.gov/ocr/privacy/hipaa/understanding/consumers/consumer_summary.pdf

United States Department of Health and Human Services. (n.d.). Summary of the HIPAA privacy rule. Retrieved from http://www.hhs.gov/ocr/privacy/hipaa/understanding/summary/index.html

United States Department of Health and Human Services. (2002). *Fact sheet: Administrative simplification under HIPAA: National standards for transactions, security and privacy.* Retrieved from http://www.hhs.gov/news/press/2002pres/hipaa.html

CHAPTER **9**

詐欺與濫用

▶ 前言 ◀

「詐欺是故意對某人隱瞞事實，以非法或不公平的方式獲益」（Fremgen, 2006, p. 125）。詐欺有很多種形式，但在本書，我們僅針對紀錄的詐欺做討論。偽造診斷來合理化額外的測試或程序，以及為沒有提供的服務計費故意假裝你有提供服務而製造的假紀錄，是兩個臨床詐欺的例子（Pozgar, 2010）。美國聯邦醫療保險濫用指的是導致美國聯邦醫療保險支出不必要成本的任何行為（Medicare Learning Network [MLN], 2012）。

第一節 | 美國聯邦醫療保險詐欺 |

根據 Kornblau 和 Burkhardt（2002），美國聯邦醫療保險詐欺的定義是，當醫療服務提供者「有意或無意說謊，因而得到報酬」（p. 34）。當醫療服務提供者因提供了醫療上不必要的服務而獲得給付，或美國聯邦醫療保險付了不應該給付的服務時，就會發生醫療保險濫用。美國聯邦醫療保險詐欺和濫用包括：

- 為一個從未提供的治療申報給付。
- 為了獲得給付而遞出了假的紀錄。
- 為非面對面的治療服務提出申報。
- 為無執照的提供者（如學生）所提供的治療服務做申報。
- 加報計價高的項目：申報計價較高的項目，而非申報實際提供治療服務且計價較低的項目。
- 參與回扣，包含轉介患者的醫師收到回扣。

美國聯邦醫療保險對詐欺訂有嚴苛的處罰，可能會對從業人員處以罰款、讓他們去坐牢或撤銷職能治療執照。詐欺與濫用會遭到民法與刑法的處罰（Kornblau & Burkardt, 2012; MLN, 2012）。民事處罰包括每筆詐欺申報處以 10,000 至 50,000 美元的罰款，以及罰鍰假報價數額三倍的金額（MLN, 2012）；刑事處罰則包括將至聯邦監獄服刑（MLN, 2012）。除了付出高代價的處罰之外，參與詐欺的人將被任何美國聯邦保險方案排除在外，如美國聯邦醫療保險；美國州醫療輔助；退伍軍人事務、公共健康服務計畫；和其他政府資助的計畫（MLN, 2012）。構成醫療保險詐欺案件的標準並不一定要有具體詐欺政府的意圖（MLN, 2012），如果一個人以「故意無知」或「魯莽無視」的方式行事，換句話說，如果一個人不知道或不理解這些標準，但這些標準是應該要知道的，還是會被臆測為詐欺（MLN, 2012）。顯而易見地，職能治療從業人員最好誠實並精確地記錄所有文件，以免觸犯詐欺罪。

　　2006 年 7 月，由美國職能治療協會、美國物理治療協會和美國聽語治療協會的代表組成的三聯盟團體採取了不尋常的步驟，向三個協會的成員寄出了一封信，強調會員應使用最高標準的道德和臨床推理，來記錄美國聯邦醫療保險 B 計畫治療上限例外（cap exceptions）的理由（AOTA, 2006）。自動或人工申請獲得上限例外的過程，確保臨床從業人員可以證明服務的時間和強度是合理且必要的。會寄出這封信的原因是美國聯邦醫療保險和州醫療輔助計畫服務中心（Centers for Medicare and Medicaid Services, CMS）表示「他們相信大多數的治療不應該超過上限。」（AOTA, 2006, p. 1）但如果給付後的審查顯示上限例外情況超出預期，則可能會頒布對治療服務更嚴格的上限規定。「有適當的紀錄以證明額外治療的合理性」（AOTA, 2006, p. 1）是非常重要的。雖然沒有明確指出在這個過程中美國聯邦醫療保險詐欺的可能性很大，但卻隱含對臨床從業人員的警告。

　　過去幾年來，美國聯邦醫療保險投注更多的心力逮捕那些試圖詐領美國聯邦醫療保險補助的職能治療從業人員。如果你知道其他人有詐欺行為，而你沒有通報，那麼你可能以串謀進行詐欺被提起告訴（Kornblau & Burkhardt, 2012）。應向何處舉報美國聯邦醫療保險詐欺和濫用，可參見專欄 9-1。

專欄 9-1 如何舉報美國聯邦醫療保險詐欺和濫用

....

OIG Hotline - 1-800-HHS-TIPS (1-800-447-8477)

E-mail: HHSTips@oig.hhs.gov

TTY: 1-800-377-4950

Website: http://oig.hhs.gov/fraud/report-fraud/report-fraud-form.asp

Mail: Office of Inspector General

　　　Department of Health and Human Services

　　　Attn: Hotline

　　　PO Box 23489

　　　Washington, DC 20026

　　如果你發現美國聯邦醫療保險詐欺或濫用的案子並舉報，你可以依聯邦虛假陳述法（Federal False Claims Act）獲得獎勵（Kornblau & Burkhardt, 2012）。根據這項法律，你可能有資格獲得政府追回的賠償金、民事處罰和三倍賠償金總額的 15% 至 25%。為了取得獎勵金，你不但要舉報所指控的罪行，還必須「大力協助美國司法部起訴這個案子」（Kornblau & Burkhardt, 2012, p. 35）。

第二節｜其他形式的詐欺｜

　　為了避免被指控詐欺，職能治療從業人員必須了解法律條文，並遵守相關規定，且誠實、精準地記載紀錄。有許多職能治療從業人員以及其他人被指控詐欺的案例，是因為他們在紀錄上載明在特定日期為服務對象提供介入，但事實上並沒有。將服務日期寫錯是一回事，捏造假的病程報告又是另一回事。訓練有素的詐欺調查員，會知道如何去辨別這兩者間的差異。

　　詐欺也可以是很細微的，包括任何意圖欺騙讀者的文件，特別是與服務給

付有關的文件（Fremgen, 2006）。例如，在醫療保險規定中，服務對象實際與治療師接觸的時間，才是可申報的服務時間。這意味著助理往返病房接送服務對象的時間、在治療室中休息的時間，以及治療師撰寫紀錄的時間，或透過電話與照顧者聯繫的時間，都是不能申報給付的時間。這也意味著將服務對象的進展情形記載得較慢，好讓服務對象接受治療的時間延長，或是將進展情形記錄得比實際還快，好讓它看起來比較有效，都屬於詐欺的範圍（Bailey & Schwartzberg, 2003）。

　　詐欺的另一個例子是可能蓄意使用一個將會獲得給付的批價代碼，而不使用更準確卻不能得到給付的批價代碼。有一位職能治療師曾經告訴我，在她的診所裡，正提供一種大多數保險公司和美國兒科學會認為是實驗性的介入方法。臨床管理人員建議不要在病歷紀錄中使用這種對保險公司而言是一種警訊的特殊介入名稱，只應記載提供的治療感覺經驗即可（以免不被給付）。他們使用「治療性活動」的計價代碼，而不是以未在給付清單中的療程申請計價。幸運的是，該診所的管理者離職了，一位新管理者接任，模糊和錯誤的文件紀錄做法也停止了。診所開始告知家長，這項介入被認為是實驗性的，且保險公司不會給付，對這項介入有興趣的家長將需要自費支付此服務。這是一個更誠實的做法，現在在診所裡可以提及此介入方法的名字。詐欺申報不再是一個問題，職能治療師也可以做回顧性的評估來確定介入的有效性。

第三節｜倫理原則｜

　　〈美國職能治療倫理規範與倫理原則〉（AOTA, 2010）特別在原則 6B 中載明：「禁止使用或參與任何含有造假、詐欺、欺騙、誤導、不公正敘述或聲明的溝通形式。」這原則適用在職能治療病歷、宣傳廣告和行銷物品、言語以及在職訓練，或不論在哪類機構中職能治療師可能參與的任何溝通形式。再者，原則 6D 中闡述：「確保申請給付相關的病歷按照適用的法律、指導方針和規定準備。」原則 6E 載明：「為任何降低公眾對職能治療信任的行為負起責任。」（AOTA, 2010）從事詐欺不但是違法的，且會損害這專業的聲譽。

例如，有一位在私人診所的職能治療師被控訴替她診所中其他職能治療師治療的每一位服務對象多虛報一堂課的治療時間（通常是 15 分鐘的直接服務）。若職能治療師在進展報告中記載治療服務對象的時間為 30 分鐘，並在記帳簿上載明 30 分鐘（兩堂課），該診所的負責人卻申報成 45 分鐘（三堂課），但她並未告知其他職能治療師。職能治療師因為家屬拿著帳單的影本來詢問為何治療 30 分鐘卻申報 45 分鐘，才得悉此事。職能治療師向診所提出詢問時，負責人回答增加一個申報時段，是因為治療師要花費時間撰寫紀錄、與服務對象的醫師透過電話聯繫、治療課程結束後的打掃清潔，以及其他的臨床雜務。這位治療師在做了更多調查後，發現該負責人將時間超過一個月的進展報告銷毀，或是在下一份介入計畫寫出後，即銷毀之前的紀錄（也違法了）。家屬將詐領保費的情況向維護健康組織（Healthy Maintenance Organization, HMO）檢舉，治療師也遞出辭呈，並向當地的取締委員會報告。若指控屬實，這家公司的負責人將面對巨額的罰款，而且可能會被吊銷執照。保險詐欺犯的是聯邦罪。

◆ **習題 9-1**

- -

下列場景何者構成詐欺，而何種只是無心之過？

1. 治療師將報告日期寫成「2014 年 1 月 3 日」，而實際應該是 2015 年 1 月 3 日。

2. 治療師在星期一的紀錄中，記載服務對象的右側肢體比左側肢體虛弱。星期三的紀錄中，記載服務對象的左側肢體比右側肢體虛弱。在週五的紀錄中，記載雖然服務對象的右側肢體功能有進步，但還是比左側肢體虛弱。

3. 治療師申報熱敷包，而實際上服務對象只是將手浸泡在一碗溫水中。

4. 治療師申報 45 分鐘的療程，實際上服務對象雖然一共待在治療室中 45 分鐘，但有 20 分鐘只是在休息，因為治療師正在治療另一位服務對象。

5. 治療師發現她將進展紀錄寫在錯誤的病歷中，因此她使用修正帶來遮蓋她的錯誤。

──────── 【摘要】 ────────

　　詐欺是說謊的一種形式，且絕對是違法的。當職能治療師的病歷記載使讀者對實際上發生的過程產生錯誤的覺知，便是一種詐欺。詐欺的例子包括記載花費在服務對象身上的時間比真實的多、將服務對象的進展紀錄寫得比真實情形快或慢，或申報並未提供的治療項目。詐欺可能會觸犯民法與刑法，美國職能治療協會在〈美國職能治療倫理規範與倫理原則〉（AOTA, 2010）中，明示嚴禁職能治療師做不實的陳述。建議你要精確記錄，並對所有做過的事情坦承。

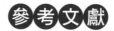

American Occupational Therapy Association. (2006). *Letter to occupational therapy practitioners.* Retrieved from http://www.aota.org/~/media/Corporate/Files/Practice/Ethics/trialliance072606.ashx

American Occupational Therapy Association. (2010). Occupational therapy code of ethics and ethics standards. *American Journal of Occupational Therapy, 64,* 639–642.

Bailey, D. M., & Schwartzberg, S. L. (2003). *Ethical and legal dilemmas in occupational therapy.* Philadelphia, PA: F. A. Davis.

Fremgen, B. F. (2006). *Medical law and ethics* (2nd ed.). Upper Saddle River, NJ: Prentice Hall.

Kornblau, B. L. & Burkhardt, A. (2012). *Ethics in rehabilitation: A clinical perspective* (2nd ed.). Thorofare, NJ: Slack.

Medicare Learning Network [MLN]. (2012). *Medicare fraud & abuse: Prevention, detection, and reporting.* Retrieved from http://www.cms.gov/Outreach-and-Education/Medicare-Learning-Network-MLN/MLNProducts/downloads/Fraud_and_Abuse.pdf

Pozgar, G.D. (2010). *Legal and ethical issues for health professionals.* Sudbury, MA: Jones and Bartlett.

CHAPTER **10**

剽竊

▶ 前言 ◀

　　剽竊是作弊和竊取的一種形式，這在全國各地已成為常見的狀況。「剽竊」的定義為：「偷竊且將其（他人的點子或言語）當作是自己的」（Merriam-Webster Online, n.d., *plagiarize*），包括一字不改的使用他人的說法，或者使用其他人的點子，或是將說法用詞改變，而未提及這些點子或說法的原作者。因為介入計畫範本、學生作業，以及研究資料很容易在網路上取得，因此在這本跟紀錄相關的書中討論剽竊是很適當的。在職能治療臨床實務中，有時候職能治療師需要蒐集資料以彙整成報告、引述證據來支持臨床實務，或是透過講義進行在職訓練，這些情境都讓治療師有可能會觸犯剽竊。

　　剽竊有文化的元素。儘管有些文化認為沒有人能夠「擁有」這個詞，但在許多西方文化，特別是美國文化中，文字和點子被認為是作者或出版者的智慧財產，不能在未提到作者的情況下使用（Lunsford, 2013; OWL at Purdue University, 2012）。

第一節｜美國心理學會標準｜

　　因為美國職能治療協會（AOTA）採用美國心理學會（American Psychological Association, APA）標準格式作為專業文書撰寫的依歸，本書中所有的範例均採用 APA 格式來引述。

　　以下是出自《美國心理學會出版手冊第六版》（*APA Publication Manual, Sixth Edition*）（APA, 2010）的文章段落：

引用其他人的字詞應該要加上引號。每一次改寫其他作者的詞彙（即整理文章的段落，或將句子重組，或更換一些字詞），均應該在文件中註明來源（p. 15）。

以下是相同的段落，但加註作者來源：

根據美國心理學會（APA, 2010），引用其他人的字彙應該要用引號標明。將句子重組、整理文章段落，或改變幾個字詞，稱為改寫（APA, 2010）。每一次改寫都需要註明作者出處（APA, 2010）。

第二節 ｜剽竊的形式｜

以下是一個公然剽竊的範例：

引用其他人的字詞應該要加上引號，並加上作者、年代及頁碼。改寫是指將句子重組，並更換幾個字彙或摘要某個段落。每一次改寫都需要註明作者出處。

在這個例子中，筆者添加了一些新的字彙，但我們無法得知這些概念從何而來，或是哪些字彙是直接源自於某處。以下是相同一個段落配上合適的引述：

「引用其他人的字詞應該要加上引號」（APA, 2010, p. 15），並加上作者、年代及頁碼。改寫是指將句子重組，並更換幾個字彙或摘要某個段落（APA, 2010）。每一次改寫都需要註明作者出處（APA, 2010）。

此段落展示了一個人們時常會落入的陷阱：他們認為，該文章的作者已經將此段落用最好的文字表達了出來，那麼為何還需要改寫它？引述原文不是比改寫更安全嗎？所以他們撰寫文章的方式，是將一些引述的句子和一些出於自己的轉衍語句串連在一起。雖然這樣的做法會讓人感覺比較安全，但由引述句建構而成的文章，是很難閱讀的；這些引述的引號和出處將會阻礙文章的流暢度。

只有在引述能為讀者添增一個新的看法，來支持作者的想法（論文）時，使用引述才能提升這篇文章的價值。使用過多的引述可能顯示作者對內容的理解不足夠，所以才不能用他或她自己的句子來表達。有時候作者想用引述來證明別人也同意他們的看法，所以他們先陳述自己的意見，然後引用專家一模一樣的說法，這反而讓引述變得多餘和不必要了。

另一種剽竊的形式可能發生在學生分享作業的時候。若你有朋友上學期選修了小兒職能治療的課，而你這學期修這堂課，那位朋友可能會借給你「參考」她的介入計畫。假如你使用這些作業內容來撰寫你的介入計畫，你就是剽竊了她的作業，除非你在作業上註記（即「感謝 Mary Smith 對此作業的貢獻」）。通常老師會要學生獨力完成自己的作業，因此就算你註記了同學的貢獻，老師仍可能會將你的作業退回且要求你在沒有旁人的協助下重寫作業，或把你當掉。使用同學的作業會阻礙你學習以及獲得在真實世界中所需的技巧，如果這種行為成為常態，可能會導致更嚴重的結果，甚至可能會被退系或退學。獨力完成作業卻把它借給同學參考的那位同學，也可能會被訓誡，因為她也助長了欺騙的行為。臨床人員複製其他人的介入計畫，就屬於剽竊的行為，這也違反了隱私的原則。病歷電子化，使用制式化的短語，讓臨床從業人員直接點選添加到紀錄中，則不被視為是剽竊。

許多人在國中或高中時學會欺騙，等到他們進了大學或工作場所，他們已經習以為常而不認為這是個問題。根據杜克大學學術誠信中心（Duke University's Center for Academic Integrity）的問卷調查顯示，有 70% 的學生承認他們在大學中曾經作弊過（McCabe, 2005）。在同一份問卷中，將近 40% 的學生承認他們曾經在未標明原作者來源的情況下，從網路上剪貼文章到作業

中，這比 1995 年所做的調查結果多了 10%；問卷調查中四分之三的學生不覺得欺騙是很嚴重的議題（McCabe, 2005）。這些數值相當高，而且趨勢是，十年後此數值將會更高。在學校中會作弊的學生，日後顯示他們在生活中也更可能會作弊，例如報稅時造假、對客人撒謊或者藉由多申報給付而從事了醫療保險詐欺（Novotny, 2011）。像這樣的問卷結果已經引起了所有學校行政長官的注意，而教職員也開始檢視他們的學術誠信政策。

我曾聽過職能治療系的學生抱怨職能治療的老師將剽竊看得太過嚴重。許多人辯稱其他系所的老師並不在乎學生的剽竊行為；這是一個很差勁的論點，其他系所的老師並非不在乎。然而，在一個能力與誠信是重要元素的專業中，在他們職業生涯的早期就揪出欺騙者，有助於維持專業的受尊重性。在學校剽竊沒被抓到，會讓一個人以從業人員的身分快速朝著偽造文書和詐欺前進。

與剽竊相關的是侵犯版權的概念。如果有人在未經創作者或出版者許可的情況下複製其他人所寫的內容，就是侵犯版權（Nolo, 2009）。例如，將期刊影印給部門內或委員會中的所有人員，除非有出版者的書面同意書，不然都是侵犯版權的行為。公平使用（fair use）可讓你在某些條件下使用其他人的版權（Nolo, 2009）。在公平使用的概念下，如果沒有從中獲得利潤，你或許能夠使用他人的作品，不過你要標明原作者出處，且只使用原作品的一部分；然而，遵循這些規則並不能保證會被認為是公平使用（Nolo, 2009）。最好的建議是在你引用其他人的成果之前先徵得對方的同意。

通常職能治療部門只負擔得起一位從業人員參加工作坊的經費，當這位職能治療師從工作坊回來後，將講義直接印發給部門內的其他人員，並以它為內容於在職教育中演講。除非這位從業人員已經取得書面同意書，許可他印發這些講義，否則他可能已經侵犯了版權（Nolo, 2009）。若臨床人員複製教科書中的某些活動，讓服務對象或服務對象的照顧者在家中運用，也可能會被認為是侵犯版權，除非該教科書允許讀者複製並散發這些內容。從 Google 或 Yahoo 這類網站複製影像也有可能侵犯版權，使用任何從網路上獲得的內容之前，除非有特別聲明其內容是免版權的，否則都應該要假設它是有版權的，且向版權所有人徵得使用這些內容的同意。

第三節｜倫理的考量｜

美國職能治療協會之〈美國職能治療倫理規範與倫理原則〉（AOTA, 2010）很直接地強調剽竊的議題：「職能治療人員在使用他人的文章、口語表達的內容，或電子媒介時，應該清楚註明出處來源及原作者。」（原則 6I）而原則 6J 則要求職能治療從業人員：「不得剽竊他人的成果。」（AOTA, 2010, 2011）此外，原則 6B 還提醒職能治療人員：「禁止使用或參與任何含有造假、詐欺、欺騙、誤導、不公正敘述或聲明的溝通形式。」這適用於學術課程，也適用於學術的、社會的和臨床機構的發表、公開演講和在職教育（AOTA, 2011）。

美國職能治療認證考核會（NBCOT, 2011）有一份〈候選人／認證者行為準則〉（Candidate/Certificant Code of Conduct）。第一條原則是：

原則一

認證者應提供與認證計畫相關的所有準確和真實的陳述資料給美國職能治療認證考核會，遞交包括但不局限於下列資料：

- 在考核與更新認證申請時，和更新審核表格；
- 美國職能治療認證考核會採取紀律處分時；或
- 美國職能治療認證考核會要求提供和以下相關的指控：
  - 考試安全性違規行為和／或將機密的考試內容披露給未經授權的他人；
  - 因他／她的證書和／或教育證書而產生的誤導；
  - 未經授權使用美國職能治療認證考核會之智慧財產權、認證標誌和其他有版權的內容。

特別值得注意的是與使用美國職能治療認證考核會之智慧財產權相關的最後一點（NBCOT, 2011）。美國職能治療認證考核會的智慧財產權包括美國職能治療認證考核會公布的、不分格式的所有內容，換句話說，就是印刷品或網站上的內容。

第四節 | 預防剽竊 |

應該如何保護自己以避免被控剽竊他人作品呢？首要的黃金定律就是當有疑慮時，註明出處來源。如果因讀了其他人撰寫的資料而在自己的腦中產生了一個想法，之後經過你的指尖撰寫於紙上（或呈現於電腦螢幕），那麼就註明出處來源。一些眾所周知的常識，如使用防曬油可以預防曬傷，或是佛蒙特州（Vermont）的老年人在冬天比夏天更容易跌倒，就不需要再註明其出處來源。另一個建議是，當你發現相同的資訊有超過五處不同的來源，且這五位作者均未註明出處來源時，則可以將其視為是普遍的常識（OWL at Purdue University, 2012）。

在指控學生剽竊時，老師需要很確定地知道學生的作業是複製來的，或至少是從特定的出處改寫而來。新的網路搜尋引擎，例如 Google.com™ 以及 Turnitin.com™，讓老師們能夠輕易查出學生是否抄襲他人的作業。老師可以將學生作業中的某句話打進搜尋引擎，查看是否有人在網路上使用過。若老師發現學生使用其他人的作業，這位學生可能會面對嚴重的後果。有些老師會要求學生將他們的作業上傳到 Turnitin.com™。

◆ 習題 10-1

進入你大學或學院的網站，找到關於學術誠信的政策（可能是關於榮譽守則或行為準則的部分），並閱讀政策。討論你的學校（或母校）禁止的行為類型，以及違反政策可能導致的處罰類型。

想要知道若是被抓到欺騙或剽竊時對學生的處置方法，可以查閱你們學校對學術誠信、榮譽守則，或剽竊的政策規定。若臨床人員被發現抄襲、剽竊的行為，將會被雇主、美國職能治療協會（AOTA）、美國職能治療認證考核會（NBCOT），以及當地掌管執照、職業登記的政府機關懲處。

這是件令人害怕的事，也可能會導致人們幾乎不敢撰寫任何東西。有可

能所有好的內容都曾經有人說過了，也就是「名言佳句都有人說過了（It's all been said before）」（未知作者、出處）。Bob Newhart 在搞笑脫口秀中打了一個有趣的比方，他假設若將一群猴子關在同一個房間內，且每隻猴子都有一臺打字機，經過一段時間的隨機試驗後，他們將會打出世界上所有偉大的文獻內容。許多普遍的句子每個人都使用過，所以不可能將功勞歸給任何一位作者。有時候從未碰面的兩個人，也可能創造出相似的詞句，這些都是無可避免的。

根據喬治城大學榮譽協會（Georgetown University Honor Council, 2002），一個保護自己的方法就是讓自己擁有充足的時間去將事情做好。若你在晚上 11 點 59 分撰寫一份 12 頁的報告，且期限為隔天早上 8 點鐘，你一定會不小心遺漏某些引用句或忘記註明出處。在當下可能會覺得複製別人的報告（或在網路上購買）要比熬夜一整晚自己努力撰寫報告來得容易許多。若你發現自己處於這樣的情境時，比較好的方式是冒著分數比較低的風險（因為思慮不夠縝密、拼錯字、離題等），而非觸犯學術誠信而被懲處（Georgetown University Honor Council, 2002）。當然，更好的做法是一開始就避免自己落入（時間窘迫）這樣的情況。

普渡（Purdue）大學的線上寫作實驗室（OWL at Purdue University, 2012）中提供了關於避免剽竊且可被列印出來的講義，建議寫作過程中你可以做哪些事，以及成品應該是什麼樣子。他們建議在打草稿的初期，以「Q」來註記引述句，其餘以「S」註記來自任何來源的內容，或以「ME」代表自己的想法。其他人也建議，要一邊閱讀一邊在筆記中寫下想法，不管何時，當你抄下作者的用字，可使用引號標記這些筆記（Lunsford, 2013）。線上寫作實驗室也建議根據自己的記憶來撰寫摘要或詞句，而非在閱讀資料的當下撰寫。表 10-1 為何時引用、改寫或摘要另一位作家的文字或想法提供一般性的指引。請記住，所有這些情況都需要適當的引用。

表 10-1　何時引用、改寫或摘要資料來源

引用的類型	何時使用	如何使用
引用	• 措辭是如此有力，若你改變它，將會削弱它。 • 作者是該領域的知名專家，你想強調這點好證明一個特定的觀點。 • 作者提供了一個與你的觀點截然不同的觀點，而不是重申你的想法。 • 作者提供了一個與大多數人截然不同的觀點。	• 引用少於 40 個字時使用引號；如果引用超過 40 個字，則使用引語段用格式（block quote format）。 • 不要改變任何一個字，即使它們的拼字是錯誤的，也不要改變原作者的說法。用 [sic] 表示引用中的錯誤是來自原作者的錯誤。 • 如果要用刪除無關的內容來縮短引用句，請使用一個省略號（…）來表示刪除的內容。 • 在引用句的後面立即引用來源，包括作者的姓名、出版年份和頁碼。
改寫	• 作者的用字對於作者要闡述的論點而言並不是那麼重要時。	• 如果你想要在摘要內容中引用作者的一句話，那麼在作者名字後面立即加上括號，同時寫上引用年份。 • 或者你可以在句子結尾處加上括號，同時寫上引用作者名字和年份。 • 在不看原文的情況下改寫，然後對照原文，看看你是否準確地捕捉了作者的意思。
摘要	• 段落很長，且並不是每一個細節對你來說都是重要的。	• 如果你想要在摘要內容中引用作者的一句話，那麼在作者名字後面立即加上括號，同時寫上引用年份。 • 或者你可以在句子結尾處加上括號，同時寫上引用作者名字和年份。 • 在不看原文的情況下寫摘要，然後對照原文，看看你是否準確地捕捉了作者的意思。

資料來源：APA (2010); Lunsford (2013); OWL at Purdue University (2010).

練習改寫下列句子。

1.「以服務對象為中心的治療需要服務對象積極地參與評鑑與介入。」
（Schwartzberg, 2002, p. 62）

2.「對治療計畫、保險給付表格、藥物處方箋、進展報告或相似的文件確
認並簽名，以示你對此次治療問題負責任。」（Gutheil；引自 Bailey &
Schwartzberg, 2003, p. 91）

3.「為了保護隱私，醫療紀錄不能在未經患者書面同意前透露給第三方。」
（Fremgen, 2002, p. 160）

4.「人類職能模式（MOHO）受到了廣泛的關注，全世界職能治療師批評、闡
述、應用和實證測試。」（Kielhofner, 2008, p. 1）

5.「冗長和專業術語一樣，會帶來困擾且不經濟實惠，可能會阻礙對概念的了
解。」（APA, 2001, p. 35）

6.「職能治療的目的是發展自己重視的角色能勝任活動和任務的能力，從中提
升自我效能感和自尊感。」（Trombly Latham, 2008, p. 3）

這算是剽竊嗎？

1. 你改變動詞時態，但句子的其他部分保持與原作者相同，且在句尾使用括號
引述作者和年份。

2. 改變段落中句子的順序，並在段落中添加自己建構的一句句子，以及在句子
中寫出原作者的名字（例如根據 Garza 等）。

3. 在一次會議上，主講人 R. Yount 所有的講義都發完了，所以你要求主講人將
講義以電子郵件的方式寄給你，然後你在自己的演講中使用它，每一張幻燈
片的下方都標明「©R. Yount, (2006)」。

4. 你為評鑑報告寫了一段精彩的段落，你非常喜歡它，當你為類似的服務對象撰寫新的評鑑報告時，你一直將其複製在報告中，雖然改變它的名字，但卻使用相同的措詞。

【摘要】

當你在剽竊時，不只是偷走了屬於原文作者的功勞，也因為你並未真正學習到相關的知識而欺騙了自己。偶爾無心的錯誤通常是可以被容忍的，但在引述來源時重複犯相同形式的錯誤，顯示你不在意這樣的行為可能會導致剽竊。剽竊的學生可以預期會被當掉，或是被退系，故意且重複的剽竊可能導致被學校退學。臨床專業人員若剽竊則可能導致失去工作，或甚至失去職能治療這份職業。有些方法可以預防剽竊：預留充足的時間來撰寫作業、學習如何適當地引述來源，以及根據記憶來撰寫摘要或改寫，是預防剽竊的幾種方法。

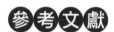

參考文獻

American Occupational Therapy Association. (2010). Occupational therapy code of ethics and ethics standards. *American Journal of Occupational Therapy, 64*, 639–642.

American Occupational Therapy Association. (2011). Avoiding plagiarism in the electronic age. Retrieved from http://www.aota.org/Practitioners/Ethics/Advisory/51042.aspx?Fl=.pdf

American Psychological Association. (2010). *Publication manual of the American Psychological Association* (6th ed.). Washington, DC: Author.

Bailey, D. M. & Schwartzberg, S. L. (2003). *Ethical and legal dilemmas in occupational therapy* (2nd ed.). Philadelphia: F. A. Davis.

Fremgen, B. F. (2002). *Medical law & ethics.* Upper Saddle River, NJ: Prentice Hall.

Georgetown University Honor Council. (2002). Retrieved May 5, 2002, from http://www.georgetown.edu/honor/plagiarism.html

Kielhofner, G. (2008). Model of human occupation: Theory and application (4th ed.). Philadelphia, PA: Lippincott Williams & Wilkins.

Lunsford, A. (2013). The everyday writer (5th ed.). New York: Bedford/St. Martin's.

McCabe, (2005). *New CAI Research.* Retrieved from http://www.academicintegrity.org/cai_research.asp

Merriam-Webster Online. (n.d.). *Definition of plagiarize.* Retrieved from http://www.m-w.com/dictionary/plagiarizing

National Board for Certification of Occupational Therapy [NBCOT]. (2011). Retrieved from

http://www.nbcot.org/pdf/Candidate-Certificant-Code-of-Conduct.pdf?phpMyAdmin=
3710605fd34365e38069ab41a5078545

Nolo.com. (2009). The *"fair use" rule: When use of copyrighted material is acceptable.*
Retrieved from http://www.nolo.com/article.cfm/pg/1/objectId/C3E49F67-1AA3-
4293-9312FE5C119B5806/catId/DAE53B68-7BF5-455A-BC9F3D9C9C1F7513/310/276/
ART/

Novotny, A. (2011, June). Beat the cheat. *Monitor on Psychology, 42*, p. 54.

Online Writing Laboratory [OWL] at Purdue University. (2010). Summarizing, paraphrasing,
and quoting. Retrieved from https://owl.english.purdue.edu/owl/resource/930/02/

Online Writing Laboratory [OWL] at Purdue University. (2012). *Is it plagiarism yet?*
Retrieved from http://owl.english.purdue.edu/owl/resource/589/02/

Schwartzberg, S. (2002) *Interactive reasoning in the practice of occupational therapy.*
Upper Saddle River, NJ: Prentice Hall.

Trombly Latham, C. A. (2008). Conceptual foundations for practice. In M. V. Radomski &
C. A. Trombly Latham (Eds.) *Occupational therapy for physical dysfunction* (6th ed.;
pp 1–20). Philadelphia, PA: Lippincott Williams & Wilkins.

Section III 臨床病歷紀錄

CHAPTER **11**
臨床病歷紀錄概述

▶ 前言 ◀

　　本篇將探索當職能治療從業人員治療因生理、心理或發展因素而導致參與生活的能力減弱或者其能力有減弱危險的服務對象時，所用到的不同形式的病歷紀錄。一般來說，在臨床上，醫療服務的給付通常是來自於第三者，像是保險公司、管理照護機構、政府方案，或者從服務對象本身而來。當第三方付費者參與照護流程時，則為職能治療從業人員的病歷紀錄增加了更多的要求。職能治療服務的臨床機構可能包括醫院或者精神科醫院、診所，或者長期照顧機構，也可能包括在服務對象家中、庇護工作坊、團體之家，或者其他機構。

第一節｜**臨床病歷紀錄**｜

　　臨床病歷紀錄通常包括服務對象的轉介文件、評鑑結果的摘要（包括職能檔案與職能表現分析）、介入計畫、進展紀錄、出席紀錄、出院摘要，和追蹤文件（若是有的話）。表 11-1 顯示職能治療過程的每一個步驟，以及每個步驟相對應的紀錄。基本上，職能治療過程中的每一個步驟都伴隨著一種文件，本篇的章節中將一一介紹這些文件。

　　不論是哪種形式的臨床紀錄，優良的病歷紀錄有一些慣例是務必要遵守的。雖然在洛杉磯醫院工作的職能治療師寫的病歷紀錄，跟在緬因州班戈市（Bangor）庇護工坊的職能治療生所寫的病歷紀錄會有所不同，但所有的病歷都應該要好好書寫，須正確且清楚。

表 11-1　職能治療過程與臨床紀錄

職能治療過程的步驟	紀錄的型態
確認服務對象	• 轉介或者醫囑 • 接觸紀錄
篩檢（若是被要求）	• 篩檢報告 • 接觸紀錄
起始評鑑	• 評鑑報告或評鑑摘要
介入計畫	• 介入計畫（也稱作照護計畫）
介入	• 出席紀錄 • 進展流程表 • 進展紀錄（SOAP、DAP，或敘述式紀錄） • 接觸紀錄 • 轉銜計畫
重新評鑑（評鑑回顧）	• 修訂介入計畫
成果 終止（出院）	• 出院摘要
追蹤	• 追蹤紀錄 • 接觸紀錄

資料來源：AOTA (2013); Moyers & Dale (2007).

第二節│病歷紀錄之角色界定│

　　在本書中，「職能治療從業人員」一詞指的是職能治療師和職能治療生。職能治療師對於確保紀錄是在符合標準下完成的，負有絕大部分的責任。為服務對象提供職能治療服務的職能治療從業人員，是要為當次服務撰寫紀錄的人。如果文件是由職能治療生寫的，那麼督導的職能治療師通常會會簽（cosigned）這份紀錄，以顯示督導是真的有被執行，且職能治療師已經讀過了這份紀錄。美國職能治療協會（AOTA, 2013）不要求由職能治療師會簽職能治療生的紀錄，除非被州法律、第三方付費者或雇主所要求。

　　熟悉和職能治療實務相關的州法律與法規是很重要的。描述職能治療從業人員如何在該州取得執照或註冊執業的法律，通常被稱為職能治療實務法

（Occupational Therapy Practice Act）。該法律會描述督導職能治療生的要求，包括督導的頻率、類型以及如何記錄。有些州不僅要求職能治療師的會簽，還會要求督導會談紀錄。

所有由職能治療生或職能治療學生所撰寫的紀錄都需要有學生的督導會簽，這代表督導已經讀過該紀錄了。

第三節｜病歷紀錄的準則｜

美國職能治療協會制定了一套病歷紀錄的標準。〈職能治療病歷紀錄準則〉（Guideline for Documentation of Occupational Therapy）（AOTA, 2013）列出了十五項在所有職能治療病歷紀錄中一定要有的要素。在圖 11-1 中解釋了每一項要素並說明這些要素的資訊。

除了這些標準，還有其他常見的考量。例如一般文件都是以藍色或黑色筆書寫，因為通常這些文件都需要影印，而其他顏色的墨水影印時效果較差（Gately & Borcherding, 2012; Fremgen, 2006; Scott, 2013）。絕對不要在醫療紀錄中用鉛筆做紀錄（因為鉛筆是可以被擦掉的）。一些機構不允許他們的從業人員使用可擦筆，有些機構則要求使用防水的油性墨水（Gately & Borcherding, 2012）。當然，如果使用電子化健康紀錄系統來完成紀錄，墨水的顏色就沒有什麼相關了。

另一個常見的考量是可讀性。所有手寫的文件都必須是可讀的（Fremgen, 2006; Scott, 2013）。對一些人而言，這意味著使用電腦列印或打字機而非手寫（Fremgen, 2006; Scott, 2013）。

醫療紀錄的誠信是很重要的。絕對不要冒用其他醫療提供者的名義來寫臨床紀錄，也不允許另一位醫療提供者改寫你的紀錄或代替你做紀錄（*Evidence-Based Nursing Guide*, 2009; Guido, 2006）；確定你所寫的病歷，是你實際上正在治療的服務對象的病歷（*Document Defensively*, 2008）。不要根據傳聞撰寫病歷，傳聞是指你沒有見證到發生過程的事情，而由另一位醫療提供者告訴你發生了什麼事（Scott, 2013）。

1. **服務對象的身分證明**：病歷的每一頁都要有服務對象的全名，若是有服務對象號碼，也要一併附上。服務對象號碼可以是機構或方案中所使用的病歷號碼、房間號碼／床號，或其他的號碼。

2. **日期**：每一種病歷都應該要標明年、月、日。職能治療時段的紀錄（評鑑或者介入）通常包括治療時段當天是幾點開始的，有時也記錄治療時段的長短。日期和次數可用來顯示事件發生的先後次序。

3. **種類**：病歷的種類應該要清楚標示，機構或者方案和單位的名字也要標示出來。例如，文件種類的名稱顯示在頁面的最頂端，單位的名字可以在簽名欄的下方顯示出來。

4. **簽名**：簽名時，作者應該至少要用自己名字的第一個字母和姓，且在後面加上適當的頭銜（例如，OTR、COTA、OT/L、OTA/L 等），只使用姓名字母的縮寫通常是不夠的。在一些情況下，如出席紀錄，職能治療師可能就只會在每天的空欄中寫下姓名字母的縮寫。在每一頁的下方應該要有多個簽名欄，以便顯示不同的姓名字母縮寫，且應該要有全名加上頭銜，才能清楚辨識出是誰治療服務對象的。在電子化健康紀錄中，簽名是以電子簽名取代手寫。

5. **簽名的位置**：簽名應該緊跟在句子的後面；在句子和簽名中間不應該留任何空間，這可以防止他人竄改你的文件。一些機構會要求他們的員工在文字和簽名欄間的空白處畫上一條直線（*Evidence-Based Nursing Guide*, 2009）。在電子化紀錄系統中，一旦簽了名就不能再更改檔案了。若是要修改錯誤，則是以附錄的方式附加在原文上來修改。

6. **會簽**：依照州、第三方付費者，或雇主的規定，職能治療師一定要為職能治療生和職能治療學生會簽（co-sign，有時也稱作 countersigning）（Gately & Borcherding, 2012）。會簽代表職能治療師閱讀過這份紀錄，而且同意作者在紀錄中所做的結論。會簽的人有必要在會簽前做任何必要的修改或者加註附錄（Scott, 2013），這也為「督導」這項活動提供紀錄，證明有督導的紀錄可能是被法律所要求的。

7. **遵守規定**：職能治療從業人員遵守所有的法律、法規，以及第三方付費者和雇主的要求。

8. **專業術語**：所有專業術語都必須是被機構所認同且接受的。需要有專業的正式文件來定義術語，或者機構將會列出可被機構中所有專業使用的專業術語。這包括用來形容接受治療服務對象的詞彙，例如患者、服務對象、居民或學生

圖 11-1　病歷紀錄的要素

資料來源：AOTA (2010, 2013); Gately & Borcherding (2012); Guido (2006); Nicholson (2008); Scott (2013).

（Gately & Borcherding, 2012）。

9. **縮寫**：只使用由機構許可的縮寫。通常會有一份清單列出所有專業使用的縮寫。在第 3 章中列有常用的縮寫，然而，本書中所列出的縮寫不一定會被你的機構或者方案所認同。

10. **更正**：依照機構的規定來修改錯誤，並且只更正你自己的錯誤（Guido, 2006）。最常被用來更正手寫紀錄中錯誤的方式，是在錯誤的部分畫過一條橫線並簽上你姓名的縮寫（Gately & Borcherding, 2012; Guido, 2006; Nicholson, 2008; Scott, 2013）。絕對不要在紀錄中蓋掉錯誤，如使用修正液、在段落上亂塗亂畫，或者使用修正帶（Gately & Borcherding, 2012; Guido, 2006; Nicholson, 2008; Scott, 2013）。若錯誤發生在電子化健康紀錄中，用附錄的方式更改，且加上電子簽名。

11. **技術**：在紀錄中採用專業的標準、組織／機構的政策以及程序來描述所使用的技術。

12. **銷毀紀錄**：採用聯邦和州的法律，也採用組織／機構的政策以及程序來適當地銷毀紀錄。

13. **隱私**：必須遵守所有聯邦、州以及組織與機構對於隱私的規範與規定，包括〈美國職能治療倫理規範與倫理原則〉（AOTA, 2010）。

14. **紀錄的保存**：必須遵守所有聯邦、州以及組織與機構對於紀錄保存的規範與規定。

15. **臨床推理與專門知識**：所有紀錄都應該顯示，為了提供安全又有效的治療，職能治療從業人員的臨床推理與專門知識是必要的。

🔲 圖 11-1　病歷紀錄的要素（續）

　　最後一個常見的考量是你的紀錄應該呈現出服務對象做了哪些事，而不是你做了哪些事（Gately & Borcherding, 2012; Kettenbach, 2009）。你可能需要在寫病歷紀錄之前，先將自己的筆記在腦中重新改寫過，好讓服務對象成為紀錄的焦點。

第四節 | 本篇架構 |

第 12 章提供電子化健康紀錄的概論。雖然每種電子化健康紀錄的系統都不一樣，但有些基本的資訊是適用於所有系統的。

第 13 章把焦點放在臨床從業人員和服務對象最初接觸的紀錄。包括介入的轉介、醫囑和篩檢。

第 14 章討論撰寫評鑑報告的方式。在討論中，也將呈現評鑑的目標與焦點、記錄評鑑數據的方式、數據的解讀和數據的摘要。

第 15 章集中在目標設定。臨床從業人員可以把目標設定當作評鑑報告的一部分，或者當作介入計畫的一部分。本章提供了幾個寫目標的方式。

第 16 章呈現的記錄介入計畫的方式，也將提及記錄進展摘要的特殊資訊和介入方法／策略。

第 17 章強調進展紀錄的各種形式。兩種最常見的進展紀錄是 SOAP 和敘述式的格式。這一章著眼於這些和其他格式的細節，也提供讀者練習的機會。

最後，第 18 章呈現終止（出院）摘要。其中提供了終止計畫和追蹤的訊息。

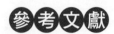

American Occupation Therapy Association. (2010). Occupational therapy code of ethics and ethics standards [Supplemental material]. *American Journal of Occupational Therapy, 54,* S17–S26. doi:10.5014/ajot.2010.64S17

American Occupational Therapy Association. (2013). Guidelines for documentation of occupational therapy [Supplemental material]. *American Journal of Occupational Therapy, 67,* S7–S8. doi:10.5014/ajot.2013.67S32

Document defensively: Here's how... (2008). Reprinted from 2007 HPSO Risk Advisor with permission by Healthcare Providers Service Organization (HPSO), www.hpso.com. *Dental Assistant, 77*(6), 34.

Evidence-based nursing guide to legal and professional issues (2009). Philadelphia, PA: Wolters Kluwer/Lippincott Williams & Wilkins.

Fremgen, B.F. (2006). *Medical law and ethics* (2nd ed.). Upper Saddle River, NJ: Prentice Hall.

Gately, C.A. & Borcherding, S. (2012). *Documentation manual for occupational therapy writing SOAP notes* (3rd ed.). Thorofare, NJ: Slack.

Guido, G.W. (2006). Legal and ethical issues in nursing (4th ed.). Upper Saddle River, NJ: Pearson Prentice Hall.

Kettenbach, G. (2009). Writing patient/client notes: Ensuring accuracy in documentation (4th ed.). Philadelphia, PA: F.A. Davis.

Moyers, P.A., & Dale, L.M. (2007). *The guide to occupational therapy practice* (2nd ed.). Bethesda, MD: American Occupational Therapy Association.

Nicholson, S.K. (2008). *The physical therapist's business practice and legal guide.* Boston, MA: Jones and Bartlett.

Scott, R.W. (2013). Legal, ethical, and practical aspects of patient care documentation: A guide for rehabilitation professionals (4th ed.). Boston, MA: Jones and Bartlett.

CHAPTER 12

電子化健康紀錄

▶ 前言 ◀

　　據報導，在卡崔娜（Katrina）颶風之後，超過一百萬名住在墨西哥灣沿岸（Gulf Coast）的居民發現自己沒有任何醫療紀錄，包括藥房紀錄（Rogers, 2005），這使得為這些身上只剩下一些衣服的颶風倖存者提供與醫療相關的服務變得困難許多，因為紙本紀錄被吹走或被大水沖走了。另一方面，2011年 5 月，當大型龍捲風直接襲擊位於密蘇里州喬普林市（Joplin）的聖約翰慈善醫院（St. John's Mercy Hospital）時，所有患者的紀錄都保存著，因為醫院剛剛才將紙本紀錄轉換成電子化健康紀錄（electronic health records, EHRs）（HealthIT.gov, n.d.）。醫院首席護理官 Dottie Bringel 報告說，紙本紀錄在整個社區裡漫天飛舞，但電子化健康紀錄卻是安全的。當患者被送往該地區的其他醫院時，聖約翰慈善醫院的工作人員能夠在患者撤離聖約翰慈善醫院後兩個小時內，將患者以前和現在的病史和病歷紀錄轉寄給其他醫院。

　　紙本文件可能被火燒掉、被龍捲風或颶風吹走，或在颶風、洪水或海嘯中被沖走，在這些災難和其他災難中，紙本紀錄中重要的醫療資訊可能會遺失。不應該獲得患者健康紀錄的人可能會閱讀流離失所的紙本健康紀錄，破壞患者的隱私權和保密權。這是美國政府將這種非常私人的資料轉換成電子格式的諸多原因之一。

　　簡單地說，電子化健康紀錄是用來輸入、儲存和檢索與個別服務對象相關的健康資訊的電腦化系統。它可被稱為電子化健康紀錄（EHR）、電子化醫療紀錄（electronic medical record, EMR）、電子病歷、電腦化健康紀錄、電腦化病歷或電腦化患者紀錄（Carter, 2008）。現今的首選術語是電子化健康紀錄。

電子化健康紀錄不僅僅是提供紙本紀錄的替代方案，他們還提供了一個蒐集資訊的管道，以便使用數據來改善臨床實務，這比人工一次一張地閱讀紙本病歷更快且更有效率。電子化健康紀錄不僅是一個紀錄保存系統，也是一個資料管理系統。

第一節 | 電子化健康紀錄之歷史 |

從紙本到電子化健康紀錄的轉變已經有很長一段時間了。早在 1991 年，醫學研究所（Institute of Medicine, IOM）發表了題為〈電腦化病歷：醫療照護的一項重要科技〉（The Computer-Based Patient Record: An Essential Technology for Healthcare）的報告。在這份報告中，醫學研究所描繪出電子化健康紀錄會變成什麼樣子（Gartee, 2011; Shamus & Stern, 2011）。2003 年，醫學研究所開始在其出版物中使用「電子化健康紀錄」一詞（IOM, 2011）。那一年，醫學研究所確認了電子化健康紀錄的八個核心功能（見圖 12-1）。

2004 年，小布希總統（President George W. Bush）呼籲在 2014 年之前把這個國家裡每個人的病歷都轉換成電子化健康紀錄（Tieman, 2004）。這個紀錄是可攜帶的，所以它可以跟著患者走，並包含患者的病史紀錄、每次看醫師的紀錄，以及所做過的檢測和治療（Tieman, 2004）。有許多（但不是全部）的醫院和醫療照護系統、診所和私人執業者已經進行轉換，在 2014 年雖非所有的醫療照護提供者均使用電子化健康紀錄，但很多機構都已使用電子化健康紀錄了。與此相關的一個問題是，在推動醫療照護提供者使用電子化健康紀錄時，卻忽略了不同系統的相容性，因此，儘管兩家醫院都使用電子化健康紀錄，但兩種系統可能使用不同的術語或功能，因此兩家醫院可能無法共享同一位患者的醫療數據。

作為美國復甦與再投資法案（ARRA）的一部分，歐巴馬（Obama）總統在 2009 年簽署了經濟和臨床健康之醫療資訊科技法（Health Information Technology for Economic and Clinical Health, HITECH），有時被稱為公法 111-5（AHIMA, 2009; Gartee, 2011）。經濟和臨床健康之醫療資訊科技法實際

- 醫療資訊和數據。
- 成果管理。
- 醫囑管理。
- 決策支持。
- 電子通訊和連繫。
- 病患支持服務。
- 行政程序和報告。
- 報告和人口健康。

圖 12-1　電子化健康紀錄的核心功能

資料來源：Gartee (2011).

上是美國復甦與再投資法案中的第十三項（Title XIII of the ARRA）。經濟和臨床健康之醫療資訊科技法提供資金，鼓勵更多的醫療服務提供者使用電子化健康紀錄，尤其是那些向美國聯邦醫療保險和美國州醫療保險申請給付的醫療服務提供者（AHIMA, 2012）。法案也指示國家協調辦公室之醫療資訊科技處（Office of the National Coordinator for Health Information Technology, ONC）為有意義地使用醫療資訊科技而研發和採用標準、規範和認證標準（ONC, 2010）。

　　目前只針對醫院和診所加強推廣使用電子化健康紀錄，其他類型的提供者，如長期照護，則不是加強推廣的對象，但接下來也會對其加強推廣。根據美國疾病管制與預防中心的數據，截至 2012 年 9 月 7 日，僅有 40% 的診所使用電子化健康紀錄（CDC, 2012）。截至 2012 年，35% 的醫院使用了基本的電子化健康紀錄（Sebelius, 2012）。醫院和診所轉換採用電子化健康紀錄的速度正在加快中（ONC, 2012）。

第二節｜目的、優點和缺點｜

　　除了政府補助之外，還有其他很好的理由支持將病歷紀錄轉換成電子化健康紀錄。第一個原因是患者的安全（Gartee, 2011）。手寫文檔的辨識問題造

成了許多的醫療錯誤，而這些錯誤有些是有致命性的。此外，當患者看了許多位醫療照護提供者，且每位提供者都有自己的紙本系統時，不同的提供者不知道其他提供者已經開了哪些處方箋或提供了什麼。這可能導致提供過量的藥物處方，或其中一些藥物可能會對彼此產生不良的副作用，或者提供脫序的護理。如果所有的提供者都可以在同一個系統上記錄，或者至少在可以相互聯繫溝通的系統上記錄，那麼我們就可以大大提升醫療的品質。另一個原因是所有錯誤和重複的服務都需要花錢（Gartee, 2011），據估計，電子化健康紀錄系統每年可以節省數十億美元的醫療保健費用。電子系統可以更快地獲得資訊，降低了員工找出紙本檔案的時間花費、降低抄錄難以閱讀文檔的機率，以及改善報價時使用的代碼系統，進而使接獲給付的速度加快（Shamus & Stern, 2011）。最後，越來越多的消費者每天都使用電腦，並希望從他們的電腦上看到他們的化驗結果和其他訊息（Gartee, 2011）。含有個人健康紀錄應用程式的電子化健康紀錄系統可以滿足消費者的需求。

使用電子化健康紀錄的好處很多，除了更方便獲取紀錄以外，電腦化的紀錄更容易閱讀、縮短尋找檔案的時間、減少訊息重複的次數，並幫助精簡計費流程（Shamus & Stern, 2011）。電子化健康紀錄系統使用得當，可以減少紙張用量，減少所需的儲存空間。它可以透過減少文書處理的時間來提高效率，並減少批價代碼和計費方面的錯誤（Arabit, 2010）。電子化健康紀錄系統中的數據可用於組織數據，好幫助追蹤員工的生產力、識別轉介模式、行銷管理和品質管理（Arabit, 2010; Shamus & Stern, 2011）。在大型醫療照護系統中，會有多方醫療提供者輸入和檢索服務對象資料，電子系統可以提醒醫療提供者重複的醫囑、潛在的藥物不良交互反應，以及相互衝突的藥物處方箋，這可以幫助減少錯誤並提高服務對象的安全（Arabit, 2010）。這也使取得可用於改善臨床實務結果的資訊變得更加容易（Shamus & Stern, 2011）。電子化健康紀錄也提供一個機會來提高其他醫療專業對職能治療的認識和理解（Arabit, 2010）。

許多電子化健康紀錄系統可以透過整合臨床紀錄、時間表和計費來幫助改善治療實務的管理（Shamus & Stern, 2011）。由於每位服務對象都有一個獨

特的紀錄編號，一旦將該編號輸入到系統中，則關於該服務對象的所有人口統計資訊都可以自動填寫到帳單上。如果付款人要求服務對象的病程紀錄，辦公室工作人員可以輕鬆地取得該資料並與計價帳單一起提交給付款人。一些缺點則包括花在硬體設備、軟體設備的高成本和培訓所需要的時間；需要備份系統為停電和系統當機的情況做準備；範本的使用也可能限制了輸入到紀錄中的資料內容（Arabit, 2010; Shamus & Stern, 2011）。工作人員根據他們過去使用電腦的經驗，可能對使用電子化健康紀錄感到焦慮或有所抗拒（Arabit, 2010; Shamus & Stern, 2011）。電子化健康紀錄需要較長的培訓時間，工作人員會期望培訓時間也算在工時裡。最後，技術支援人員也需要全天候待命，以便快速解決問題（Arabit, 2010）。

幾乎所有醫療照護提供者在採用電子紀錄時都遇到過障礙。第一個是成本。即使是最基本的電子化健康紀錄系統也是很貴的。對於一些私人診所和小型鄉村醫院，尤其是那些不隸屬於衛生系統的醫院，這樣的成本對他們而言是望而卻步的（ONC, 2012）。另一個障礙是獲得網路寬頻服務。一些地區沒有寬頻，或者即使有寬頻服務，這樣的成本也是會讓他們卻步的。對一些醫療照護提供者而言，安全性的考量是另一個障礙。最後，獲得合格的勞動力且他們也擁有科技能力來支持電子化健康紀錄的使用，這也是一個障礙。經濟和臨床健康之醫療資訊科技法（HITECH）試圖透過提供資金和規則來改善對硬體、軟體、培訓和勞動力開發的資助，以減少這些障礙（ONC, 2012）。

雖然電子化健康紀錄提高了效率和安全性，但在第三方付費者眼中，它們也提供了警告（red flags）增加的機會（Shamus & Stern, 2011）。Shamus 和 Stern 提供了幾種電子化健康紀錄可能提高治療提供者被付款人審查病歷風險的例子：

- 報告太短，並且沒有提供證明醫療必要性的重要信息。
- 在許多紀錄中使用制式化的短句，特別是不同的治療時段卻使用相同的紀錄。
- 醫師簽名欄與其他照護計畫的內容位於不同的頁面上。
- 只使用客觀的障礙測量而未將這些結果與功能性表現做連結。

- 一般性目標而不是特定針對服務對象或服務對象的情況。

第三節 | 實務考量 |

在服務對象面前使用電子化健康紀錄會帶來一些有趣的挑戰。首先，服務對象會對輸入到電腦的資訊隱私表示擔憂（Baker, Reifstech, & Mann, 2003）。這很大程度上取決於服務對象是否可以看到螢幕。其次，從業人員傾向於引導服務對象的對話以方便數據的輸入，而不是讓服務對象的回答引導談話。最後，如果臨床從業人員必須將目光從服務對象移開好輸入數據，這會減少臨床從業人員觀察服務對象或與服務對象交談的時間，並可能導致錯誤和造成不安全的狀況（Baker et al., 2003）。讓我們來看看讓職能治療從業人員可以使用電子化健康紀錄並減少這些顧慮的一些方法。

螢幕的位置

如果服務對象能夠看到螢幕並能看到你輸入到紀錄中的內容，那麼服務對象可能會感覺比較自在（Baker et al., 2003）。如果螢幕可以放置在讓職能治療從業人員和服務對象都能看到的位置，那就這樣做，這是與服務對象建立合作關係的好方法。要了解機構中任何可能影響服務對象或服務對象的家庭成員在接受服務時是否可看到電子化健康紀錄的政策。如果服務對象是兒童或青少年，父母可能一同在房間裡，所以要確保在共享螢幕時，不要讓父母看到他或她可能會生氣的事情，例如包含避孕藥物在內的藥物列表，或生理或性虐待史（Baker et al., 2003）。

人員的位置

職能治療從業人員在與服務對象交談時所處的位置，也會影響服務對象對合作意識的觀感（Baker et al., 2003）。例如，如果螢幕所在的位置會擋到職能治療從業人員的臉，那麼職能治療從業人員將難以和服務對象建立人際連結（personal connection）。如果電腦或電腦螢幕位於服務對象的一側，職能治療

從業人員可能會背對服務對象，這又會對與服務對象建立有效關係造成障礙。最好的位置是職能治療從業人員與服務對象的角度是 45° 至 90°，這有利於對話、眼神接觸和關係建立（Baker et al., 2003）。

使用者行為

並不是每個人都能輕鬆地使用電腦，有些人學習使用科技的速度比較慢，或者很容易弄壞東西，有些人會在做事時對無生命的物體（如電腦）講話。想像一下，服務對象和一整天都不順利的職能治療師在房間裡，職能治療師對電腦感到非常挫折，然後開始喃喃自語且咒罵電腦，這是很不專業的行為，但很可能會發生，這會破壞服務對象對電子化健康紀錄系統的信心（Baker et al., 2003）。

隱私

本質上，電子化健康紀錄包含很多人的隱私資料。電子化健康紀錄通常有密碼保護，以限制誰對該資料有權限。重要的是，包括職能治療從業人員在內的使用者都不應該離開螢幕，讓服務對象的資訊無人看管（Baker et al., 2003）。事實上，無論螢幕上的內容是什麼，職能治療從業人員都不應該在電腦還是登入系統的情況下離開，即使離開幾秒鐘時把螢幕縮到最小化也是不夠的。

一個相關的問題是，一旦職能治療從業人員登入系統後，查看任何人的檔案會是件多麼容易的事情。曾有員工在沒有被授權的情況下取得電子化健康紀錄的檔案而被開除。2010 年，一名心臟病專科醫師因未經授權卻取得服務對象紀錄而被判入獄（AMA, 2010）。在洛杉磯的一家醫院裡，有 13 名員工被開除，因為他們在未經授權的情況下查看了小甜甜布蘭妮（Brittany Spears）的健康紀錄（Orenstein, 2008）。在愛荷華州，愛荷華大學醫學中心（University of Iowa Medical Center）正在調查其員工查看愛荷華大學足球運動員的紀錄（Danielson, 2011）。在明尼蘇達州，來自同一個系統的兩家醫院開除了 32 名員工，因為他們窺探了一群在派對上用藥過量的青少年的醫療紀錄

（Lauretsen, 2011）。

電子化健康紀錄可追蹤誰登錄了，以及那個人何時且查看了哪些檔案。對於參與未經授權就查閱電子化健康紀錄的員工，許多機構都採取零容忍政策。這不僅違反了機構的政策，而且也違反了醫療保險與責任法案（HIPAA）和〈美國職能治療倫理規範與倫理原則〉（AOTA, 2010）。若職能治療從業人員查閱了不應該取得的電子化健康紀錄，這行為可能會危害他或她將來再從事職能治療的可能性。

溝通技巧

Baker 等人（2003）的一項研究提供了使用電子化健康紀錄時促使從業人員與服務對象間產生有效溝通行為的觀察。雖然這項研究著眼於護理師與患者之間的互動，但這些發現適用於任何使用電子化健康紀錄的人。Baker 等人（2003）確定了三組行為：連接、合作、結束，來描述從業人員與服務對象的有效互動。

連接是指從業人員向服務對象打招呼、解釋電子化健康紀錄和隱私，並將電腦調整到服務對象看得到的位置（Baker et al., 2003）。Baker 等人（2003）建議從業人員在登入電子化健康紀錄之前先和服務對象建立個人關係。當醫師叫出服務對象的名字，與服務對象打招呼、有眼神接觸、握手和閒聊時，就會發生個人關係。之後，從業人員應該向服務對象解釋電子化健康紀錄的目的和用途。然後，從業人員將螢幕和自己擺在能夠促進最大限度互動作用的位置，或者如果房間內有其他人，則將螢幕和自己擺在能保護隱私的位置（Baker et al., 2003）。

Baker 等人（2003）提出的第二組行為是合作。合作意味著讓服務對象成為你合作的夥伴。告訴服務對象你在電腦上輸入或檢索的內容，禮貌上，詢問服務對象若是你在交談中打字是否合適，並且解釋這樣做的原因。請記住在對話進行中要跟服務對象有目光的接觸，如果機構的政策允許，可以向服務對象展示任何關於服務對象隨著時間推移的摘要數據圖形或圖表，請服務對象分享他或她對數據的看法（Baker et al., 2003）。

結束是最後一組行為（Baker et al., 2003）。當從業人員登出電腦時，他或她要解釋這是為了保護服務對象的隱私並保護數據的動作。此時，從業人員可以為此次的療程做總結，並解釋服務對象照護計畫中的下一步驟是什麼。最後，根據 Baker 等人（2003），以與你進入房間的同一方式離開房間，也就是與服務對象建立個人關係。

◆ **習題 12-1**
- -

找一位搭擋一起角色扮演下列場景，使用最佳的臨床實務來演練與服務對象一起使用電子化健康紀錄。你需要介紹自己並登入到電子化健康紀錄中。

1. 你在一家大醫院的骨科單位進入服務對象的房間。電子化健康紀錄顯示在壁掛式桌上型電腦裡。

2. 你帶一位孩子和她的媽媽進入兒科診所的治療室，有一台筆記型電腦在房間裡。

3. 你正在和一位最近中風的老年人進行家訪，服務對象的配偶也在那裡。你使用行動裝置取得電子化健康紀錄。

第四節｜醫療資訊交換｜

醫療資訊交換（health information exchanges, HIE）是從電子化健康紀錄取得資料並將其納入可共享的格式（Dhopeshwarkar, Kern, O'Donnell, Edwards, & Kaushal, 2012）。醫療資訊交換是一種允許跨醫療提供者和組織來分享電子醫療資訊資料的系統（HealthIT.gov, 2012a）。例如，它支持電子化健康紀錄的相互操作性，否則這些電子化健康紀錄不能共享資訊。醫療資訊交換可以蒐集整個州的住院資料，這將允許州衛生局確認疾病和傷情的趨勢，並為公共衛生提供更好的服務。醫療資訊交換也可能包括服務對象取得其醫療資訊的途徑。

Dhopeshwarkar 等人（2012）詢問消費者關於在醫療資訊交換中使用他們

資料的看法。在這項研究中，採訪在紐約的 170 名消費者，詢問他們對分享醫療資訊的看法。86% 的人希望保護他們的醫療資訊，同樣百分比的人希望能夠看到誰看過他們的資訊。一半的受訪者相信他們醫師的診所會保護他們的醫療資訊，但只有 7% 的受訪者信任醫院和 7% 的受訪者相信政府會保護他們的醫療資訊。大約三分之一的受訪者對他們的電子化健康紀錄將被自動包含在醫療資訊交換中感到不安（Dhopeshwarkar et al., 2012）。這項研究的結果證明，消費者希望他們的醫療資訊受到保護，但並不信任某些醫療服務提供者可以保護好這些資訊。身為從業人員，我們需要盡我們所能，盡全力保護服務對象的醫療資訊來贏得服務對象的信任。

第五節｜在電子化健康紀錄中尋找資訊和輸入資訊｜

電子化健康紀錄是組織資料的資料庫，因此若使用正確的術語，就能很容易找到資料並將資料添加到紀錄中。資料庫依賴用戶使用一致的術語。在電子化健康紀錄中常用的臨床術語系統（命名法）是「系統化醫學臨床術語命名法」（Systematized Nomenclature of Medicine-Clinical Terms, SNOMED-CT），該系統將三十多萬個醫療照護概念整理成十八個階級化類別（Philar & Carter, 2008）。Medicomp Systems, Inc. 的產品 MEDCIN 是另一個命名法，它的六大分類中包含二十七萬多種醫療照護概念（Gartee, 2011）。MEDCIN 是由醫師針對醫師本身設計的（Medicomp Systems, Inc., 2012）。這兩個系統都允許用戶以標準方式輸入和檢索數據。這兩種不同的系統，各自有不同的命名規則，你就可以了解為什麼系統間會難以互相交流。

每個電子化健康紀錄系統的組織方式都有所不同，需要花一段時間學習如何輸入數據以便其他用戶可以檢索。一旦從業人員學會使用一種電子化健康紀錄系統，學習一個新的電子化健康紀錄系統將變得更加容易。每個系統通常在螢幕頂端有一個工具列，其中包含快速使用功能的文字或圖標（Gartee, 2011），螢幕左側可能會有其他導航工具（Gartee, 2011）。

每個電子化健康紀錄系統都有自己的方式來定位和輸入電子化健康紀錄的

資訊。圖 12-2 顯示了一個使用 MEDCIN 命名法系統的例子。輸入在這系統並儲存在這系統中的數據可分為三類（Gartee, 2011）。第一種數據類型是數位影像，包含了如來自放射線、電腦斷層（CAT）掃描和磁振造影（MRI）的數位影像；第二種是文字，是輸入到系統中的文字或從外部來源匯入的文字；最後是離散數據，是清單和其他預先建立的數據。對職能治療從業人員而言，輸入離散數據速度雖然比較快，但也可能會受限制；文字輸入需要較長的時間，且在使用電子化健康紀錄改善實務時較難檢索（Gartee, 2011）。

　　從實用的角度來看，職能治療從業人員通常會在服務對象治療時段結束時，或治療時段空檔中將資訊輸入到電子化健康紀錄裡，由於沒有足夠的時間可用來做紀錄，所以紀錄需要是簡潔的。通常，紀錄系統包含零散的資料和文字。在許多診所中，職能治療從業人員會使用行動裝置，如智慧型手機或平板

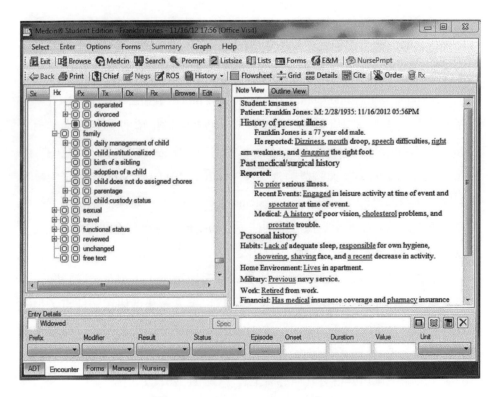

（圖）12-2　電子化健康紀錄的範例

電腦。對於較大型的紀錄,如評鑑報告或出院摘要,職能治療師通常會在一天結束時或在沒有安排治療服務對象的時段下將其輸入系統。

第六節 | 有意義的使用 |

有意義的使用是用於描述由美國聯邦醫療保險和州醫療輔助計畫服務中心(CMS)激勵計畫(Incentive Programs)制定的管理電子病歷使用的術語(CMS, 2012)。光是使用電子化健康紀錄系統來記錄照護是不夠的,醫院或診所必須表明使用它來改善照護執行的方式。

從 2011 年開始,有意義的使用之實施有三個階段。第一階段是數據採集與共享;第二階段是進階的臨床過程;第三階段是改善的成果(CMS, 2012)。在第一階段,必須滿足特定的核心要求,並從十個可能的目標中選擇至少五個目標。在第二階段,還有其他核心要求和目標。當所有階段都實施後,美國聯邦醫療保險和州醫療輔助計畫服務中心(CMS)希望看到臨床品質測量方面的改進。實施有意義的使用的重要之處在於電子化健康紀錄系統不僅僅用於臨床紀錄,它也被用於改善個人的照護並改善群眾的健康成果。

第七節 | 資訊學與品質改善 |

資訊學可以被描述為獲取、儲存和使用資訊(Hersh, 2009)。它結合了來自電腦、認知和資訊科學的概念(Byrne, 2012)。通常,你會聽到資訊學與另一個詞結合在一起使用,如生物醫學、護理、消費者或醫療資訊學。資訊學是電子化健康紀錄的優勢之一,輸入到系統中的數據可以透過不同的方式被調出,且該資訊可用於改善未來提供的照護。

在紙本病歷(健康紀錄)的時代,需要好幾個小時才能找到並打開每個檔案,搜索所需的資訊,將其記錄在日誌或數據庫中,然後對數據進行分析。電子化健康紀錄則將這段時間大大縮短到只需要幾秒鐘。假設資訊以標準化的方式輸入到系統中,電腦可以定位和提取數據,並進行快速計算以加快分

析速度。關鍵是數據必須以標準化的方式輸入，使用標準化的術語（Carter, 2008）。

一個例子可能有助於解釋醫療資訊學的用處。假設一間職能治療診所希望知道其服務對象的地理分布；他們是否從某些社區獲得較多的轉介。他們想依郵遞區號來分類獲得這些數據。如果未曾從某些郵遞區號的社區收到轉介，他們將會鎖定這些社區中可能的轉介來源做行銷。使用他們的電子化健康紀錄，不僅可以生成服務對象的郵遞區號列表，還可以得到一份報告，說明服務對象在每個郵遞區號中的百分比。

另一個例子是醫院的職能治療部門想知道入院後 24 小時內接受職能治療介入的右腦中風患者是否比住院後 25 小時或更長時間才接受職能治療轉介的患者有較短的住院時間。使用電腦化健康紀錄，他們可以調出去年所有住院的右腦中風患者的入院日期和時間，以及每位接受第一次職能治療的日期和時間。他們可以找出 24 小時內接受職能治療的百分比、入院後 25 小時或更長時間才接受職能治療的百分比、與從未接受任何職能治療服務的百分比，以及每組的平均住院時間。如果在 24 小時內接受職能治療的轉介比例不如預期，那麼現在可能已經證明早期轉介到職能治療可減少住院時間。然後，職能治療部門可以依此設計一個如何獲得轉介的計畫。

當資料被用來改善醫療照護服務時，它被稱為品質改善。資料可以被監控，且當特定的臨床實務被發現可以改善臨床結果或降低成本，或兩者皆是時，該臨床實務可以被複製，且改善其他人的臨床結果。

電子化健康紀錄檔案在幾個方面改善了醫療成果。一種方法是標準化照護，這是透過使用臨床路徑來完成的，醫療提供者在執行偏離最佳實務的醫療時需要證明這是必須的。另一種方法是識別潛在不良反應且在他們發生前發出警告，例如透過自動標記潛在的災難性藥物相互作用或在開出會讓患者過敏的處方時發出警告（Silow-Carroll, Edwards, & Rodin, 2012）。電子化健康紀錄可以促使醫療提供者遵循某些指導原則，例如控制感染，從而降低感染率並降低護理成本（Silow-Carroll et al., 2012）。一旦員工有效率地使用電子化健康紀錄，它可以減少花在記錄上的時間，而增加與服務對象相處的時間（Silow-

Carroll et al., 2012）。最後，透過回顧電子化健康紀錄提供的數據，可以確定有問題的領域並以品質改善來針對問題做解決（Silow-Carroll et al., 2012）。

【摘要】

在本章中，討論了電子化健康紀錄的歷史、目的和使用它的原因。

電子化健康紀錄將會一直被使用，且它的用途正在迅速蔓延。數位影像、文字和零散資料可經由桌上型電腦、筆記型電腦，或行動裝置，如平板電腦或智慧型手機，輸入電子化健康紀錄。無論取得電子化健康紀錄的設備類型如何，使用它的方法可能會讓客戶安心，也可能減少服務對象合作度，甚至摧毀和服務對象建立起來的關係。

除了記錄和儲存臨床紀錄外，電子化健康紀錄系統還可用於提高照護品質。有意義的使用確保電子化健康紀錄不僅僅是照護歷史紀錄的資料庫。品質有改善是因為電子化健康紀錄可以減少錯誤，提供可用於改善照護實務的結果數據，並根據現存最佳證據為照護標準化提供範本。

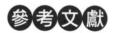

參考文獻

American Health Information Management Association [AHIMA]. (2009). *Analysis of healthcare confidentiality, privacy, and security: Provisions of the American Recovery and Reinvestment Act of 2009 PL111-5.* Retrieved from http://library.ahima.org/xpedio/groups/public/documents/ahima/bok1_044016.pdf

American Health Information Management Association [AHIMA]. (2012). *Health care reform and health IT stimulus: ARRA and HITECH.* Retrieved from http://www.ahima.org/advocacy/arrahitech.aspx

American Medical Association [AMA]. (2010). *HIPAA violation leads to jail time.* Retrieved from http://www.ama-assn.org/amednews/2010/06/07/bisb0607.htm

American Occupational Therapy Association (2010). Occupational therapy code of ethics and ethics standards. *American Journal of Occupational Therapy, 64* (Suppl.), S17–S26. doi:10.5014/ajot.2010.64S17

Baker, L.H., Reifsteck, S.W., & Mann, W.R. (2003). Connected: Communication skills for nurses using the electronic medical record. *Nursing Economics, 21,* 85–87.

Byrne, M. (2012). *Informatics 101 module.* Internally published learning module. St. Paul, MN: St. Catherine University.

Carter, J.H. (2008). What is the electronic health record? In J.H. Carter (Ed.), *Electronic health records: A guide for clinicians and administrators* (2nd ed., pp. 3–19). Philadelphia, PA: American College of Physicians Press.

CDC. (2012). QuickStats: Percentage of physicians with electronic Health Record (EHR) Systems That Meet Federal Standards,* by Physician Specialty—Physician Workflow Survey, United States, *2011 Mortality and Morbidity Weekly, 61*, 710. Retrieved from http://www.cdc.gov/mmwr/preview/mmwrhtml/mm6135a4.htm?s_cid=mm6135a4_w

CMS. (2012). *Meaningful use.* Retrieved from http://www.healthit.gov/policy-researchers-implementers/meaningful-use-regulations

Danielson, D. (2011). *Iowa launches investigation into unauthorized access of medical records of football players.* Retrieved from http://www.radioiowa.com/2011/01/28/iowa-launches-investigation-into-unauthorized-access-of-medical-records-of-football-players/

Dhopeshwarkar, R.V., Kern, L.M., O'Donnell, H.C., Edwards, A.M., & Kaushal, R. (2012). Health care consumers' preferences around health information exchange. *Annals of Family Medicine, 10*(5), 428–434. doi:10.1370/afm.1396

Gartee, R. (2007). *Electronic health records: Understanding and using computerized medical records* (2nd ed.). Upper Saddle River, NJ: Pearson Education.

HealthIT.gov. (2012a). *Health information exchange.* Retrieved from http://www.healthit.gov/providers-professionals/health-information-exchange

HealthIT.gov. (2012b). *We can't wait: Obama administration takes new steps to encourage doctors and hospitals to use health information technology to lower costs, improve quality, create jobs.* Retrieved from http://www.healthit.gov/achieving-MU/ONC_Encourage_HealthIT_FS.PDF

HealthIT.gov. (n.d.). *Dottie Bringle RN.* Retrieved from http://www.healthit.gov/profiles/natural-disaster/medical-records

Hersh, W. (2009). A stimulus to define informatics and health information technology. *BMC Medical Informatics & Decision Making, 9*(1), 1–6. doi:10.1186/1472-6947-9-24

HIT. (2012). *Fact sheet: HITECH progress.* Retrieved from http://www.healthit.gov/achieving-MU/ONC_Encourage_HealthIT_FS.PDF

Institute for Medicine [IOM]. (2011). *Patient safety.* Retrieved from http://www.iom.edu/Activities/Quality/PatientSafetyHIT/~/media/Files/Report%20Files/2011/Health-IT/HIT%20and%20Patient%20Safety.pdf

Lauretsen, J. (2011). *Allina fires 32 employees for snooping at patient records.* Retrieved from http://minnesota.cbslocal.com/2011/05/06/allina-fires-32-employees-for-snooping-at-patient-records/

Medicomp Systems, Inc. (2012). *At Medicomp the future is already here.* Retrieved from http://www.medicomp.com/company/ONC. (2010). *Certification and EHR incentives.* Retrieved from http://healthit.hhs.gov/portal/server.pt?CommunityID=3002&spaceID=48&parentname=&control=SetCommunity&parentid=&in_hi_userid=11673&PageID=0&space=CommunityPage

ONC. (2012). *Update on the adoption of health information technology and related efforts to facilitate the electronic use and exchange of health information: A report to congress.* Retrieved from http://healthit.hhs.gov/portal/server.pt/gateway/PTARGS_0_0_4383_1239_15610_43/http%3B/wci-pubcontent/publish/onc/public_communities/p_t/resources_and_public_affairs/reports/reports_portlet/files/january2012__update_on_hit_adoption_report_to_congress.pdf

Orenstein, C. (2008). *Hospital to punish snooping on Spears: UCLA moves to fire at least 13 for looking at the celebrity's records.* Retrieved from http://articles.latimes.com/2008/mar/15/local/me-britney15

Rogers, M. (2005). *Hurricanes, health records and you.* Retrieved August 27, 2006 from http://msnbc.msn.com/id/9431650/

Sebelius, K. (2012). HHS Secretary Kathleen Sebelius announces major progress in doctors' hospital use of health information technology. Retrieved from http://www.hhs.gov/news/press/2012pres/02/20120217a.html

Shamus, E. & Stern, D. (2011). *Effective documentation for physical therapy professionals* (2nd ed.). New York, NY: McGraw Hill Medical.

Silow-Carroll, S., Edwards, J.N., & Rodin, D. (2012). *Using electronic health records to improve quality and efficiency: The experiences of leading hospitals.* The Commonwealth Fund, July 2012. Retrieved from http://www.commonwealthfund.org/Publications/Issue-Briefs/2012/Jul/Using-EHRs-to-Improve-Quality-and-Efficiency.aspx

Tieman, J. (2004). Lurching into the future: Bush sets 2014 goal for EMR's, calls for incentives. *Modern Healthcare, 34*(18), 18.

CHAPTER **13**

確認服務對象來源：
轉介與篩檢

▶ 前言 ◀

職能治療從業人員有好幾種不同的方式可用來開發新服務對象。取決於職能治療從業人員工作機構的不同，可以藉由電話、傳真、走廊上的談話，或是電腦預警系統（內建在電子化健康紀錄）來發掘新服務對象。這些通知通常以轉介或者醫囑的方式達成。

第一節 | 轉介 |

轉介是指某人建議特定的一位服務對象可以從職能治療服務中獲得益處。職能治療師可以從任何人那裡接獲轉介。父母可以透過電話轉介小孩；護理師可以轉介一位因健康狀況變差而使居家生活變得困難的服務對象；脊椎整骨醫師可以轉介一位需要學習正確身體姿勢的服務對象；牙醫可以轉介一位有嚴重下巴疼痛問題的服務對象。物理治療師、老師、護理師助理，或任何治療有職能表現缺失可能性的人都可以提供職能治療服務轉介。沒有規定或條例可以阻止職能治療師接收任何人的轉介，但是第三方付費者（例如醫療管理照護組織和政府補償系統）通常不會因為只憑轉介就給付所提供的服務，除非該轉介來源是醫師。州執照法也可能有關於是否需要轉介的規定，以及若是需要的話，誰可以開轉介單。

第二節｜轉介和醫囑的角色界定｜

　　美國職能治療協會為轉介建立了一套標準，可以在美國職能治療協會的網站中找到〈職能治療實務標準〉（Standards of Practice for Occupational Therapy）（AOTA, 2010a），這些標準要求職能治療師必須負起轉介（和醫囑）接收和應對的責任。當一位服務對象所需的特殊專業知識非治療師自己可以提供的時候，〈職能治療實務標準〉（AOTA, 2010a）也要求職能治療師將服務對象轉介給其他臨床從業人員（具有專精知識的其他職能治療師或其他專業）。這也是〈美國職能治療倫理規範與倫理原則〉的標準之一（AOTA, 2010b）。為了確保適當的轉介或醫囑，職能治療師和職能治療生有義務教導轉介的來源，哪些對於職能治療服務而言是適當的介入或醫囑（AOTA, 2010a）。美國職能治療協會的標準不建議由職能治療生對轉介或醫囑進行接收或做出反應（AOTA, 2010a）。

第三節｜醫囑｜

　　醫囑是由醫師所寫的轉介，它像是處方箋。就如同藥師必須遵守由有執照之醫師所開的處方箋來發藥，職能治療師也必須遵從醫師的醫囑。許多人用「醫師的轉介」而不使用「醫囑」一詞；事實上美國職能治療協會（AOTA, 2010a）較偏愛使用「醫師的轉介」的說法。若一位服務對象被轉介到職能治療，通常會要求要有醫囑（或者由護理診斷師 [nurse practitioner]、脊椎整骨醫師、驗光師，或者其他法律上認可的健康照護專業所寫的轉介，根據州或者付費者規定而有所不同），治療服務才能夠得到給付。美國政府並未規定職能治療師在提供服務前，一定要有醫師的醫囑或轉介才行。不過一些州的執照法和一些付款者要求要有醫囑，職能治療師才可以治療服務對象。

　　若是一位職能治療師接收到職能治療服務的轉介，且和轉介來源談過且找出轉介的原因，職能治療師可以通知醫師且要求醫囑（或者轉介）。當和一位忙碌的醫師聯絡時，職能治療師需要有相當充分的理由說明服務對象為何會

從職能治療評鑑和介入中獲益。還記得在第 1 章介紹的 SBAR ？在和醫師通話時，會是使用 SBAR 的好時機。實際上，不管是否牽涉到一位忙碌的醫師，職能治療師和職能治療生需要清楚了解且表達為何每一位接受職能治療服務的服務對象會從職能治療服務中獲益。當職能治療師對服務對象進行觀察或篩檢，並認為職能治療服務將有利於服務對象時，可聯繫醫師（或其他有法定執照的醫療照護人員）起始一份醫囑，並和醫師討論職能治療服務能夠如何幫助這位醫師的病患。

職能治療師應使用自身最好的臨床判斷，來決定職能治療的轉介或者醫囑是否恰當，同時也是由職能治療師決定是否需要額外的醫囑。例如，我看過一些來到復健部門（職能治療、物理治療和聽語治療），因日常生活活動而要求做物理治療的轉介。物理治療工作人員把醫囑交給職能治療部門，要求職能治療師打電話向醫師解釋職能治療才是處理日常生活活動的專業，並要求醫師更改醫囑。相反地，我曾看過醫囑要求職能治療提供娛樂性的活動。一般說來，第三方付費者通常不會給付娛樂性活動，所以，職能治療師有必要和醫師討論這個狀況，且決定服務對象是否有職能表現的問題。職能治療師也應該想想，把服務對象轉介給娛樂治療是否會比職能治療來得恰當。

醫囑（轉介）需要包含一些特定的內容。醫囑（轉介）需要含有服務對象的全名、日期，有時候還要有開立醫囑的時間、醫師的全名和頭銜（或者符合州法和付費者規定的相似頭銜）、轉介（醫囑）的原因，以及職能治療服務的頻率和期間。頻率指的是職能治療介入時段多久一次，期間指的是需要多長的時間才能夠滿足服務對象的需求。一些機構也要求把介入的強度包含在醫囑中；強度指的是每次介入時段的時間長短。如一份醫囑（轉介）為職能治療服務 1 週六次（頻率），持續 3 週（期間），每天兩次各 30 分鐘（強度）的療程，將能滿足這一部分的要求。若上述的任何因子被漏掉了（且這種情況經常發生），職能治療師有責任和醫師聯絡以釐清醫囑。有時，職能治療師完成評鑑，然後根據評鑑結果和醫師聯絡，且釐清頻率、強度和期間，這被稱為「澄清」（clarification）醫囑。有些職能治療師偏愛籠統的醫囑，像是只寫「職能治療評鑑和治療」，他們覺得應由職能治療專業人員來決定什麼對服務對象而

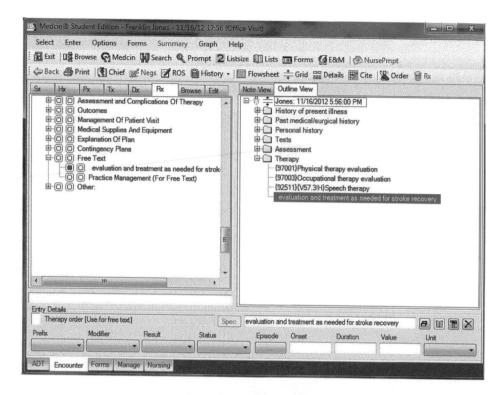

圖 13-1 職能治療醫囑

言是最好的。圖 13-1 顯示在電子化健康紀錄裡轉介的格式。

　　通常會需要一份持續的醫囑以便繼續獲得給付，尤其給付的來源是第三方付費者。要求醫師在服務對象的照護計畫（介入計畫）上簽名，就可以當作是持續的醫囑。美國聯邦醫療保險稱這個過程為認證和重新認證（CMS, 2008）。美國聯邦醫療保險要求任何接受門診職能治療（B 部分）的服務對象，每 90 天都要被重新認證，以及醫師在認為有必要時，有權更改照護計畫（CMS, 2008）。

第四節 | 篩檢 |

　　通常（但並非總是）篩檢發生在職能治療師和服務對象第一次會面時。篩

辨認出這些轉介的不同部分：

1.

7-10-08		Gertude Silversterin
0803		#SIL439855GE
		房間 408B

職能治療評鑑與治療右側癱瘓中風一星期兩次，為期 1 週。著重日常生活活動和工具性日常生活活動。若有需要可提供輔具且做輔具訓練。預計出院日期 7-17-13。

Dr. Sara Bellar

#5843-392

轉 介 日 期：＿＿＿＿＿＿＿＿　　醫師姓名：＿＿＿＿＿＿＿＿

服務對象姓名：＿＿＿＿＿＿＿＿　　頻　　率：＿＿＿＿＿＿＿＿

期　　　　間：＿＿＿＿＿＿＿＿　　強　　度：＿＿＿＿＿＿＿＿

轉 介 的 理 由：＿＿＿＿＿＿＿＿＿＿＿＿＿＿＿＿＿＿＿

是否屬於適當轉介？□是　□否

為何是？為何不是？

2.

Kyle Beback
May 31, 2013

職能治療評鑑與治療。

Dr. Don Touchme

#5883-1202

轉 介 日 期：＿＿＿＿＿＿＿＿　　醫師姓名：＿＿＿＿＿＿＿＿

服務對象姓名：＿＿＿＿＿＿＿＿　　頻　　率：＿＿＿＿＿＿＿＿

期　　　　間：＿＿＿＿＿＿＿＿　　強　　度：＿＿＿＿＿＿＿＿

轉 介 的 理 由：＿＿＿＿＿＿＿＿＿＿＿＿＿＿＿＿＿＿＿

是否屬於適當轉介？□是　□否

為何是？為何不是？

檢是對服務對象簡短、不干預的檢查，看看是否需要進一步的評鑑或介入。通常是透過觀察服務對象和回顧服務對象病歷來完成，而非職能治療師直接介入。篩檢通常是不能獲得給付的，卻可以是一個識別需要給付服務之潛在服務對象的好機會。在大多數的情況中，篩檢可以在沒有醫師轉介或醫囑的情況下完成。若是有職能治療醫囑，篩檢可以是在開始服務對象完整評鑑之前的簡短病歷回顧。

在一些機構中，職能治療師例行要篩檢出潛在的服務對象，這稱作「第一型篩檢」（Collier, 1991）。例如，一位在護理之家工作的職能治療師可能會篩檢所有新入院的服務對象，或者一位開業的職能治療師會對當地健康博覽會的遊客做篩檢。接著，若篩檢結果顯示需要職能治療服務，那麼可以向醫師索取醫囑。在其他機構或者其他時候，職能治療師可能只會在接收到轉介後，才進行篩檢的動作，這稱作「第二型篩檢」（Collier, 1991）。

篩檢並不是評鑑的替代物，第 14 章將會對評鑑做更深入的探索。評鑑是比篩檢更完善且特定的，而且通常可以獲得給付。有時把篩檢當作是完整評鑑的替代物是很誘人的，特別是當時間很寶貴時。但不要這麼做！篩檢並不適合被拿來精準地測量服務對象的長處和需要加強的地方，或者拿來發展目標。圖 13-2 列出美國職能治療協會篩檢以及相關術語的定義；圖 13-3 則列出美國聯邦醫療保險篩檢以及相關術語的定義。如第 4 章所提及的，「評估」（assessment）在一些機構中是「篩檢」的意思，而在一些機構中則被當作

- **評估**：在評鑑過程中使用的特定工具或儀器。
- **評鑑**：為了介入而獲取和解讀數據的過程，這包括計畫和記錄評鑑過程和結果。
- **重新評鑑**：針對服務對象對介入的反應進行批判性分析的過程，這種分析讓治療師能和服務對象合作，一起對介入計畫做必要的改變。
- **篩檢**：獲取與審查和潛在服務對象相關的數據，以決定服務對象是否需要評鑑和介入。

13-2　美國職能治療協會重要術語、定義

資料來源：AOTA (2010a, p. S107).

- 評估：與評鑑是分開的，且是包含在服務或程序中（不單獨支付）。在與治療服務相關的美國聯邦醫療保險手冊中「評估」一詞的使用，與現有療程術語（Current Procedural Terminology, CPT）代碼中的語言是有所區別的。在現有療程術語中將評估進行分類，例如 97755，是指可收到給付的輔助技術評估。評估只能由臨床從業人員提供，因為評估需要專業技巧，透過觀察和訪談患者蒐集數據，並且可能包括有限的客觀檢測和測量以對患者的狀況做出臨床判斷。評估確定了例如自上次訪問／治療日以來患者狀態的變化，以及計畫的程序或服務是否應該被修改。根據這些評估數據，專業人員可以對目標進展情況做出判斷，以及／或者確定需要進行更完整的評鑑或重新評鑑（見本段後面的定義）。按照計畫對期望的進展進行例行的每週評估，是不能被當作重新評鑑而收到給付的。
- 認證：是醫師／非醫師從業者（nonphysician pratitioner, NPP）對照護計畫的批准。認證（certification）要求在照護計畫或其他一些文件上簽名且註明日期，以表示批准照護計畫。
- 評鑑：是由臨床從業人員提供的單獨給付綜合性服務。如上所述，評鑑需要專業技能，藉由客觀測量結果和對患者表現與功能的主觀評鑑，對所服務的病症進行臨床判斷。在一些情況下評鑑是有必要的，例如，一個新的診斷或一個症狀在新的機構中被治療。這些評估性判斷對於制訂照護計畫而言是很重要的，包括制訂目標和選擇介入。
- 重新評鑑：提供了未包含在其他紀錄中額外的客觀資訊。重新評鑑是單獨給付的，並在照護的期間，由臨床從業人員的專業評估顯示患者的顯著改善、退步，或者出現在照護計畫期待以外的狀況或功能狀態之改變。有些州的法規和州的實務法案要求在特定的時間進行重新評鑑，美國聯邦醫療保險給付規定，重新評鑑還必須符合美國聯邦醫療保險給付指導原則。需要重新評鑑的決定應交由臨床從業人員來判斷。

圖 13-3　美國聯邦醫療保險重要術語、定義

資料來源：CMS (2008, pp. 7-9).

「評鑑」的同義字。〈職能治療實務標準〉（AOTA, 2010a）明確地指出評估這一術語並不能和篩檢或評鑑互換；然而其他專業在這些術語的使用上卻可能有不同的用法。要確保你知道在你的機構／組織和給付系統中，如何使用這些字彙。

　　根據 Collier（1991）所述，進行篩檢的時機有幾個一般性的指導方針：

- 只有在你相信那些在篩檢中將被找出來的潛在問題，可以因職能治療的介入而產生正面的效果時，才做篩檢。你不會想要為那些超出職能治療執業範圍的問題做篩檢。例如，你不會想要為服務對象的發音問題做篩檢；聽語治療師會對其做篩檢。

- 篩檢最好是在相關的時機完成，也就是，應該在介入有作用時完成。聽起來很顯而易見，就像是你不會對高中生做發展遲緩的篩檢，而是會對學齡前兒童做發展遲緩篩檢。

- 必須有一些理由讓人相信，你所篩檢的族群中有些人會有因篩檢而偵測出問題。若你篩檢一個健康的族群，你必定會預期至少要有一部分的人最終會需要你的服務。

- 職能治療介入必須能幫助減緩你所辨識出來的問題。當你不能對篩檢出來的問題提供任何服務時，篩檢會變得毫無意義。

- 最後，使用你認為有信效度的篩檢方式。這並不表示它們需要被標準化，而是你的方法夠敏感，可以找出那些帶有特定問題的人。

　　篩檢有四種可能的結果。第一種是服務對象可能真的需要職能治療介入；第二種是服務對象現在可能不需要介入，但有足夠的理由讓你覺得再過幾個月（或者你認為合適的時間內），服務對象會需要再次被篩檢；第三種是服務對象可能需要被轉介到其他專業；最後則是服務對象可能不需要任何介入。

第五節｜篩檢的角色界定｜

　　美國職能治療協會對篩檢建立了一套標準，可在〈職能治療實務標準〉（AOTA, 2010a）中找到。職能治療師應負責執行篩檢，然而，在職能治療師督導下的職能治療生也可以對篩檢做出貢獻，職能治療師應負責選出適合的篩檢工具和方式。美國職能治療協會之〈提供職能治療服務時之督導、角色和責任原則〉（Guidelines for Supervision, Roles, and Responsibilities during the Delivery of Occupational Therapy Services）（AOTA, 2009）明確指出，職能治

療師應負責決定服務對象為何需要職能治療服務，這也是篩檢的目的之一。職能治療師或在職能治療師督導下的職能治療生會對篩檢的結果做溝通，且對團隊的其他成員或者其他適合的人做出建議（AOTA, 2010a）。

第六節｜接觸紀錄｜

通常會有一份簡短的紀錄寫在病歷裡，以便告知收到轉介／醫囑，或者篩檢已完成。這份紀錄的內容包括收到轉介的時間和日期，以及服務對象被安排接受評鑑的時段。若你完成篩檢，紀錄也應該要包括篩檢的結果。圖 13-4 包括兩份篩檢接觸紀錄的範例。

美國職能治療協會〈職能治療病歷紀錄準則〉（AOTA, 2013）建議應該

1/14/13. 10:35 a.m. 今天收到 Dr. Bush 開的職能治療評鑑和 3 星期的介入醫囑。Jacob Olson，大家通常叫他 Jake，是一名 21 歲男性，患有右拇指肌腱炎；脖子、背部和右手臂疼痛。服務對象因打電動遊戲、傳簡訊和打籃球而傷了他的大拇指。他的大拇指目前被固定住不能移動且干擾到他的日常職能。Jake 報告說他喜愛打電動，打籃球以外的時間大部分都在打電動。在短暫的訪談中，Jake 表示自從他的大拇指被限制不能活動後，他只能在一旁看別人玩電玩，但他自己沒有玩，他說他很無聊。Jake 說，他渴望回去打籃球，因為他希望在大學畢業以後可以進入 NBA 打球。他目前主修體育管理。建議對其職能領域進行全面性的評鑑，並對其工作／娛樂空間進行符合人體工學的評估。

K. Elemen, MA, OTR/L.

5/2/13. 10:35 a.m. 於 2013 年 5 月 1 日收到職能治療評鑑和介入的轉介，以提高自我照顧技巧。Esse Teeyouvee 是一名退休的圖書管理員，她在自家外的冰上跌倒導致左髖關節和橈骨骨折。病歷回顧顯示她有高血壓和心房纖維性顫動的病史。注意髖關節術後預防措施。她和先生住在一間連排別墅裡，她的先生在篩檢時也在場。當被要求移動她的左手臂時，她的關節活動度有限。篩檢的結果顯示，服務對象可能會因職能治療評鑑和介入而在職能領域有所獲益。評鑑安排在今天下午。

O. Pequeare, OTD, OTR/L.

📖 13-4　篩檢接觸紀錄的範例

包括在篩檢紀錄中的內容。表 13-1 顯示在篩檢完成後，應該記錄在接觸紀錄裡的內容。記住，篩檢紀錄不只應該記下你和服務對象的互動，也應該包含從病歷或電子化健康紀錄（EHR）回顧得到的資料。

接觸紀錄也用於職能治療過程的其他步驟中。美國職能治療協會〈職能治療病歷紀錄準則〉（AOTA, 2013）建議所有職能治療師或職能治療生和服務對象間的接觸都應該要記錄下來，包括電話聯繫和其他人的會面。應該要用接

表 13-1　接觸紀錄的內容

內容	解釋
服務對象資料	姓名 生日／年齡 性別 診斷或病況 此時需要注意的事項與禁忌 註：在電子化健康紀錄中，大部分這些資料都會 　　由系統在適當處自動彙整出來。
轉介資訊	轉介來源的名稱 轉介日期 轉介的原因 要求的服務項目 預期提供服務的時間 付款者
簡短的職能檔案	記錄你所知道的： • 服務對象尋求服務的原因 • 優勢和需要改善的部分 • 支持或阻礙職能表現的情境和環境 • 職能歷史 • 病史、學歷，和／或工作經歷 • 服務對象的優先考量和目標
使用的評估工具和結果	描述你是怎麼得到你的資訊以及你的結論。
建議	下一步的專業判斷（例如要不要執行完整的評鑑）。

資料來源：AOTA (2013).

觸紀錄來記錄服務對象未出席治療時段（AOTA, 2013; Fremgen, 2002）。美國職能治療協會（AOTA, 2013）的這份準則更建議職能治療從業人員，應該要以接觸紀錄的方式把服務對象或照顧者的訓練記錄下來，一定要包括參與訓練所有人員的名字和服務對象的反應（若有的話）。

在許多機構中，每次和服務對象接觸就要寫一份接觸紀錄，包括每次介入時段。這些紀錄包括特定的介入參與（介入的種類和服務對象對介入的反應）、與服務對象的關鍵性溝通、環境或任務的改造，和／或任何設備（輔具）的製造或改造（AOTA, 2013）。一些機構偏愛使用 SOAP、DAP 或者敘述式的格式（參見第 17 章）。

◆ **習題 13-2**

- -

下列哪些情況適合做篩檢？

1. 在一個急性照護醫院，醫囑送到職能治療部門要求評鑑服務對象。

2. 你在手部治療診所工作，你最近的服務對象量大幅減少。在你診所對面的商業區將舉行健康博覽會，健康博覽會的協調者建議你提供免費的握力與捏力測試。

3. 你有一個朋友在一棟全新的協助性生活機構中當督導。她想要請你每個月來機構一次，為所有新住戶針對跌倒預防和其他安全考量做篩檢。這個機構並沒有職能治療從業人員，你則在附近的幼兒園工作，而且從來沒有治療過老年人。

4. 你所工作的護理之家，一位護理師要求你檢視一位護理之家的居民。這位居民花在吃飯上的時間越來越久，即使他們讓他第一個開動，他仍是最後一個吃完的。護理師要求你在他吃中飯時觀察他，並且告訴她是否需要向醫師取得職能治療的醫囑。

第七節｜遵守美國聯邦醫療保險的規定｜

　　職能治療服務的付費者有數百家，每家保險公司、健康管理機構、州醫療保險，或其他州立計畫都有一套他們自己的文件標準，因此，沒有明確的國家標準可以用來滿足所有付款者的要求。作為國家保險計畫，美國聯邦醫療保險曾為紀錄制定了國家標準，然而美國聯邦醫療保險行政承包商（Medicare Administrative Contractors, MACs）之後可能還會發布更多和紀錄相關的政策。由於有太多付費者的個別紀錄標準，且美國聯邦醫療保險的標準往往是付費者標準中最嚴格的，因此有些人建議將美國聯邦醫療保險的標準當作紀錄的最低標準。當然在某些機構中，如兒科或某些精神科診所，美國聯邦醫療保險的標準可能不適用，因為主要付款者幾乎不會是美國聯邦醫療保險。儘管如此，許多付款者在建立有關紀錄的政策時是追隨美國聯邦醫療保險的指引的。

　　為了清楚起見，美國聯邦醫療保險定義了與醫療服務提供者溝通時使用的術語。請參見圖 13-3 以查看美國聯邦醫療保險如何定義相關術語。門診職能治療紀錄的完整定義和規則可以在美國聯邦醫療保險的網站上找到，網址為 http://www.cms.hhs.gov。

　　只有當服務有適當的紀錄支持服務的必要性，並能為這些服務的給付提出合理化的解釋時，美國聯邦醫療保險才會給付這些服務（CMS, 2008）。根據美國聯邦醫療保險規定，只有當紀錄指出服務是符合醫療必須性的，才能將此服務稱為是醫療上必須執行的，包括由臨床從業人員（或適當的合格專業人員）在醫師／非醫師從業者的批准下提供的技術性、復健性的服務，安全，並且有效（即病況進展顯示照護對功能復健有效）（CMS, 2008, p. 23）。

　　為了使美國聯邦醫療保險支付諸如職能治療之類的服務，服務必須符合某些要求。五項主要規範為：

- 服務對象必須由認證此照護計畫的醫師來照護（CMS, 2008, 2012）。
- 服務必須由有專業技能的職能治療師或在職能治療師監督下的職能治療生提供。這意味著評估、評鑑和介入需要職能治療從業人員的知識、專業知識、臨床判斷、決策和能力，也可能為了確保服務對象的安全而要

求由有專業技巧的職能治療從業人員執行。如果一位助手，或者一位家庭成員就可以執行，那麼它就不再需要一位有專業技巧的職能治療從業人員，美國聯邦醫療保險也就不再支付這項服務了（CMS, 2008）。

- 這些服務適合服務對象的個人需求。這意味著服務的類型、服務的頻率、強度和持續的時間是專門針對服務對象的狀況的（CMS, 2008）。
- 醫師的醫囑或轉介不是必要的，但是為了獲得給付，醫師必須為照護計畫認證（CMS, 2012）。
- 照護計畫也可以由醫師或非醫師從業者（例如，專科護理師或醫師助理）認證（CMS, 2012）。

任何美國聯邦醫療保險的服務對象紀錄都需要顯示所提供的照護是符合所有的標準。付款者應該在閱讀你的紀錄時就可以了解你的專業技能是必須的，所提供的照護是適當的，且醫師已經認證了照護計畫（CMS, 2008, 2012）。篩檢可以在沒有醫囑或轉介的情況下完成，但是評鑑和持續的介入則需要醫師的醫囑／轉介。醫師的醫囑／轉介是醫師參與照護服務對象的證據。

──────────── 【摘要】 ────────────

職能治療師通常在收到為服務所寫的醫囑或轉介後和服務對象接觸。轉介的來源可以來自各處，包括服務對象或服務對象的家人、其他健康服務、社會服務，或教育界的專業人員或醫師。大部分的付費者要求要有醫師的轉介或醫囑。

篩檢通常是職能治療人員和服務對象的第一次接觸。有時候，篩檢是例行為專案或機構的新進服務對象而執行。其他時候，篩檢是在其他健康、社會服務，或教育界的專業人員要求下而執行。篩檢通常是簡短的，且透過病歷回顧、訪談和觀察來完成。篩檢幫助決定一個完整的評鑑是否會有所幫助。篩檢可以在收到職能治療服務醫囑前完成，或者在收到轉介或醫囑之後發生。

接觸紀錄的撰寫，通常是用來證實職能治療師收到轉介或醫囑、篩檢完成了，以及未來是否有評鑑和／或介入的需要。另外，簡短的接觸紀錄也可記錄

在職能治療服務執行期間，職能治療師和職能治療生與服務對象的每次接觸。接觸紀錄記下和服務對象或者服務對象照顧者間的溝通，以及介入執行的描述和服務對象對介入的反應。接觸紀錄也用於記錄服務對象未出席治療時段的原因，以及和服務對象在電話裡溝通的內容。

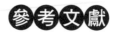

參 考 文 獻

American Occupational Therapy Association [AOTA]. (2009). *Guidelines for supervision, roles, and responsibilities in the delivery of occupational therapy services.* Retrieved from http://www.aota.org/-/media/Corporate/Files/Secure/Practice/OfficialDocs/Guidelines/Guidelines%20for%20Supervision%20Roles%20and%20Responsibilities.pdf

American Occupational Therapy Association. (2010a). Standards of practice for occupational therapy [Supplemental material]. *American Journal of Occupational Therapy, 64,* S106–S111. doi:10.5014/ajot.2010.64S106

American Occupation Therapy Association. (2010b). Occupational therapy code of ethics—2010 [Supplemental material]. *American Journal of Occupational Therapy, 54,* S17–S26. doi:10.5014/ajot.2010.64S17

American Occupational Therapy Association. (2013). *Guidelines for documentation of occupational therapy.* Retrieved from http://www.aota.org/-/media/corporate/files/secure/practice/officialdocs/guidelines/guidelines%20for%20documentation.pdf

Centers for Medicare and Medicaid Services. (2008). *Pub100-02 Medicare benefit policy: Transmittal 88.* Retrieved May 8, 2008, from http://www.cms.hhs.gov/transmittals/downloads/R88BP.pdf

Centers for Medicare and Medicaid Services. (2012). *Physical, occupational, and speech therapy services.* Retrieved from http://www.cms.gov/Outreach-and-Education/Outreach/OpenDoorForums/Downloads/090512TherapyClaimsSlides.pdf

Collier, T. (1991). The screening process. In W. Dunn (Ed.), *Pediatric occupational therapy: Facilitating effective service provision* (pp. 10–33). Thorofare, NJ: Slack.

Fremgen, B. F. (2002). *Medical law and ethics.* Upper Saddle River, NJ: Prentice Hall.

CHAPTER 14

評鑑報告

▶ 前言 ◀

　　初評報告是你要撰寫的最重要文件之一。所有其他文件（例如：進展報告、介入計畫和出院摘要）均需倚賴清晰明確的初評報告。評鑑報告會呈現對職能治療服務的需求。如果紀錄中沒有服務需求，為何會有人應該支付費用？缺乏評鑑文件，很難在介入前識別服務對象的功能級別。換言之，你與其他團隊成員和付費者，需要可以觀察進展變化的基礎點（Moyers & Dale, 2007）。

　　本章著重於書寫完善的評鑑報告要素。評鑑報告取決於職能治療師蒐集和詮釋資料的技巧。本書不會涵蓋執行評鑑的特定說明，也不會建議特定的評估工具。職能治療從業人員可以取得許多資源，說明如何選擇與執行適當評估工具和解釋蒐集到的資料。本章假設你已取得資料，目前需要進行過程的撰寫。

第一節｜職能治療評鑑過程中的角色界定｜

　　職能治療師需對職能治療評鑑過程負責（AOTA, 2009, 2010）。職能治療生在職能治療師督導下，可能會參與評鑑過程。職能治療師或職能治療生可能會對服務對象和其他人（如果適當）進行評鑑過程和理由的衛教說明。

　　職能治療師需判斷最適合使用的評估工具（AOTA, 2009, 2010）。執行評估的職能治療從業人員，需負責遵循執行標準化測驗所建立的流程。職能治療師需負責摘述、分析和詮釋資料（AOTA, 2010），並以服務對象目前的功能狀態為基礎，利用資訊發展適當的介入計畫。職能治療師需遵循已經建立的評鑑結果文件指引，以及機關／機構、付費者規範、適用的認證機關標準、州立

和聯邦政府法律規範所接受的時間期程和格式。職能治療從業人員也需遵循和其他參與服務對象照護的相關人員進行評鑑結果溝通交流時的隱私保密。職能治療生在職能治療師督導下，可能會參與這些過程（AOTA, 2010）。

最後，美國職能治療協會（AOTA, 2010）的標準提及職能治療師會依據職能治療評鑑結果，提出由其他專業進行評鑑或介入的建議。以實務面而言，代表職能治療師最終需對評鑑過程的各階段負責：指導評鑑、詮釋數據資料、發展介入計畫（AOTA, 2009）。不過，職能治療生在評鑑過程中可以提供重要的貢獻。如果適合職能治療生的技巧和服務對象的病症，職能治療師可將部分評鑑過程委託給職能治療生（AOTA, 2009, 2010）。職能治療生必須在執行任何評鑑過程時，展現服務能力，包括標準化測驗。州政府的證照法規涵蓋將職責委託給職能治療生的標準，以及需提供的督導類型和督導量。務必謹慎核對你服務所在地之政府證照主管機關的特定規範（AOTA, 2010）。

評鑑是連續的過程而非單一時間事件。職能治療師蒐集到的所有資訊，無論來源為何，均有助於評鑑過程，包括轉介和服務對象病歷所提供的資訊。當職能治療從業人員在各職能治療過程中觀察服務對象時，所有這些觀察資訊都可使用於重新評鑑的過程中。在某些由職能治療生擔任主要服務提供者的設施中，職能治療師需倚賴職能治療生提供介入期間蒐集到的資訊進行重新評鑑。

第二節｜評鑑的核心概念｜

Bass-Haugen（2010）提出進行評鑑的三種主要目的：評鑑是為了（1）說明服務對象目前的表現程度；（2）選擇介入和預期成果；（3）建構支持職能科學和職能治療的理論。大多數會在評鑑之後，進行某些種類的職能治療介入。因此你需說明服務對象的特殊情境，透過目標設定預期未來的功能狀態，以及建立可供日後進行表現評量和比較的基礎資料。

有些時候，完成評鑑後並不需要介入。在這種情況下，評鑑可作為服務對象當時功能表現的紀錄。如果日後進行其他評鑑，則可與前次評鑑比較，觀察功能技巧是否有增加或減少。如果職能治療師扮演諮詢角色的功能，可以從透

過其他人進行介入的期望角度，撰寫評鑑結果。在這種情況下，需要留意評鑑報告使用的語言，讓提供服務的付費者能夠了解需要滿足的需求為何。

Moyers 和 Dale（2007）認為評鑑過程的重點在於「透過職能活動參與，進而支持服務對象的社區或組織活動參與。」（p. 22）因此你的評鑑報告重點會是職能活動參與，而非影響表現的服務對象因素。〈職能治療實務架構—第三版〉（AOTA, 2014）認為評鑑過程的重點在於找出服務對象想要從事、需要從事、已經從事、能夠從事的職能活動；並找出支持或抑制行為表現的因素。

這些觀點都支持「由上而下」的評鑑方法。由上而下的方法會先考慮職能角色和職能表現，然後才辨識影響職能表現的因素（Stewart, 2001; Weinstock-Zlotnik & Hinojosa, 2004）。首先考量服務對象需要或想要進行的特定任務；之後才會「考量特定的基礎技巧」（表現技巧、表現型態、情境、活動要求、服務對象因素）（Weinstock-Zlotnik & Hinojosa, 2004, p. 594）。

某些模型和參考架構支持由上而下的方法；不過也有其他支持「由下而上」方法的模型和參考架構。在由下而上的方法中，會先評鑑基礎因素；然後才處理職能表現（Weinstock-Zlotnik & Hinojosa, 2004）。由下而上的方法需要先檢視服務對象的能力和限制，並假設排除、減少或代償該限制後，職能表現將可自然獲得改善（Weinstock-Zlotnik & Hinojosa, 2004）。這可能是在某些情境下最合理的方法，例如無法口語回應但需要製作副木以避免出現攣縮的加護病房（ICU）患者。表 14-1 提供由上而下和由下而上的模型及參考架構範例，但並非完整列表。

表 14-1　由上而下和由下而上的模型與參考架構

由上而下	由下而上
加拿大職能表現模式	生物力學
當代目標導向	認知障礙
人類表現生態學	神經發展治療
人類職能模式	本體神經肌肉促進理論
人—環境—職能的表現	感覺統合

以特定模型或參考架構作為評鑑過程的基礎是很重要的。模型或參考架構可提供你評鑑的起始點及進行方向。模型或參考架構會引導職能治療師選擇評鑑方法與評估工具時的重要思維，以及職能治療師描述職能表現優勢和劣勢時的遣詞用字。關於模型與參考架構影響的更多討論內容，請參見本書第 5 章。

引導當代職能治療實務最主要的概念為實證基礎實務（evidence-based practice）和服務對象中心實務（client-centered practice）（Hinojosa, Kramer, & Christ, 2010）。實證基礎實務代表你必須竭盡所能展現你對蒐集資料的解釋，以及介入計畫受到服務對象需求和研究資料的支持。以服務對象為中心代表服務對象在評鑑過程中是一個完全參與的夥伴（Law, Baum, & Dunn, 2001）。身為夥伴，服務對象的主觀經驗以及職能治療師的客觀觀察和評量，對於評鑑過程同等重要。職能治療結果（目標）的建立，有賴於服務對象和職能治療師的共同努力。服務對象的主觀經驗會反映在職能檔案中，客觀觀察和測量則會反映在職能表現分析中（AOTA, 2014）。

Hinojosa 和 Kramer（2010）指出幾項會影響評鑑過程的哲理和理論。首先，評鑑過程會持續貫穿於服務遞送過程，是一種動態和互動性的過程。從職能治療師第一次和服務對象接觸時開始。一旦完成初評後，就開始進入重新評鑑的過程。其次，蒐集到的資料應用於「促進服務對象參與個人有意義的活動和實現人生角色的職能活動」（Hinojosa & Kramer, 2010, p. 25）。再者，我們知道評估工具會有偏誤，施測人員也是一樣。評估工具會因為受測者的性別、文化、地理位置、教育程度或社經地位而產生偏誤。施測人員，包括職能治療師在內，有時候會將期望、個人偏見和先入為主的觀念帶入測驗情境。當然，我們希望評估工具的挑選都盡量不帶偏見，且職能治療師會盡力避免讓偏見影響施測和解釋方式。再者，服務對象的觀點以及服務對象家人和照顧者的觀點，都會納入評鑑過程。最後，評鑑過程是以相關的理論和參考架構作為基礎（Hinojosa & Kramer, 2010）。

第三節 | 評鑑過程 |

評鑑的過程有許多步驟。這些步驟詳列於 Moyers 和 Dale（2007）的《職能治療實務導引》（*Guide to Occupational Therapy Practice*）和〈職能治療實務架構—第三版〉（AOTA, 2014）。請記住，評鑑（evaluation）一詞指的是一種過程，評估（assessment）則是用於蒐集評鑑資訊所使用的工具（AOTA, 2010）。評鑑過程包括規劃評鑑方法、蒐集資料、假設、設定目標及規劃介入計畫。Moyers 和 Dale（2007）提出評鑑過程的九個步驟。圖 14-1 說明此過程。

第一個步驟為統整職能檔案所分享出來的資訊（AOTA, 2014; Moyers & Dale, 2007）。如此可讓職能治療師在後續的評鑑過程，專注於職能領域及職

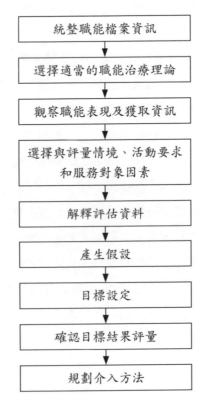

圖 14-1　職能治療評鑑過程步驟

能情境。

接著，職能治療師會決定用於引導後續過程思維的理論方法（AOTA, 2014; Moyers & Dale, 2007）。職能治療師必須利用臨床推理技巧和實證基礎實務概念。理論方法和方法組合不但會形塑評鑑過程，也會影響職能治療的介入和目標結果。

第三個步驟包括觀察和記錄服務對象在其重要職能和活動中的表現（AOTA, 2014; Moyers & Dale, 2007）。除了觀察服務對象參與職能活動的過程外，此步驟還包括檢視職能治療生或觀察服務對象表現的其他人員提供的資訊。重點在於職能、職能表現效能、服務對象對於職能表現效能的滿意度。通常時間上並不允許職能治療從業人員觀察服務對象參加的每項可能重視的活動，因此必須進行某些排序。可針對服務對象或服務對象照顧者最重視的活動進行觀察（AOTA, 2014; Moyers & Dale, 2007）。

接著，職能治療師會選擇要使用的評估工具（AOTA, 2014; Moyers & Dale, 2007）。職能治療師或在職能治療師督導下的職能治療生，可使用評估工具評量服務對象的因素、情境和活動要求。評估工具可能會是特定評量流程的正式測驗，或取決於服務對象情況和需求的非正式測驗。

第五個步驟需要職能治療師的臨床推理技巧。在此步驟，會進行評估資料解釋，勾勒支持和阻礙有效職能表現的明確圖像（AOTA, 2014; Moyers & Dale, 2007）。標準化測驗的施測手冊會提供正確解釋測驗結果的說明。美國職能治療協會（AOTA, 2013）建議治療師可透過測驗結果展現自信*。可從測驗分數是否與觀察到的行為相一致開始。例如，測驗可能顯示服務對象的肌力不足，但在穿衣過程觀察到服務對象利用該肌肉對抗重力。或測驗顯示服務對象無法遵循三步驟指令，但在職能治療活動室卻可完美遵循你要求的「撿起來，將它放在櫃子上，然後回來坐在椅子上」。這些結果需要加以彙整，並與職能檔案建立明確的關聯性（AOTA, 2013）。

---

* 譯者註：也就是說，治療師需針對測驗結果和觀察表現不一致的地方進行臨床推理，解釋關聯性。

下一個步驟可能與最後一個步驟交融而無明顯的區隔。在此步驟，職能治療師會對服務對象在職能表現領域的優勢和弱勢／需求形成假設（AOTA, 2014; Moyers & Dale, 2007）。弱勢／需求領域會成為介入計畫（下一個步驟）的目標，優勢則會納入介入方法中。

第七個步驟，職能治療師會針對服務對象的弱勢／需求和想要的目標結果訂定長期和短期目標（AOTA, 2014; Moyers & Dale, 2007）。此步驟需要和服務對象或照顧者合力完成。在以服務對象為中心的照護中，合作扮演著關鍵性的要素。

接著，確認目標結果評量（AOTA, 2014; Moyers & Dale, 2007）。利用目標結果評量，判斷何時可不需繼續治療。目標結果可反應服務對象的職能表現、表現滿意度、角色勝任度、調適能力、健康福祉或生活品質（AOTA, 2014; Moyers & Dale, 2007）。

最後，確認可能的介入方法（AOTA, 2014; Moyers & Dale, 2007）。這些會反映出職能治療師擁護的理論方法，並對具有相似需求的服務對象展現效益。臨床從業人員應備妥佐證資料支持所訂定的介入計畫。

第四節 | 評鑑報告要素 |

評鑑方法各異。有些是全面性的；有些是問題導向的；有些會使用標準化的正式評估工具；有些會使用非標準化、非正式、以活動為基礎的評鑑。可使用檢核表和自陳式評量工具。評鑑結果的紀錄可參照多種不同用詞：評估摘要報告、評鑑摘要、評鑑報告、評鑑紀錄或評估報告和計畫。本書使用「評鑑報告」一詞。

與所有臨床紀錄一樣，評鑑報告必須呈現某些要素。除了常見的識別性資訊（服務對象姓名、出生日期、性別和診斷），也需納入轉介理由、轉介時間和轉介人，以及需要的服務類型／服務量（AOTA, 2013）。也會列出使用的評估工具，以及其他參考報告，例如醫師提供的病歷和體檢報告，或職能治療師使用的服務對象收案登記表。需敘明會干擾職能治療評鑑和介入或引起問

題的注意事項和禁忌症。注意事項和禁忌症的範例像是：服務對象採 90° 坐姿時，血壓會降低到危險值，或服務對象好鬥。這些都是任何提供服務對象服務或診間接送人員所必須知道的事項。

列出適當的診斷並不如想像的容易。你需要識別職能治療介入會涉及的病症（通常超過一種診斷，經常是由轉介單位識別）。如果服務對象有上呼吸道感染、糖尿病、藥物依賴、髖關節骨折，哪種病症是職能治療師主要會處理到的病症？「診斷」一詞主要是為滿足第三方付費者。在非醫療環境下，診斷考量或職能表現缺陷可用於取代醫療診斷。

評鑑報告的關鍵部分為職能檔案。在評鑑報告的這個部分，職能治療師會描述「服務對象的職能史和經驗、日常生活型態、興趣、價值觀和需求」（AOTA, 2014, p. S13）。職能治療師會嘗試從服務對象的觀點去了解服務對象的期待和需求，這需要利用以服務對象為中心的方法。職能治療師對服務對象過去的經驗和情境、目前的職能優勢和問題領域，以及排序／期待的目標結果有深入了解（AOTA, 2014）。除了使服務對象對特定的情境有深入的洞察，與服務對象討論情境，有助於建立職能治療過程與服務對象合作所需的醫病關係與治療關係（AOTA, 2014）。

除了職能檔案，評鑑的一項重點為職能表現分析（AOTA, 2014）。在職能表現分析中，需識別與排序會影響職能表現的表現技巧、表現型態、服務對象因素和情境。職能表現分析的重點在於蒐集和解釋從評估工具所得的資料。須注意職能檔案和職能表現分析可能會依序或同時進行（AOTA, 2014）。

蒐集資料以進行評鑑的方式主要有三種：

1. 觀察職能表現。
2. 訪談服務對象和照顧者。
3. 選擇、執行與解釋評估工具。

某些評鑑報告也會包括：長期或短期目標形式的初步介入計畫；介入方式和方法；職能治療服務的預期頻率、期間和強度；以及其他服務建議。目標撰寫請見第 15 章，介入計畫的相關內容在第 16 章。

為說明評鑑過程，讓我們針對一位服務對象進行評鑑。

案例：Jacob Olsen

Jocob Olsen，大家通常叫他 Jake，是一位 20 歲的大學籃球明星球員，就讀排名前十大的學校。從大一新鮮人開始就成為正選球員。因為學校的體育科系規模很大，故聘有專門協助學生運動員通過所有課程的大學員工。Jake 熱愛籃球，但不喜歡研讀課業，所以很感激這些「助教」。其中一位助教甚至會幫他寫作業，因為她領薪水幫他們完成各種事務；不過也僅是將其他運動員的作業回收再利用。Jake 的另外一項嗜好為電動遊戲。只要不是睡覺、吃飯或籃球課程，他都在椅子上彎腰駝背（Jake 很高，但最高的桌子高度只適合一般高個子使用），用大拇指在控制鍵上玩星際爭霸類型的遊戲。長時間彎曲著身體並用大拇指按壓控制鍵和打字的結果，影響了頸部、肩膀、手腕、大拇指。按壓射擊的手臂，從頸部痠痛到大拇指。大拇指的疼痛程度嚴重到運動訓練員建議他去看隊醫。得到的診斷是「遊戲大拇指」（game playing thumb），亦即綜合了肌腱炎和關節炎的病症。隊醫提供大拇指支撐副木，並告誡接下來幾星期不可以再使用大拇指。

失去籃球和電動遊戲的 Jake 無聊至極。教練和同儕隊員都對他不諒解。他深受疼痛所苦。止痛藥雖有幫助，但他感到失去所有精力和動機，胃口也變小。隊醫將他轉介到職能治療進行止痛與「激勵」，換言之，幫助他找回動機。

職能治療師使用人類職能模式，透過訪談完成職能檔案進行資料蒐集。雖然她很想要進行倫理、個人責任、團隊優點等論述，但仍強忍下來。取而代之，她找出 Jake 目前最在意的職能領域就是沒有事情可以打發時間、沒遊戲玩，且單手無法敲鍵盤。他想要盡快返回可以打遊戲的生活；除了看電視或進教室，他渴望做些其他事情。他穿著運動服所以穿脫衣物沒有問題，所有餐點也會為他準備好，所以這些都不是需要在意的領域。

依據這些資訊，職能治療師會選擇適當的評估工具，評量他的動機缺陷和遊樂／休閒選擇、蒐集疼痛程度的主觀資料、評估桌椅的人體工學。這些評量可提供資料進行職能分析。她將部分測驗委託給職能治療生。以她本人和職能治療生蒐集到的資料為基礎，職能治療師推斷影響 Jake 職能表現的因素為動作技巧（使用電腦的姿勢不良、大拇指關節重複施壓）、精力（缺乏）、支配作息（電腦遊戲占據休閒時間）、調適能力（預測問題、因應問題調整環境或活動任務）。當 Jake 收到醫師同意可移動大拇指的囑咐後，職能治療將會著手改善大拇指的功能性運用。完成資料蒐集和統整後，識別出全心投入他所喜歡之職能活動的支持和阻礙。職能治療師透過職能表現分析找出優勢和需要改善的領域。接著，她和 Jake 一起坐下來撰寫目標與訂定目標結果。

第五節 ｜撰寫報告 ｜

評鑑報告可包含客觀和主觀資訊。報告主觀發現時，請記錄服務對象或照顧者的表述內容。客觀發現可以是測驗分數、觀察或評量結果。重點是將這些發現與您對這些結果的解釋加以區分。

描述性、解釋性和評價性的陳述

在撰寫時，需區分描述性（descriptive）、解釋性（interpretive）和評價性（evaluative）陳述。描述性陳述是客觀敘述，說明你所見、所聽、所嚐、所觸或所聞。解釋性陳述是以觀察或資料為基礎，對觀察或資料加入某些推論。評鑑性陳述會對事物進行評斷，明顯反映陳述者對該事務的喜好、滿意或不滿、生氣或接受。表 14-2 為不同陳述的範例。

表 14-2　描述性、解釋性和評價性的陳述

描述性	解釋性	評價性
她穿著一件紅色衣服。	她時常穿著紅色衣服。	她穿著一件漂亮的紅色衣服。
他坐在床沿脫下鞋子。	他必須坐在床沿才能將鞋子脫掉。	他懶得彎下腰脫鞋。
他吃光盤子右邊的食物，留下左邊食物未碰觸。	他未注意到盤子左邊的食物。	他漫不經心。
她在房間內的半小時內，看著左肩並喃喃自語「離開」六遍。並沒有人站在她後面。	她似乎幻想有人在站在她後面靠得太近。	她的舉止像個瘋子。
她整堂課不斷說「請」和「謝謝您」。	她很有禮貌。	她是一位非常有禮貌的人。

◆ 習題 14-1

判斷以下陳述何者為有關事件或人員的**描述**、事件或人員的**解釋**、事件或人員的**評價**。

1. _____ 她今天吃了玉米片當早餐。

2. _____ 她以玉米片當作早餐。

3. _____ 她不甚在意早餐吃什麼。

4. _____ 服務對象的氣息聞起來有酒精味。

5. _____ Alyah 喜歡玩積木。

6. _____ Jake 濫用學校運動員的教職系統。

7. _____ Jake 在電動遊戲（Galactoids）中獲得 3,203,485 高分。

8. _____ Jake 通常每天玩電動遊戲 8 到 10 小時。

9. _____ Jake 將身體前傾 60°，並將手肘倚靠在膝蓋上。

10. _____ Jake 姿勢不良，導致頸部、背部、肩膀疼痛。

11. _____ Avi 在評鑑過程拒絕和臨床人員眼神接觸。

12. _____ Avi 不聽話且衝動。

報告資料與進行解釋

資料的解釋相當複雜。有時會使用「看起來」或「看似」等用詞。如果這是你服務的機構或計畫偏好的用詞，請直接使用。若不是，請避免使用，因為這種用詞會凸顯自己的不確定性。在解釋資料／結果時，請避免使用評鑑用詞。

報告資料和解釋資料是有差異的。報告資料代表提供客觀、真實資訊，解釋資料代表以客觀（報告）資料為基礎加入推論。記錄原始測驗分數或直接觀察結果屬於報告資料。利用原始分數並使用評分手冊得出 t 分數或年齡當量屬於解釋資料。對於看到的資料進行推論，屬於解釋資料。

◆ 習題 14-2

請使用「R」代表報告、「I」代表解釋，識別以下陳述哪些屬於資訊的報告、哪些屬於資訊的解釋。

1. _____ 服務對象在 26 分鐘內用餐完畢。

2. _____ 服務對象無法完成找出報時台和氣象服務台的電話號碼，並進行撥號的任務。

3. _____ 服務對象的功能表現相當於 3 歲 6 個月。

4. _____ Annette 可完成 3 歲 6 個月的所有任務。

5. _____ 服務對象左手臂的關節活動度嚴重受限。

6. _____ Toby 的注意力可維持約 3 分鐘。

7. _____ Rashad 在貝克憂鬱量表第二版（*Beck's Depression Inventory*, 2nd edition）的得分為 21 分。

8. _____ Bao 在生氣或挫折時會咬自己的手腕。

9. _____ Savion 需要協助去起始每項任務，但一旦起始後，就可獨立完成而不需工作人員額外的提示。

10. _____ Juana 使用「雙兔耳」方式綁鞋帶。

11. _____ Jake 右手第一掌骨關節可彎曲 30°。

12. _____ Jake 的大拇指動作因為疼痛而受限。

進行資料解釋和計畫鋪陳時，謹記效率和效益原則是很重要的（Law et al., 2001）。因為付費者可能會使用評鑑報告判斷是否支付費用給你，你也需要對職能治療是改善服務對象生活品質所需要的介入提出明確的立論。以 Jake 為例，一項立論會是姿勢不良會導致終生復發關節傷害和疼痛，因此要教導 Jake 如何安排桌椅和電腦，以避免日後受傷。在臨床環境下，時常須呈現你提供的服務為醫療所需要的，且不同付費者可能會有不同的定義。你可以呈現支持你歸結的結論（解釋）和介入計畫的文獻，強化你的立論。我們稱之為實證基礎實務。你也必須佐證你對服務對象的計畫係以職能治療的原則為基礎，而非其他專業能夠取代。

◆ **習題 14-3**

- -

針對所提供的資料，對資料撰寫簡短的解釋。

1. **發現**：服務對象在用餐過程中流口水。會咳嗽並被水和果汁嗆到，但不包括蘋果醬、馬鈴薯泥或果凍。咀嚼時常會張開嘴巴並用舌頭頂住食物。有時候食物會從舌頭掉回餐盤。提供餐具給他但並未使用。服務對象用雙手抓取食物，並每次會大口塞入食物。整個用餐過程共計吞嚥五次。

 解釋：

2. **發現**：右側主動關節活動度位於正常範圍內，但左肩僅能彎曲 80° 和外展 70°（兩種方向的正常值均為 180°）。服務對象的手肘可彎曲 80° 和伸展 40°（正常為 0° 到 150°）。前臂、手腕或手指缺乏主動動作。所有關節的各方向被動關節活動度均位於正常範圍內。

 解釋：

3. **發現**：在訪談過程中，Goran 每隔 1 到 2 分鐘就會把臉從訪談者身上移開，並朝向自己的肩膀講述難以理解的話語，有時會大聲笑出來。Goran 以簡短的句子回應問題，每次與訪談者眼神接觸不會超過 2 秒，10 分鐘訪談過程眼神接觸 3 次。當詢問住址，他回答「這裡」。詢問想要從事的工作種類，回答「番石榴」。他表示自己「創造網際網路」，且「被其他人竊取」。衣著髒汙、頭髮散亂、指甲有咬痕且參差不齊又骯髒。呼吸氣息帶酸味，並散發體臭。

解釋：

建議的評鑑報告格式

附錄 D 提供評鑑報告格示範本（請見目次頁的下載資訊）。需注意評鑑報告有四個部分：背景資訊（background information）、發現（findings）、解釋（interpretation）和計畫（plan），可使用「BiFIP」縮寫幫助記憶。第一部分「Bi」是背景資訊。提供後續報告的情境脈絡。這裡可記錄從職能檔案蒐集到的資訊（AOTA, 2014）。第二部分「F」是報告你的發現。使用描述性的陳述報告客觀資料。這裡可記錄職能表現分析內容（AOTA, 2014）。盡可能以精簡的字數解釋服務對象目前的表現層級。如果只有部分領域受到目前病症影響，不一定需要列出服務對象目前所有可能的日常活動（activity of daily living, ADL）功能層級。關於格式所列各項目標解釋，請參見第 4 章。接著是解釋部分「I」，有時是指分析部分。此部分你需使用解釋性陳述，幫助讀者了解你的發現。最後是計畫「P」的部分。你需在此和服務對象一起設定目標，並判斷可用來幫助服務對象達成目標的方法。依據美國職能治療協會（AOTA, 2014），職能治療介入的終極目標是「透過參與職能，以成就身心安康，且參與生活」（p. 626）。在撰寫目標時，你會需要明確陳述服務對象

將會參與的職能領域。與服務對象合作，一起建立具體、可測量並有時間期程的目標。目標撰寫請參考第 15 章。介入計畫則會在第 16 章進行討論。

　　BiFIP 格式是撰寫評鑑報告的多種格式之一。格式僅提供以組織化的形式進行資訊提供的架構。依據你必須呈現的資訊量，各部分的長度不一。有時結構並不明顯；這種報告會以敘述式的格式撰寫並以段落來區隔不同部分。圖 14-2 是 Jake 完整的評鑑報告。

　　如果你使用電子化健康紀錄（EHR），將含有內建的評鑑報告格式；如此一來，僅需遵循該格式即可。可以遵循也可以不遵循 BiFIP 格式。電子化健康紀錄通常會提供輸入敘事資料的空間、常用詞彙的下拉式核取框及某些常用項目的核取框。因為每個系統是不同的，重要的是去接受各機構特定系統的使用訓練。

職能治療評鑑報告和初期介入計畫

背景資訊

報告日期：1-15-14　　　　　　　　　服務對象姓名或縮寫：Jake
出生日期和／或年齡：6-25-93　　　　轉介日期：1-14-14
主要介入診斷／關注：右側大拇指肌腱炎；頸部、背部和右手臂疼痛
次要診斷／關注：憂鬱
注意事項／禁忌症：大拇指固定不動至 1-28-14
轉介 OT 的理由：固定大拇指會干擾到日常生活任務的執行
治療師：Ina Second, MS, OTR/L

評量執行：
☐ 九孔插棒測驗（9-Hole Peg Test）
☑ ADL 觀察
☐ 艾倫認知階層（ACL）
☐ 伯格式平衡量表（BBS）
☐ 加拿大職能表現評量（COPM）

圖 14-2　Jake 的評鑑報告

□ 明尼蘇達認知測驗（CAM）
□ 認知表現測驗（CPT）
☑ 人體工程學評估
□ 跌倒風險評量
□ 功能性能力評估
□ IADL 觀察
☑ 傑伯森手功能測驗
□ 徒手肌力測驗
□ 非動作視知覺測驗—修訂版（Motor Free Visual Perception Test-Revised, MFVPT-R）
□ 職能表現史會談—第二版（OPHI-II）
☑ 病患訪談
□ 角色檢核表
☑ 關節活動度（ROM）
☑ 生活常規任務調查表
☑ 感覺測驗
☑ 其他：UMOT 興趣調查表
□ 其他：＿＿＿＿＿＿＿＿＿＿

發現

職能檔案：Jake 是位 20 歲大學運動員。除了參與大學籃球代表隊外，Jake 表示自己喜愛玩電動遊戲，並將籃球以外的時間都花在玩電動。因為大拇指被固定，只能看別人玩電動而無法參與其中，自述感到無聊。依據 Jake 的說法，他對於重返籃球場上感到焦慮，因為他希望在畢業後進入 NBA 打球。他目前主修運動管理。

職能分析：
職能領域：Jake 穿著運動服所以不需處理鈕扣配件。在宿舍自助餐廳用餐，不需自行準備餐點。以非慣用手完成修飾顏面和衛生任務，但自述比右手花費更久的時間。用左手打字，儘管速度非常慢。他自述感到無聊，沒有精力，且吃不好、睡不好。

圖 14-2　Jake 的評鑑報告（續）

職能領域	未測試	依賴	大量協助	適度協助	少量協助	調適	獨立
沐浴	☐	☐	☐	☐	☐	☐	☑
如廁	☐	☐	☐	☐	☐	☐	☑
進食	☐	☐	☐	☐	☐	☐	☑
餵食	☐	☐	☐	☐	☐	☐	☑
著衣	☐	☐	☐	☐	☐	☑	☐
功能性移動	☐	☐	☐	☐	☐	☐	☑
修飾顏面	☐	☐	☐	☐	☐	☐	☑
安全性	☐	☐	☐	☐	☐	☐	☑
寫字或打字	☐	☐	☐	☐	☑	☐	☐
準備餐食	☑	☐	☐	☐	☐	☐	☐
遊戲（電動）	☐	☐	☑	☐	☐	☐	☐
其他（說明）		☐	☐	☐	☐	☐	☐

表現技巧： 對 Jake 桌椅和電腦配置進行的人體工程學評估，顯示關節對正性不良，且彎腰駝背對頸部、肩膀和背部會產生額外壓力。坐下時會彎腰駝背且膝蓋會頂到桌子底部。往下看的時間長於往前看或看人的時間。評鑑期間有三次雙眼泛淚但並未哭泣。未進行認知、溝通和視知覺技巧測試。打電動和打字需要重複性的動作，尤其是大拇指。

表現技巧	未測試	有限制或效能低	可勝任	流暢	評論
姿勢	☐	☑	☐	☐	關節對正性不良
平衡	☑	☐	☐	☐	
精細動作協調度	☐	☑	☐	☐	
粗大動作協調度	☑	☐	☐	☐	
視覺動作整合	☑	☐	☐	☐	
遵循指令	☐	☐	☐	☑	
情緒調節	☐	☐	☑	☐	
認知技巧	☑	☐	☐	☐	
溝通和社會技巧	☑	☐	☐	☐	
其他（說明）		☐	☐	☐	

■ 14-2　Jake 的評鑑報告（續）

表現型態：Jake 坐在單人座，在椅子上彎腰駝背，一次坐好幾個小時。活動集中於幾個長時間任務。每天看電視或看朋友打電動 8 到 10 小時，自述這比參與球隊的時間還長。每天花 1 小時邊看電視邊騎健身車，為籃球保持雙腿的健康狀態。

服務對象因素：Jake 自述慣用手和手臂疼痛，進而限制該肢體的使用。穿戴大拇指固定副木，避免握拳或握東西。他自述左手大拇指疼痛，但嚴重度不足以限制使用。右手大拇指的疼痛有時會使 Jake 在夜晚痛醒。感覺測試發現雙手大拇指有某些刺麻感，右手食指有某些刺癢感。熱／冷、尖／鈍或兩點感覺並無缺陷。目前的精力和驅力比受傷前低。其他認知和感覺因素正常。

身體功能	未測試	缺乏	受損	良好	評論
注意力	☐	☐	☑	☐	自述無法專注
分心	☐	☐	☑	☐	
記憶	☑	☐	☐	☐	
排序	☑	☐	☐	☐	
起始	☐	☐	☑	☐	自述低精力和驅力
視力	☑	☐	☐	☐	
聽力	☑	☐	☐	☐	
嗅覺	☑	☐	☐	☐	
味覺	☑	☐	☐	☐	
觸覺	☐	☐	☑	☐	雙手大拇指刺麻感；右手較嚴重
前庭覺	☑	☐	☐	☐	
運動覺	☐	☐	☐	☑	
本體覺	☐	☐	☐	☑	
溫度覺	☐	☐	☐	☑	
疼痛覺	☐	☐	☐	☑	
肌肉張力	☐	☐	☐	☑	
反射	☑	☐	☐	☐	
耐力	☑	☐	☐	☐	
關節穩定度	☑	☐	☐	☐	
雙側整合性	☐	☐	☐	☑	
動作計畫	☐	☐	☐	☑	
其他（說明）	☐	☐	☐	☐	

圖 14-2　Jake 的評鑑報告（續）

身體結構	畸形	動作受限	正常	評論
頭部	☐	☐	☑	
頸部	☐	☑	☐	轉向左側會疼痛
肩膀	☐	☑	☐	☑右 ☐左 ☐雙側　疼痛
手肘	☐	☑	☐	☑右 ☐左 ☐雙側　疼痛
前臂	☐	☑	☐	☑右 ☐左 ☐雙側　疼痛
手腕	☐	☑	☐	☑右 ☐左 ☐雙側　疼痛
手部	☐	☑	☐	☐右 ☐左 ☑雙側　疼痛
軀幹	☐	☐	☑	
臀部	☐	☐	☑	☐右 ☐左 ☐雙側　疼痛
膝蓋	☐	☐	☑	☐右 ☐左 ☐雙側　疼痛
腿部	☐	☐	☑	☐右 ☐左 ☐雙側　疼痛
腳踝	☐	☐	☑	☐右 ☐左 ☐雙側　疼痛
足部	☐	☐	☑	☐右 ☐左 ☐雙側　疼痛
其他（說明）	☐	☐	☐	

ROM	DIP 彎曲	DIP 伸展	PIP 彎曲	MCP 彎曲	MCP 伸展	外展
右大拇指	0	0		0	0	0
左大拇指	90	10		60	10	70
右食指	30	10	80	60	25	10
左食指	70	10	100	90	30	20
右中指	30	0	80	70	25	10
左中指	70	0	100	90	30	20
右無名指	30	0	80	70	20	10
左無名指	70	0	90	90	25	20
右小指	30	0	80	80	25	10
左小指	70	0	100	90	30	20

情境：桌椅高度不適合 Jake 身高（6 呎 11 吋）使用。筆記型電腦的螢幕高度太低；Jake 必須往下看很遠才能看到。Jake 大部分的時間都在體育館或房間。

🔳 14-2　Jake 的評鑑報告（續）

解釋

優勢以及需要介入的領域：Jake 很想要重返籃球場打球。除了右手臂和手部外，他的身體狀況非常好，並擁有頂尖運動員的絕佳肌肉張力和大動作協調度。認知和感覺統合功能完整。Jake 需要學習人體工程學，依自己的體型調整日後的環境配置，維持正常的身體對正性。他需要思考增廣休閒活動的多元安排。需要提升精力並參與職能活動。

職能表現的支持和阻礙：Jake 並未感受到球隊或教練提供的支持，但對於快速復原感到壓力。他在學校裡的朋友都是電玩遊戲者，並希望他趕快回來一起玩。他喜歡打電動。家人會支持他，但他們居住在 3 小時車程外的地方。他對於避免日後受傷，具備高度動機。

需求領域排序：
1. 人體工程學
2. 生活作息均衡
3. 固定不動後的大拇指功能

計畫

雙方同意的長期目標	雙方同意的短期目標	建議的介入方法和策略
Jake 會在 6 週內重返籃球隊。	在 2014 年 2 月 1 日之前，Jake 每天會參加 3 小時的體能活動，但不可使用右手。	與球隊運動員教練協調運動機會。
	在 2014 年 2 月 1 日之前，Jake 會嘗試三種不需重複動作大拇指的不同電動遊戲，打發他的時間。	嘗試不同的活動。衛教重複性的動作傷害。
在 2014 年 2 月 28 日之前，Jake 會依需求調整物理環境，以支持成功的職能參與。	在 2014 年 1 月 22 日之前，Jake 會辨識出六項姿勢不良的職能活動。	衛教肢體和姿勢對正性。自我意識活動。
	在 2014 年 2 月 1 日之前，Jake 會辨識出三項調適物理環境，以支持職能活動參與過程的良好姿勢。	衛教人體工程學原則，以及可能的調適類型。

圖 14-2　Jake 的評鑑報告（續）

預期頻率、期間和強度：3 次／週，共 6 週，45 分鐘／次

介入地點：U of M 醫學中心的 OT 診間，可能前往 Jake 宿舍「家訪」

出院後的預期環境：宿舍、體育館和籃球場

服務提供者：Ina Second MS, OTR/L 和 Justa Minute, COTA/L

Ina Second, MS, OTR/L	*1-15-14*
簽名	日期

📖 圖 14-2　Jake 的評鑑報告（續）

◆ **習題 14-4**

　　針對以下案例，撰寫一份評鑑報告。你可以虛構補充資訊，但加入的資訊必須與案例一致。

　　Donna 是一位育有五名孩童的 23 歲母親，已進入門禁管理病房 72 小時。她是由警察帶入的。她被發現在一條大河上方的橋上，已經將年紀最大的小孩（6歲）扔過欄杆，並準備繼續扔出其他小孩。她自述打算跟著跳河；沒有任何一位會游泳。她感到沮喪並自述不想再活了。小孩由路過民眾救起，並且所有孩子已被送到其他家人身邊。明天會由法庭進行拘禁聽證。

　　Donna 最近剛失去維持 3 個月的汽車銷售接待員工作。在這之前她曾做過許多工作，但都沒有維持超過 6 個月。她高中並未畢業，但有完成高中同等學力測驗（GED）。小孩分別是 6 歲（女）、5 歲（男）、3 歲（男）、21 個月（女）、5 個月（男）。她並未結婚，具有藥物依賴病史和兩次完整的住院治療計畫。當她被捕時，被檢測出快客可卡因（crack cocaine）陽性反應，並在外套口袋發現少量毒品。曾有兩次賣淫被捕和短期（30 到 90 天）拘役宣判的紀錄。

　　進行訪談時，她不會有眼神接觸，語詞含糊不清，回答十分簡短，並表達對於重返獨立生活不感興趣。看不到自己的未來。已經一段時間沒有進食；毫無胃口。睡眠很短暫，因為他們提供她「好東西」（譯者註：暗指毒品）。談論到孩

子時淚流滿面。她承認當他們「不讓她一個人靜一靜」的時候，自己會打他們，有時會反覆打，但她堅稱全心愛護孩子。她表示未完成高中學業並不是她的錯，她在升上二年級的暑假前，在親戚的家中遇到一名男子而受孕。那名男子在聽到她懷孕後就消失了，因此孩子缺乏支持。她表示沒有男性想要支持她或她的孩子——有太多的男性如此。她表示像她這樣的人無法找到好工作，所以也無法支持自己和小孩。

進行貝克憂鬱量表第二版，她得分 48 分，顯示重度憂鬱。嘗試進行克門生活技巧量表（Kohlman Evaluation of Living Skills）時，她表示不想要做任何事情，並陳述對所有事物都興趣缺缺。休閒時間除了前往酒吧和看電視外，不會從事其他活動。她不認為自己需要協助去學習孩子養育策略、營養知識、求職技巧或休閒活動。

重新評鑑

評鑑是一個持續的過程。雖然本章聚焦於初評紀錄的撰寫，但評鑑要素仍持續貫穿整個介入過程。在每次介入療程，職能治療從業人員會進行觀察、蒐集服務對象情境和表現的資訊，有時並會調整介入方法。如果介入持續進行好幾個星期或更久，則需定期進行重新評鑑。

重新評鑑可以是正式或非正式的。每次職能治療師修訂介入計畫，均需進行非正式的重新評鑑（第 16 章）。正式的重新評鑑可能涉及重複過去的測驗，以便評量和記錄行為表現的變化。時常會在服務對象接近出院時，或定期安排正式的重新評鑑。

Nielson（1998）認為重新評鑑的過程包括三個步驟：資料蒐集、反思及做決定。資料蒐集包括蒐集服務對象和臨床人員認定之目標結果的主觀和客觀資訊。反思是著重於服務對象目前狀態、前次評鑑迄今狀態變化及目前介入計畫療效判斷的一種思慮過程。在做決定步驟中，職能治療師需決定目前的介入計畫是否充足，是否需適度調整或準備終止服務對象的職能治療服務（Nielson, 1998）。

遵守美國聯邦醫療保險的規定

美國聯邦醫療保險需要可佐證職能治療服務需求的評鑑文件。職能治療服務需求會記載於「客觀發現及主觀性的患者自陳報告」（CMS, 2008）。在美國聯邦醫療保險規定下，只有職能治療師可進行初評、重新評鑑及持續性的評鑑，但可能會涵蓋職能治療生的客觀評量或觀察。美國聯邦醫療保險想要確保職能治療師確有主動參與評鑑，並持續提供服務對象介入，而不是僅倚靠其他人的資訊提供（CMS, 2008）。

在評鑑報告中，美國聯邦醫療保險規範臨床人員需記載服務對象的病症和複雜度，以及這些對服務對象預後及／或介入計畫的衝擊（CMS, 2008）。應將由醫師建立的醫學診斷或職能治療師介定出的治療診斷均列入評鑑報告。關於 B 部分（門診）的職能治療評鑑，美國聯邦醫療保險建議使用以治療結果為焦點（Focus on Therapeutic Outcomes, FOTO）的病患調查或急性照護後活動測量（Activity Measure-Post Acute Care, AM-PAC）作為目標結果測量工具。如果未使用這兩種測量系統，可以使用其他市售目標結果測量工具、有效的測驗和測量（具實證基礎），或「其他依治療照護推論的居家環境功能目標所測量到的進展」（CMS, 2008, p. 30）。其他市售評估工具包括加拿大職能表現測驗、克門生活技巧量表、簡式生活品質問卷—36（the Short Form 36 Health Survey）或生活常規任務調查表（Routine Task Inventory）。

此外，應有紀錄支持疾病嚴重度或複雜度、辨識服務對象基於評鑑／介入計畫所提及之病症而接受的其他健康服務及／或持續性的醫療設備需求、服務對象目前使用的藥物、任何使照護複雜化或影響嚴重度的因素，或任何早於目前病症的醫療照護紀錄。職能治療師必須記錄服務對象回答問題的答案（或服務對象無法回答該問題的原因）：「現在你會說自己的健康狀態極佳、很好、普通或不好？」（CMS, 2008, p. 28）也需要記錄服務對象的社會支持，例如服務對象的居住地點或在職能治療服務終止時想要居住的地點、同居人或想要同居的人、提供介入後是否可讓服務對象重新回到生病前的居住環境，以及提供介入是否可減低日常生活或工具性日常生活所需的協助程度。職能治療必須

使用臨床判斷去說明服務對象目前的功能狀態。最後，職能治療師必須判斷是否需要或不需要介入。如果需要介入，職能治療師必須提供預計的期間和照護計畫（CMS, 2008）。

取決於環境設施，職能治療師必須填寫特定的表單，判斷服務對象是否仍符合美國聯邦醫療保險給付資格。例如，在長照環境下，會使用精簡資訊表（Minimum Information Set, MDS）3.0 版；在居家健康照護中，會使用成果評估資訊量表（Outcome and Assessment Information Set, OASIS）。職能治療師透過評鑑和重新評鑑過程，將蒐集到的資訊彙整至這些美國聯邦醫療保險文件中。

―――――――――――― 【摘要】 ――――――――――――

評鑑報告是很重要的文件。當其他團隊成員或付費者閱讀你的評鑑報告時，他或她應能清楚掌握服務對象的功能表現以及想要的改變。報告也會提供該案例需要職能治療的理由。所有你提供服務對象的其餘服務，都是基於評鑑報告能夠顯示對於所提供的服務具有強烈需求，清楚呈現服務對象的起始點，並建立可行的計畫。

在評鑑報告中，說明你的發現／資料，然後加以解釋。缺乏發現的解釋是不具意義的。解釋無法獨立存在；必須有資料／發現提供支持。說明、解釋和評鑑性的陳述亦有差異。在發現的部分，只應使用說明性的陳述。在解釋的部分，請使用解釋性的陳述。評鑑報告並沒有可以使用評鑑性陳述的地方。請確認你可區分報告資訊和解釋資訊。請遵循一般紀錄及評鑑報告專業標準的所有指引。

職能治療師需負責執行與記錄評鑑過程。職能治療生可協助評鑑過程。如果其他專業更能夠滿足服務對象的需求，職能治療師也需負責轉介其他專業人員。

有許多報告評鑑結果的格式。美國聯邦醫療保險提供電子化和紙本形式的格式。其他供應商販售涵蓋評鑑格式在內的紀錄系統。本章呈現的紙本格式稱為 BiFIP，代表背景資訊、發現、解釋和計畫。美國職能治療協會在〈職能治

療實務架構〉（AOTA, 2014）中說明評鑑過程。評鑑過程是以服務對象為中心。

在職能治療服務提供的過程，定期進行重新評鑑。可以是正式或非正式的評鑑，應涵蓋服務對象及服務對象照顧者的主觀意見提供，以及透過觀察和測驗所蒐集到的客觀資料。重新評鑑可協助職能治療師判斷目前的介入計畫是否充分、是否需要調整，或服務對象是否已準備終止職能治療服務。

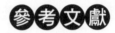

American Occupational Therapy Association. (2009). Guidelines for supervision, roles, and responsibilities during the delivery of occupational therapy services. Retrieved from http://www.aota.org/-/media/corporate/files/secure/practice/officialdocs/guidelines/guidelines%20for%20supervision%20roles%20and%20responsibilities.pdf

American Occupational Therapy Association. (2010). Standards of practice for occupational therapy. *American Journal of Occupational Therapy, 64*, S106–S111. doi:10.5014/ajot.2010.64S106

American Occupational Therapy Association. (2013). *Guidelines for documentation of occupational therapy*. Retrieved from http://www.aota.org/-/media/corporate/files/secure/practice/officialdocs/guidelines/guidelines%20for%20documentation.pdf

American Occupational Therapy Association. (2014). Occupational therapy practice framework: Domain and process (3rd ed). *American Journal of Occupational Therapy, 68*(Suppl. 1), S1-S48. http://dx.doi.org/10.5014/ajot.2014.682006

Bass-Haugen, J. (2010). Assessment identification and selection. In J. Hinojosa & Kramer (Eds.), *Evaluation: Obtaining and interpreting data* (3rd ed., pp. 21–40). Bethesda, MD: American Occupational Therapy Association.

Centers for Medicare and Medicaid Services. (2008). *Pub100-02 Medicare benefit policy: Transmittal 88*. Retrieved May 8, 2008, from http://www.cms.hhs.gov/transmittals/downloads/R88BP.pdf

Hinojosa, J., & Kramer, P. (2010). Philosophical and theoretical influences on evaluation. In J. Hinojosa & Kramer (Eds.), *Evaluation: Obtaining and interpreting data* (3rd ed., pp. 21–40). Bethesda, MD: American Occupational Therapy Association.

Hinojosa, J., Kramer, P., & Crist, P. (2010). Evaluation: Where do we begin? In J. Hinojosa & Kramer (Eds.), *Evaluation: Obtaining and interpreting data* (3rd ed., pp. 21–40). Bethesda, MD: American Occupational Therapy Association.

Law, M., Baum, C., & Dunn, W. (2001). *Measuring occupational performance: Supporting best practice in occupational therapy.* Thorofare, NJ: Slack.

Moyers, P. A., & Dale, L. M. (2007). *The guide to occupational therapy practice.* Bethesda, MD: American Occupational Therapy Association.

Nielson, C. (1998). Reevaluation. In J. Hinojosa & P. Kramer (Eds.), *Evaluation: Obtaining and interpreting data.* Bethesda, MD: American Occupational Therapy Association.

Stewart, K. B. (2001). Purposes, processes, and methods of evaluation. In J. Case-Smith (Ed.), *Occupational therapy for children* (4th ed., pp. 190–213). St. Louis, MO: Mosby.

Weinstock-Zlotnik, G., & Hinojosa, J. (2004). Bottom-up or top-down evaluation: Is one better than the other? *American Journal of Occupational Therapy 58,* 594–599.

CHAPTER 15

目標撰寫

▶ 前言 ◀

　　設定可被測量且實際可行的適當目標，有助於展現你確實為服務對象帶來幫助。訣竅就在於設定服務對象可以達成的目標。目標不能太過簡易而失去意義，也不能過於艱難而無法在服務期間內達成。換言之，必須呈現剛好的挑戰（just-right challenge）。

　　目標撰寫是評鑑和介入過程的一個重要步驟。通常會在評鑑過程中首次建立目標，並在介入過程進行修訂。目標會指引介入方向，並幫助職能治療從業人員判斷介入成效。如果服務對象達成目標，表示介入可能是適當的。如果服務對象未達到建立的目標，或許應嘗試不同的策略或介入方法。

第一節｜目標撰寫中的角色界定｜

　　必須和服務對象一起建立目標；如果服務對象無法配合研擬，應與服務對象的照顧者或監護人一起合作（AOTA, 2014）。發展介入計畫和目標設定的責任主要落在職能治療師身上；不過職能治療生也可在過程中提供協助（AOTA, 2010）。美國職能治療協會的〈職能治療實務標準〉（AOTA, 2010），進一步說明「職能治療師必須負起全責，以評鑑、服務對象的目標、目前最佳實證資料及臨床推理為基礎，發展、記錄與執行職能治療介入」（AOTA, 2010, Standard III.1）。

第二節 | 目標方向 |

　　用於判斷評鑑策略的模型或參考架構，亦有助於架構你的目標（參見第 5 章和第 14 章）。例如，如果你使用生物力學參考架構，目標會提及服務對象的因素；如果是加拿大職能表現模式所形成的目標，則會提及職能表現領域。你服務的環境類型會影響你撰寫目標的用詞，且你的雇主可能會偏好或避開某些用詞（參見第 3 章）。

　　在撰寫目標時，可以選擇的目標方向有限。〈架構─第三版〉建議職能治療的最終目標結果為「透過參與職能，以成就身心安康，且參與生活」（AOTA, 2014, p. S4）。為達到目標結果，你可和服務對象採取的介入策略是朝向協助「服務對象達成生理、心理及社會安適感；識別與實踐激勵因素；滿足需求；改變或適應環境」（p. S14）。〈架構─第三版〉進一步提出以下介入策略：創造或促進、建立或復原、維持、改良，或預防。這些介入方法可用於協助判斷目標撰寫方向（AOTA, 2014）。Moyers 和 Dale（2007）提出六種目標結果：職能表現、表現滿意度、角色勝任度、調適能力、健康福祉，和生活品質。綜合這兩份文件，可將目標方向彙整為復原性、創建性、維持性、修正性、預防性，和健康促進。圖 15-1 彙整了目標方向的類型。

復原性目標

　　復原性目標（restorative goals，也稱為復健性目標 [rehabilitative goals] 或矯治性目標 [remediative goals]）適用於想要讓服務對象完成目前無法完成的事務（AOTA, 2014）。通常出現在疾病或受傷的情況。服務於醫院、復健機構、護理之家、門診環境、居家健康或精神機構的職能治療從業人員，常會撰寫復原性的目標。這些目標的撰寫通常會反映想要的功能改變。

　　復原性目標的範例包括：

- 出院時，服務對象可獨立完成每天三餐。
- 在 2014 年 7 月 15 日之前，服務對象可說出三項自身優勢，而不需任何提示。

復原性	• 恢復過去的職能表現
創建性	• 教導新的職能表現技巧
維持性	• 維持目前的職能表現技巧
修正性	• 改變情境或活動要求，支持職能表現
預防性	• 預防發展中的職能表現缺陷
健康促進	• 豐富或強化職能表現技巧

圖 15-1　目標方向

資料來源：AOTA (2014); Moyers & Dale (2007).

- 在 2014 年 8 月 1 日之前，服務對象可重返木匠工作，並能持續運用良好的身體力學。

創建性目標

　　教導新技巧的目標時常稱作創建性目標（habilitative goals）。創建指的是教導服務對象尚未擁有的技巧，一般是因為發展遲緩所致。這和尋求恢復失去之功能或幫助服務對象重新學習失去之技巧的復健並不相同。創建性的目標時常使用於發展遲緩的兒童，或教導發展障礙成人新技巧的時候。

　　創建性目標的範例包括：

- Eric 在 2014 年 6 月 10 日之前，可在所有學校作業上工整書寫自己的姓名。
- Pahoa 在 2014 年 9 月 1 日之前，會在庇護性工廠視需要使用焊接夾具包裝正確數量的產品。
- Emmalee 在 2014 年 11 月 3 日之前，可獨立從俯臥在地板上移位到站立姿勢，增加移位能力。

維持性目標

維持性目標（maintenance goals）是為了維持服務對象目前的功能，儘管疾病進程一般會導致功能退化（AOTA, 2014）。這些目標可能會使用於長期照護或門診環境具有進展性或惡化性病症的服務對象。有時候維持性目標會出現在病症複雜，且只有具備特殊知識和技巧的職能治療師能夠執行介入計畫時。例如，患有嚴重攣縮的服務對象，可能需要職能治療介入將雙手掌打開，讓護理人員可以清潔服務對象的手掌以及避免皮膚破損。

對於維持性目標的一個疑慮是許多第三方付費者不會進行給付。付費者有時只想要支付呈現進展的服務。維持性目標可視為無法再有進展的指標。

維持性目標的範例包括：

- 服務對象接下來 3 個月可維持獨立穿脫衣物。
- 服務對象在接下來 30 天會主動參與目前的活動團體八次。
- 接下來 6 個月，服務對象會使用最少居家健康協助，繼續住自己家中。

修正性目標

修正性目標（modification goals，時常稱作代償性目標 [compensation goals] 或調適性目標 [adaptation goals]）尋求改變情境或活動要求，而非改變服務對象的技巧和能力（AOTA, 2014）。換言之，這類目標欲增加年老服務對象的肌力和關節活動度，以進行環境調整或使用工具來完成任務。這些目標難以寫成規定和限制，要訣在於普遍嘗試與觀察何種結果最好，但又必須具備足夠的方向。

修正性目標的範例包括：

- 在 2014 年 8 月 12 日之前，Pyter 可視需要使用輔助設備打開箱子、罐子和包包，在家中獨立備餐。
- 出院前，會改造服務對象的住家，讓輪椅可以進出屋子。
- 在 3 個月內，服務對象會視需要改造工作環境並重返工作，以完成工作的重要職能。

預防性目標

預防性目標（preventive goals）的撰寫是為了協助具有職能表現問題風險的服務對象（AOTA, 2014）。撰寫目標時，服務對象可能已經或尚未完全恢復健康。預防性目標適用於存在受傷風險的服務對象，例如重複動作傷害或自我傷害行為。

預防性目標的範例包括：

- 出院時，服務對象可在搬舉物品時呈現正確的身體力學。
- 下次診療前，Reed 可列舉出讓自己遠離可能會使用可卡因之情境的五種策略。
- 下星期前，Chenyse 可辨識出當她感到憂鬱和壓力過大時，可以求助的三個人。

健康促進目標

有關健康促進目標（health promotion goals）適用於非出現障礙，但可以更豐富、強化職能表現的服務對象（AOTA, 2014）。健康促進可以適用個人、團體、社區或組織。在這些環境中，通常不是為了矯治某項表現缺陷，而是強調情境與活動強化，提升生活參與度（AOTA, 2014）。

健康促進目標的範例包括：

- 在課程結束前，家長將可示範嬰兒按摩的基礎能力。
- 在 2015 年 5 月 25 日前更新遊戲場地平面，提供孩童更安全的遊樂空間。
- 在接下來 3 個月內，在社區中心建立無障礙栽培花園，讓輪椅使用者可以進入自己的花圃。

第三節 │目標特性│

目標的寫法有多種時間範圍。長期目標為引導介入朝向結論前進的總體目

標。通常在達到長期目標時，會決定是否終止治療。有些機構會稱為出院目標（discharge goals）或結果目標（outcome goals）。如果預期服務對象接受服務的時間超過一年，長期目標可反映年度結束時的預期進展。

短期目標是針對特定時間進行撰寫，累積各期間的改變，邁向長期目標的實現。在某些環境，短期目標也被稱作目的（objectives）（Richardson & Shultz-Krohn, 2001）。例如，如果長期目標是要獨立穿脫衣物，則第一個短期目標可能是穿脫無配件的衣物，例如運動服。下一個短期目標可能會涵蓋拉鍊或魔鬼氈（Velcro®）。接下來可能包括鈕扣、按扣、掛勾或領帶。最後可能會包括外衣（尤其是冷天），例如連帽上衣、連指手套、靴子、帽子和圍巾。

在與服務對象短暫接觸的急性環境下，職能治療工作人員可能不需區分短期和長期目標，而是統稱為目標。當職能治療師只有提供服務對象幾次療程時，並不需要以時間長度區分目標。如果接觸服務對象的時間未超過 30 天，有些機構或計畫不會區分長期和短期目標，但有些仍會區分，因此務必在開始設定目標前找出機構的標準做法。

你在目標陳述中稱呼服務對象的方式也會因機構或計畫而不同。有些機構偏好使用「服務對象（個案）」。其他會選用「患者」、「住民」或「參與者」。有些計畫會希望使用服務對象的姓氏或名字。最好的建議是詢問你的督導，或閱讀該部門其他人撰寫的目標內容。

有幾種撰寫目標的格式，但所有格式都需要使用行動（動詞）。行動是指你可以觀察或聆聽的。專欄 15-1 是可用於目標撰寫的動詞列表（未受限於此，僅提供概念）。當然，大部分需取決於你使用文字的方式。例如，當你在視力復健中使用「聚焦」一詞時，你可以觀察服務對象是否可聚焦於某物體。如果你在思考的過程使用「聚焦」，你要如何進行觀察？

不屬於行動動詞，很少使用在職能治療目標內的一些動詞則列於專欄 15-2。

除了維持性目標以外，大多數的目標均需描述改變以及測量改變的方式。專欄 15-3 呈現測量改變的方法。不過，取決於每位服務對象獨特的期望、需求和環境，仍有許多記錄改變的方式。例如，維持健康狀態、預防失能級別、

服務對象主觀生活滿意度、角色表現或生活品質等，可透過質化量測而非量化量測。

專欄 15-1　行動動詞

Accesses	進入	Bathes	沐浴	Complies	依從
Accomplishes	完成	Becomes	成為	Conforms	順從
Accommodates	適應	Behaves	舉止	Confronts	面對
Achieves	取得	Bends	彎折	Connects	連結
Acquires	獲得	Breathes	呼吸	Contacts	接觸
Acts	行事	Brushes	刷	Continues	繼續
Adapts	調適	Builds	建立	Contributes	貢獻
Adheres	遵守	Buttons	扣上	Converses	保有
Adjusts	調整	Buys	購買	Cooperates	合作
Agrees	同意	Calculates	計算	Coordinates	協調
Aligns	排列	Calls	致電	Corrects	矯正
Allows	允許	Changes	改變	Creates	創建
Applies	套用	Chooses	選擇	Crochets	鉤針編織
Approaches	接近	Chops	劈	Crushes	擠壓
Arranges	安排	Clasps	緊握	Cuts	切割
Asks	詢問	Cleans	清理	Dances	跳舞
Asserts	主張	Clears	清除	Demonstrates	示範
Assists	堅持	Closes	關閉	Develops	發展
Attempts	嘗試	Collaborates	協力	Digs	挖
Attends	出席	Collects	蒐集	Diminishes	減少
Avoids	避免	Comes	來到	Discriminates	歧視
Bakes	烘烤	Communicates	溝通	Discusses	討論
Balances	均衡	Completes	完成	Displays	展示

Distributes	分配	Gets	取得	Locks	鎖定
Does	做	Gives	給予	Loosens	鬆動
Doffs	脫	Grips	握	Maintains	維持
Dons	穿上	Grooms	修飾	Makes	製作
Draws	繪畫	Goes	前往	Manages	管理
Dresses	打扮	Handles	處理	Masters	精通
Drinks	喝	Has	擁有	Meets	遇見
Drives	駕駛	Heeds	留心	Modulates	調節
Dries	弄乾	Heeds	注意	Moves	移動
Eats	吃	Identifies	辨識	Navigates	操縱
Employs	雇用	Improves	改善	Notices	注意到
Endures	忍受	Initiates	發起	Obeys	遵守
Engages	從事	Inquires	詢問	Obtains	得到
Establishes	建立	Irons	熨燙	Opens	開啟
Explores	探索	Interacts	互動	Organizes	組織
Expresses	表達	Is	是	Paces	踱步
Extends	伸展	Jumps	跳	Paints	塗
Facilitates	促進	Keeps	維持	Participates	參加
Fastens	繫上	Knits	針織	Pauses	暫停
Feeds	餵	Knots	打結	Pays	支付
Finishes	完成	Labels	標示	Pedals	踩踏板
Focuses	聚焦	Leads	帶領	Performs	執行
Folds	摺疊	Leaves	離開	Picks	挑選
Follows	遵循	Lies	平臥	Places	置放
Gains	增加	Lifts	抬舉	Plans	規劃
Gathers	收集	Lists	列出	Plays	扮演
Gazes	凝視	Listens	聆聽	Positions	定位
Generalizes	普及化	Locates	定位	Posts	配置

Practices	練習	Relates	聯繫	Sends	傳送
Prepares	準備	Remarks	評論	Sequences	排序
Presses	按壓	Reminds	提醒	Serves	提供服務
Prevents	預防	Removes	移除	Sets	設定
Prints	列印	Repairs	修復	Sews	縫合
Prioritizes	區分優 先順序	Repeats	重複	Shares	分享
		Requests	要求	Shaves	刮鬍子
Procures	促成	Researches	研究	Shops	購物
Promotes	促進	Responds	回應	Shows	呈現
Propels	推動	Rests	休息	Showers	淋浴
Provides	提供	Restores	恢復	Shuts	關閉
Pulls	拉	Resumes	復原	Signs	簽名
Punches	猛擊	Returns	返回	Simulates	模擬
Purchases	購買	Reverses	倒轉	Sings	唱
Pursues	購入	Reviews	檢視	Sits	坐下
Pushes	推	Revises	修訂	Skis	滑雪
Puts	放	Rinses	清洗	Sleeps	睡
Questions	提問	Rises	升起	Slides	滑動
Quits	離開	Rolls	滾動	Snaps	咬
Raises	升起	Rotates	轉動	Socializes	社交
Reaches	到達	Rows	排列	Solves	解決
Reads	閱讀	Rubs	摩擦	Sorts	分類
Rebuilds	重建	Runs	跑	Speaks	說
Records	記錄	Says	說	Specifies	指定
Reduces	減少	Scrubs	清理	Spreads	散布
Reestablishes	重新建立	Secures	固定	Stabilizes	穩定
Regards	關心	Seeks	尋求	Stands	代表
Rejoins	重返	Selects	挑選	Starts	啟動

Strengthens	強化	Takes	採取	Verifies	驗證
Stretches	延伸	Tends	照料	Vocalizes	發聲
States	述説	Terminates	終止	Volunteers	自願
Stays	停留	Throws	扔	Walks	行走
Stirs	攪拌	Tightens	拴緊	Washes	洗
Stitches	縫	Toilets	如廁	Watches	觀看
Stops	停止	Touches	觸碰	Wears	穿戴
Straightens	拉直	Tracks	追蹤	Wipes	擦拭
Succeeds	成功	Transfers	轉位	Withdraws	退縮
Sucks	吸吮	Transports	運送	Works	工作
Supports	支持	Tries	試圖	Wraps	包裹
Sustains	維持	Types	打字	Writes	撰寫
Talks	談話	Unwraps	拆開	Zips	拉上
Taps	輕拍	Uses	使用		（拉鍊）
Tastes	品嚐	Utilizes	利用		

專欄 15-2　須避免使用的動詞

Commits	承諾	Forgives	原諒	Prefers	偏愛
Considers	認為	Hears	聽到	Processes	處理
Contemplates	考慮	Imagines	想像	Realizes	實現
Decides	決定	Infers	推斷	Recognizes	認可
Desires	想要	Interprets	詮釋	Reflects	反映
Determines	判斷	Knows	知道	Remembers	記得
Empathizes	同理	Learns	學習	Represses	壓抑
Enjoys	享受	Likes	喜歡	Resolves	解決
Expects	預期	Loves	愛	Respects	尊重
Feels	感覺	Perceives	察覺	Sees	看到

Senses 感受	Sympathizes 同情	Wants 要
Smells 嗅到	Thinks 想	

專欄 15-3　測量改變的方法

頻率或一致性

- 百分比（成功次數除以有機會成功的次數）
- 「y」次嘗試中的「x」次
- 一致的次數

期間

- 時間，例如持續活動的秒數或分鐘數
- 重複次數

協助

- 大量（協助完成 75% 以上的任務）
- 適度（協助完成 25% 到 74% 的任務）
- 少量（協助完成 1% 到 24% 的任務）
- 在旁等待
- 設置
- 輔具
- 口語提示／提醒
- 肢體提示
- 獨立

表現品質

- 錯誤次數
- 準確率
- 出現異常任務行為的數量（例如：顫抖、中斷任務的行為）

- 服務對象自覺疼痛程度
- 遵守安全注意事項

複雜程度
- 指導程度
- 程序步驟量
- 認知程度
- 多重任務處理

參與度（可能需要額外的測量）
- 出席
- 參與
- 啟始
- 轉銜
- 互動
- 適應環境訊號或社會線索
- 取得需要的工具和設備

其他（可能需要額外的測量）
- 表達感受
- 完成特定任務
- 出現目標行為的環境多元性
- 配合度
- 完成任務的步驟數

資料來源：Moyers & Dale (2007).

第四節 | 目標撰寫的格式 |

　　形成目標的系統有很多種。本章將說明其中四種系統，但這並非代表這些系統優於其他系統；它們各有不同之處。熟悉一種以上的系統是有助益的，因為你不知道你的督導喜歡使用哪種系統。圖 15-2 提供不同目標撰寫系統的摘述。目標的寫法不一定需要反映該格式名稱的縮寫格式。有時為了更清晰和良好的文法結構，只要保留所有要素即可。

目標格式			
ABCD(E)	**COAST**	**RHUMBA**	**SMART**
□對象	□服務對象	□相關／關聯	□重要
□行為	□職能活動	□時間長度	□可測量
□條件	□協助程度	□可理解	□可達成
□程度	□特定條件	□可測量	□相關
□（預期時間）	□期限	□行為層面	□時間限制
		□可達成	

圖 15-2　目標格式

資料來源：CSC (2001); Gately & Borcherding (2012); Kettenbach (2009); Quinn & Gordan (2003); University of Victoria Counseling Services (1996).

第五節 | ABCD |

　　Kettenbach（2009）使用 ABCD 法：對象（**A**udience）、行為（**B**ehavior）、條件（**C**ondition）和程度（**D**egree）。「對象」指的是執行該行為的人；「行為」指的是對象會執行的事項；「條件」指的是執行行為的環境；「程度」指的是達成目標所需完成的行為程度。

　　通常，**對象**（或主角）就是服務對象（Kettenbach, 2009）。因為職能治療服務是以服務對象為中心，如此是具有意義的。偶爾可能會為照顧者撰寫目標，但不應為職能治療師自己撰寫該執行的目標（Kettenbach, 2009）。你打

算執行的介入方法屬於計畫，並非目標。

　　行為通常是可以觀察或聽見對象執行或述說的內容。行為的範例包括到達、更衣、攜帶、展示、表達、吃或鉤針編織。行為代表行動，因此必須為動詞（Kettenbach, 2009）。不過，並非所有動詞都代表行動。請參考本章第三節專欄列表的詞彙。

　　條件是支持該行為的環境，有助於釐清目標（Kettenbach, 2009）。條件代表出現該行為所需要的某些環境因素（Richardson & Schultz-Krohn, 2001）。例如，目標為「服務對象可獨立穿脫無配飾的衣物」，其中「無配飾的衣物」就是條件。服務對象需要穿上無配飾衣物（束腰褲、套頭衣），以達成目標。條件也可以是需要提示或協助的程度。

　　程度是目標的測量部分（Kettenbach, 2009），標示該行為的總量、程度或其他可區分的特性。程度必須實際、具功能性並敘明特定的時間架構。實際意味著你必須合理期待服務對象在你建立的時間架構內達到目標。具功能性意味著目標必須描述職能表現領域。時間架構是你實際期待達成目標的時間，這取決於服務對象的狀態、職能治療的頻率和期間，以及你的專業知能和過去與相似服務對象的經驗。

　　ABCD 格式的一種變化形式為 ABCDE，是由 Quinn 和 Gordon（2003）所提出。使用與 Kettenbach（2009）相同的對象、行為、條件和程度，增加「E」代表預期時間（Expected time）。目標的預期時間是指估計服務對象達成目標所需的時間長度，例如一星期或一個月內（Quinn & Gordon, 2003）。

　　辨識以下目標內容與 ABCD 字母的對應：

1. 服務對象可連續三天獨立準備完整的餐飲（肉類、蔬菜、澱粉、飲料）。

　　（服務對象上肢患有骨關節炎和糖尿病神經病變。）

　　A：

　　B：

　　C：

　　D：

2. 患者可在有需要時，使用輔具在 15 分鐘內完成沐浴。

　　（服務對象患有右側偏癱。）

　　A：

　　B：

　　C：

　　D：

3. Boddy 會在下 5 次療程中至少有 3 次，可獨立取得完成活動所需使用的工具。

　　（服務對象患有慢性思覺失調症，並接受日間方案服務。）

　　A：

　　B：

　　C：

　　D：

第六節 | COAST |

　　Gateley 和 Borcherding（2012）發展出 COAST 目標撰寫格式。此格式是唯一特別將職能活動列為目標要素的格式。

C 代表服務對象（Client）（Gateley & Borcherding, 2012）。使用 COAST，撰寫目標時須敘明服務對象將執行的事項。依據美國職能治療協會（AOTA, 2014），服務對象可以是人、組織或團體。

O 代表職能（Occupation）（Goteley & Borcherding, 2012）。因為這是寫進職能治療計畫內的目標，目標需反應出服務對象要執行的職能活動。

A 代表服務對象執行目標職能活動所需要的協助程度（Assistance level）（Gateley & Borcherding, 2012）。協助包括肢體、口語或手勢。

S 代表服務對象達成目標所需的特定條件（Specific conditions）（Gateley & Borcherding, 2012）。條件可包括改變環境、設備或技巧（Gateley & Borcherding, 2012）。

最後，T 代表達成目標的期限（Timeline）（Gateley & Borcherding, 2012）。期限應該要合理且可及。

◆ 習題 15-2

- -

找出（標示）這些目標和 COAST 字母的對應部分。

1. Varsha 在 1 個月內會在口頭提示下，以雙兔耳法綁繫鞋帶。

   C：

   O：

   A：

   S：

   T：

2. Ndomo 在一星期內可根據任務清單，幫小狗準備餐食。

   C：

   O：

   A：

   S：

   T：

3. 服務對象在 2014 年 7 月 19 日之前，可使用智慧型手機上的語音輸入法，獨立發送訊息。

C：

O：

A：

S：

T：

4. 在 2014 年 11 月 28 日之前，Monte 可在不超過一次的提示下，從家中推輪椅往返雜貨店。

C：

O：

A：

S：

T：

第七節 | RHUMBA（RUMBA） |

第三種撰寫目標的方法為 RHUMBA（College of St. Catherine [CSC], 2001）或 RUMBA（McClain, 1991; Perinchief, 1998）。依據 Perinchief（1998），美國職能治療協會在 1970 年代發展出 RUMBA。倫巴（rhumba，也可拼為 rumba）是一種特別具有節奏感和複雜度的非裔古巴舞蹈（New World Encyclopedia, 2008）。在目標設定中，服務對象代表音樂，目標必須依服務對象的音調「共舞」，且目標的各部分均必須彼此「倫巴」（CSC, 2001）。如同其他目標撰寫系統，「RHUMBA」的每個字母均有其意義。

相關／關聯（**R**elevant/**R**elates）：目標／結果必須具有意義、關聯性。

時間長度（**H**ow Long）：明確指出達成目標／結果的時間。

可理解（**U**nderstandable）：每一位閱讀的人都可了解其中意涵。

可測量（**M**easurable）：要有一個知道目標於何時達成的方法。

行為層面（**B**ehavioral）：目標／結果必須是可以觀察或聽見的。

可達成（**A**chievable）：必須是實際可執行的（CSC, 2001, p. 1）。

讓我們檢視以下細節。

「R」代表相關（McClain, 1991; Perinchief, 1998）。如果目標具有關聯性，則可回答「那又怎麼樣呢？」的問題。達成目標真的重要嗎？會對服務對象的生活帶來不同嗎？想想看有什麼是更重要的，服務對象可以彎曲手肘 40°？由父親餵食或她自己現在可以進食？以下為改編自聖凱瑟琳學院（College of St. Catherine, CSC）所出版《目標撰寫：撰寫目標結果》（*Goal Writing: Documenting Outcomes*）（2001）一書中的無意義目標範例：

1. 我會在星期六帶足 3 天旅程所需的食物和行李，單獨開著我的紅色 '02 MX6 轎車，以平均 70 mph 和 30 mpg 的速度從 94E 前往 90S 的位置，且中途停下來的次數不會超過 3 次。

   那又怎麼樣呢？所有這些的重點為何？要前往哪裡？有沒有什麼比抵達目的地更重要的？需要說明期待的結果，而非到達目的地的方法。

2. 患者在 30 天內每 10 天中的 7 天嘗試 5 次中的 3 次，能夠以 65% 的準確度計算不同面額的錢幣，並可加總 0.77 美元。

   那又怎麼樣呢？會讓服務對象的生活有何明顯差異？如果患者在接下來 10 天中的 6 天嘗試 5 次中的 4 次達 60% 準確度計算出 0.77 美元，會發生什麼事？有達成目標嗎？下一個目標會是 0.78 美元嗎？我無法了解此目標；太過複雜了。

「R」也可代表關聯（CSC, 2001）。長期和短期目標必須和職能領域有關（維持功能性）；必須彼此有關聯性，且必須與辨識出的服務對象期望和需求具有關聯性（服務對象的「樂音」）（CSC, 2001）。換言之，在評鑑過程中辨識出的職能領域，和介入需求性、目標陳述本身及協助達成目標所使用的介入策略間，必須有清晰的關聯性。例如，如果你的評鑑讓你判斷服務對象需

要學習以三點式握筆法使用蠟筆，則目標陳述必須與蠟筆握法有關，且介入也須涵蓋蠟筆。去辨識握住蠟筆的需求、設定改善手部使用的目標（太含糊），以及提出使用攀登架、大球、手指塗鴉等介入策略建議並不適合。

時間長度是你期待達成目標的實際時間概估（CSC, 2001）。針對長期目標，通常代表服務對象可以結案的時機，可能是特定的日期或估計，例如 6 個月或 1 年。針對短期目標，可能會是訪談次數、特定日期，或者，如果你每 30 天撰寫一份新的介入計畫，你可假設短期目標的意思是在 30 天內達成。時間架構會因你服務的組織而異，請務必與你的督導確認，了解設定的標準為何。我看過一些目標僅陳述服務對象在接下來連續 3 天會做的事情，然後目標就達成了。這樣，就不必真的將期間放入目標；服務對象在下週的連續 3 天或現在起的 6 個月都可執行此任務。如果我要支付職能治療服務費用，我會想要知道是否預期服務對象能在 2 週或 2 個月內達成目標。若陳述為服務對象需要執行某項事情 3 天，作為評量目標可能行得通，但仍未讓我知道預期何時可達成目標。

可理解包含多種向度。為了讓讀者了解目標，必須對讀者有意義，亦即使用容易了解、文法正確、未含專用術語並僅使用眾所皆知的縮寫。使用主動語法而非被動語法，表示你會陳述服務對象會做的事情而非哪些事情會被完成；亦即「服務對象會更換襪子」，而不是「襪子會被服務對象更換」。關於主動語法的更多資訊，請找一份文法指引來看。最後，請考慮避開含糊的語言。含糊的語言範例包括類似「將出現」或「將能夠」等措詞。

你想要服務對象執行某些事情，而不只是讓服務對象看起來可以執行那些事情。實際執行和能夠執行之間是有差距的。如果你陳述服務對象能夠自己進食，並不代表他會這樣做。也許是由護理師幫他做，即使他們不幫忙，他仍可自己完成。如果你陳述服務對象將會自己進食，表示他會自己執行。目標必須明確陳述，即使你請病假，其他人也都可以代為處理，且對於你提供給服務對象的服務不會有曖昧不清的情況。

如果你檢視本節稍早的兩個目標範例，你將會發現除了看不出相關之外，也難以理解。含有許多附加條款和條件的目標，無法明確知道真正的目標重點

為何。從第二個範例甚至也無法了解評量方式為何。

　　可測量通常會以量化方式陳述，讓你辨識何時達成目標（CSC, 2001）。只有時間屆滿後才可說目標未達成。必須對功能進行評量。你可評量功能進展和維持。評量的範例包括頻率、準確度、效能級別、一致性、級別、程度、速度、獨立性或持續時間（CSC, 2001; McClain, 1991; Perinchief, 1998）。

　　行為層面要素與 ABCD 系統所述相同。行為必須可被觀察，而非推論。可透過行動動詞反映（參見本章稍早內容）。透過觀察的意思是指，你可觀察或聆聽服務對象的言行（Perinchief, 1998）。因為你無法直接看見或聽見服務對象對事物的感受或認知，這些不會成為你納入目標陳述的行為。你會聽到服務對象表達他的感受，但你永遠無法完全確認他人所表達的自身感受。你可以觀察服務對象是否展現某種行為，但可能代表也可能不代表理解程度。

　　可達成意味目標是合理的，且可在時間框架內達成（CSC, 2001; McClain, 1991; Perinchief, 1998）。對於服務對象的條件、規劃的職能治療療程頻率和期間，以及服務對象的情境和環境而言，要是合理的。不會野心過大或過於容易。

◆ **習題 15-3**

- -

　　請辨識目標內容所對應的 RHUMBA 字母：

1. 服務對象在 2014 年 1 月 2 日之前，左手可使用滑鼠在 5 分鐘內正確剪貼八個字母。〔*服務對象中風，影響其慣用（右）手，且想要用非慣用（左）手流暢地使用滑鼠。*〕

　　R：

　　H：

　　U：

　　M：

　　B：

　　A：*你所擁有的資訊不足以回答此部分，但我可擔保此目標是可以達成的。*

2. 服務對象在 2013 年 6 月 26 日之前，可在每次開始自我拆台／自貶言論時，自我克制下來。（服務對象正經歷重度憂鬱，並曾在自殺未遂後入住精神病房。）

R：

H：

U：

M：

B：

A：你所擁有的資訊不足以回答此部分，但此目標似乎是可以達成的。

3. 今年結束時，Kylie 可獨立維持坐姿而不需支撐 10 分鐘，因此可更積極參與發生在她周圍的活動。（服務對象是在家中倖免於嬰兒猝死症 [SIDS] 的 9 個月大嬰兒。）

R：

H：

U：

M：

B：

A：你所擁有的資訊不足以回答此部分，但此目標是可以達成的。

第八節 | SMART |

最後一個目標撰寫系統是 SMART。SMART 目標的版本有許多種。Angier（1995）認為 SMART 代表目標是特定（Specific）、可測量（Measurable）、行動導向（Action-oriented）、實際（Realistic）和即時（Timely）的。維多利亞大學諮商服務（University of Victoria Counseling Services, 1996）使用 SMART 作為特定（Specific）、可測量（Measurable）、可接受（Acceptable）、實際（Realistic）和時間框架（Time frame）的縮寫。Paul J. Meyer

（2002）認為 SMART 代表特定（Specific）、可測量（Measurable）、可達成（Attainable）、實際（Realistic）、具體（Tangible）。SMART 在本書代表重要（且單純）（**S**ignificant [and simple]）、可測量（**M**easurable）、可達成（**A**chievable）、相關（**R**elated）與時間限制（**T**ime-limited）。

重要表示達成目標對於當事人的生活會帶來顯著差異。這意味著你相當了解服務對象的優勢和需求領域，因此知道什麼是對服務對象最重要的；事實上，你的目標理想上會與服務對象共同訂定，確保目標的重要性。記住將目標單純化，比較可能達成目標，也比較容易被理解。

可測量，如同在 RHUMBA 中，表示你有明確的目標，而你需知道服務對象何時達成目標（CSC, 2001）。服務對象可在不超過一次口語提示下，自行穿脫衣物。服務對象可在 30 分鐘內自行吃完全餐。Timothy 會每小時核對一次每日作息表。這些是不相容的目標，但在這裡提及這些目標是為了強調目標撰寫的測量元素。目標撰寫中常見的錯誤是陳述服務對象會在某事項獲得改善，但並未說明改善的幅度為何。例如，服務對象將可改善測量乾燥劑的準確度。改善多少才算目標達成？

可達成也與在 RHUMBA 中的意義相同。服務對象在提供的時間範圍內能達成的目標必須合理（CSC, 2001）。實際上，並非所有服務對象均可達成目標。當你第一次撰寫目標時，必須帶點猜測的成分，臆測服務對象在你的時間框架內可以達成多少。隨著經驗漸增，你的臆測會漸趨準確。

相關，在 SMART 與 RHUMBA 內，均代表目標明確與評鑑報告內的服務對象職能需求具有關聯性（CSC, 2001）。長期和短期目標彼此相關。

最後，**時間限制**表示目標具有時間終點（CSC, 2001）。你知道何時須評估目標是否達成。如果達成長期目標，則是時候終止服務。如果短期目標達成，則是時候設定新的短期目標，使服務對象更加接近長期目標。如果在指定的時間未達成短期目標，或許須修改或終止目標。

請辨識目標內容與 SMART 字母的對應關係：

1. 服務對象在下週前，可展現適當的舉重技巧，有 80% 的機會可抬起 10 磅以上的箱子。（服務對象有背部傷害，目前正參與工作強化方案。）

   S：

   M：

   A：據我們所知，似乎可達成。

   R：

   T：

2. Nellie 在 2014 年 4 月 22 日前，可用叉子或湯匙進食，每餐潑灑兩次以下。（Nellie 入住長照機構，診斷包括風濕性關節炎、慢性阻塞性肺病 [COPD]、黃斑部病變。）

   S：

   M：

   A：我認為在時間架構內可以達成。

   R：

   T：

3. Mandy 在學年結束時，可使用剪刀沿著 1/4 吋的線條剪下基本形狀。（Mandy 就讀一年級，且因為精細動作障礙而與同學格格不入。）

   S：

   M：

   A：可達成。

   R：

   T：

使用列出的格式撰寫目標陳述。

1. **ABCD**：服務對象的慣用手最近進行韌帶移植手術。外科醫師想請你製作副木並教導服務對象如何脫副木。手部須固定一星期。

2. **COAST**：來自阿爾巴尼亞的 2 歲孩童最近被收養。她的發展比同儕落後，無法表達或理解英語。透過大學附設醫院的外國收養診所轉介至職能治療。養父母希望改善他們之間的眼神接觸以及她和玩偶間的互動。

3. **COAST**：服務對象在躁症發作後於昨日住院，症狀有睡眠短淺、持續購物到摔跤、參與狂歡派對，包括性、藥物和搖滾樂。時常咆哮和做出令其他服務對象難堪的語言和行為，並且動個不停。她的丈夫幫她辦理住院，希望她能養成正確的服藥規律性。

4. **RHUMBA**：服務對象 6 歲，患有腦性麻痺。在職能治療學習使用新的電動輪椅。

5. **SMART**：服務對象因為家中失火而嚴重燙傷。進行多處皮膚移植。已經度過極端嚴重的疼痛期，目前自評疼痛程度為非常糟。在職能治療練習增加雙臂在穿戴壓力衣下的雙臂伸直和抓握能力。

6. **ABCDE**：這位年長的服務對象最近從醫院進行腦瘤摘除手術後出院。她返回家中接受增加耐力的訓練，並開始自理生活。

7. **COAST**：這位年輕人從頭部槍傷中復原。身體左側行動不便、衝動、視知覺缺損，並在重新學習所有日常生活自理功能。

8. **ABCD**：這位男性遊民需要加強與預算有關的技巧。他有最低工資的全職工作。

9. **RHUMBA**：這位男性患有思覺失調症，住在社區的團體家屋，並在庇護性工作坊接受職能治療，練習組織工作空間和任務專注度。

10. **SMART**：這位 4 歲孩童最近被診斷為自閉症。只會穿柔軟的衣服，會逃避某些質地的食物，容易撞到物體和人，興奮時會咬自己的手腕。

◆ 習題 15-6

　　下列各目標的錯誤為何？請陳述你使用何種標準回答問題（ABCD、COAST、RHUMBA 或 SMART）。

1. Tiffany 將會在 30 天內進行新製輪椅評估。
2. 下週之前，Dylan 可在寬裕的時間與最少協助下自行進食稠狀飲食，每天 3 次，且 50% 的餐食使用輔助器皿。
3. Darnell 將會完成履歷表並寄送給三間可能僱用他的公司。
4. Hector 下星期每次治療都會帶來他的記憶之書。
5. Hui 將會對於她的工作品質表示滿意至少五次。

【摘要】

　　目標撰寫是一種複雜的業務。依據你使用的目標撰寫格式，你必須思考服務對象的需要或需求、達成目標所需要的合理時間、測量的方式及各種其他條件。本章提供四種目標撰寫格式：ABCD、COAST、RHUMBA、SMART。雖然其中有些微的差異，但均可寫出優良的目標。

　　目標撰寫是職能治療師和服務對象或服務對象代理人（例如雙親或監護人）一起合作的過程。職能治療生也會參與此過程。

　　目標撰寫是為了幫助服務對象改善職能表現、學習新的任務、維持功能、改變或調適情境以促進表現、預防職能表現問題的出現或健康促進（AOTA, 2014）。依目標方向決定使用呈現目標行動的動詞，但所有動詞均應使用主動語法而非被動語法。描述改變和測量改變中的用詞選擇也很重要。

　　職能治療的最終目標是「透過參與職能，以成就身心安康，且參與生活」（AOTA, 2014, p. S4）。每位服務對象，想要或需要參與的職能並不相同。長期目標可描述職能治療介入的最終目標結果，有時稱為出院目標或結案目標。短期目標通常包括特定時間，時常是月，但也可能是每週、每兩週或每兩個月。長期目標一般會延續整個職能治療服務提供過程，除非服務對象的生活情

境出現變化。短期目標則會時常改變或修訂。

　　目標撰寫對於評鑑和介入過程相當重要。目標提供你測量介入效益的方法，以及使用在服務對象身上的方法。

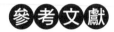

Angier, M. (1995). *Setting S-M-A-R-T goals.* Retrieved December 20, 2002, from http://www. positiveath.net/ideasMA20_p.htm

American Occupational Therapy Association. (2010). Standards of practice for occupational therapy. *American Journal of Occupational Therapy,* 64, S106–S111. doi:10.5014/ajot.2010.64S106

American Occupational Therapy Association. (2014). Occupational therapy practice framework: Domain and process (3rd ed). *American Journal of Occupational Therapy, 68*(Suppl. 1), S1-S48. http://dx.doi.org/10.5014/ajot.2014.682006

College of St. Catherine. (2001). *Goal writing: Documenting outcomes* [Handout]. St. Paul, MN: Author.

Gateley, C. A., & Borcherding, S. (2012). *Documentation manual for occupational therapy: Writing SOAP notes.* Thorofare, NJ: Slack.

Kettenbach, G. (2009). *Writing patient/client notes: Ensuring accuracy in documentation* (4th ed.). Philadelphia, PA: F. A. Davis.

McClain, L. H. (1991). Documentation. In W. Dunn (Ed.), *Pediatric occupational therapy* (pp. 213–244). Thorofare, NJ: Slack.

Meyer, P. J. (2002). *Creating S.M.A.R.T goals.* Retrieved from http://achievement.com/smart.html

Moyers, P. A., & Dale, L. M. (2007). *The guide to occupational therapy practice* (2nd ed.). Bethesda, MD: American Occupational Therapy Association.

New World Encyclopedia. (2008). Rumba. Retrieved from http://www.newworldencyclopedia.org/entry/Rumba

Perinchief, J. M. (1998). Management of occupational therapy services. In M. E. Neistadt & E. B. Crepeau (Eds.), *Willard and Spackman's occupational therapy* (9th ed., pp. 772–790). Philadelphia: Lippincott.

Quinn, L., & Gordon, J. (2003). *Functional outcomes: Documentation for rehabilitation.* St. Louis, MO: Elsevier.

Richardson, P. K., & Schultz-Krohn, W. (2001). Planning and implementing services. In J. Case-Smith (ed.), *Occupational therapy for children* (4th ed., pp. 246–264). St. Louis, MO: Mosby.

University of Victoria Counseling Services. (1996). *Learning skills program: Smart goals.* Retrieved December 20, 2002, from http://www.coun.uvic.ca/learn/program/hndouts/smartgoals.html

CHAPTER **16**

介入計畫

▶ 前言 ◀

　　介入計畫（intervention plan）可讓職能治療師建構預期的目標結果和達成方式，並以評鑑結果和服務對象或代理人（即：父母或監護人）的想望和需求為基礎（AOTA, 2010a）。介入計畫的發展和修訂，有賴於職能治療師、職能治療生和服務對象間的合作（AOTA, 2010a）。美國聯邦醫療保險會使用照護計畫（plan of care）取代介入計畫（CMS, 2008）。你可能也會聽到照護計畫、治療計畫或介入計畫混用的情形。無論你如何稱呼，介入計畫會告訴職能治療從業人員幫助服務對象的方法。

　　建立目標與決定有效且第三方付費者會付費的介入策略，對於你在職能治療臨床上的持續能見度是很重要的。如果你提供的服務未取得給付，你會無法以職能治療從業人員的角色生存下去。你的服務想要取得給付，必須證實提供的介入可為服務對象的生活帶來改變。這就是激勵我們成為職能治療專業的最主要動機來源——我們想要幫助他人生活得更好。

第一節 | 介入計畫的角色界定 |

　　由職能治療師負責發展與記錄介入計畫，且須配合機構／組織、認證機構、付費者規範的時間架構、格式和標準（AOTA, 2009, 2010a）。職能治療生和職能治療師合作發展介入計畫。職能治療師或職能治療生在職能治療師督導下，檢視介入計畫、計畫合理性、計畫對服務對象及其他適用者的效益（AOTA, 2010a）。需要時，職能治療師可修訂照護計畫並記錄修訂目標、服

務對象病症或情境的變化、服務對象的表現;職能治療生可對修訂介入計畫有所貢獻(AOTA, 2010a)。

介入計畫的過程會使服務對象在過程中扮演積極的夥伴。評估過程中會以服務對象為中心。職能治療師和職能治療生也需要密集進行討論。在某些環境下,職能治療生就是機構的專業人員,而職能治療師會定期督導訪視與執行評鑑、發展和修訂介入計畫,以及準備出院計畫和摘要。這最可能出現在服務對象相對穩定,且職能治療生具有多種臨床技巧經驗和服務能力的組織。在此種情境下,職能治療生與服務對象的接觸會較為頻繁,並可提供服務對象與職能表現有關的技巧和能力資訊,給職能治療師參考。

第二節 | 遵守美國聯邦醫療保險的規定 |

美國聯邦醫療保險規範所有服務均須在照護計畫下提供(CMS, 2008, 2012)。此外,美國聯邦醫療保險需要一再確認醫師或非醫師從業者(NPP)提供的治療需求。非醫師從業者是由州政府法律授權的醫師助理、臨床護理師或護理師,進行治療服務的確認或監督。美國聯邦醫療保險並不允許脊骨神經或牙科醫師開立醫囑、確認、重新確認或監督治療(CMS, 2008, 2012)。

必須在提供任何職能治療前,建立照護計畫(AOTA, 2008; CMS, 2008, 2012)。建立(establish)的意思代表是由醫師、非醫師從業者或提供服務的職能治療師撰寫或口述。美國聯邦醫療保險只有在由建立計畫的職能治療師提供或督導職能治療介入的情況下,才會允許書面計畫完成前的介入服務。這表示評鑑和初次介入日期可以是同一天(CMS, 2008, 2012)。如本書稍早所述,紀錄越貼近真實事件(評鑑或介入),準確度與可信度會越高。換言之,雖然美國聯邦醫療保險同意在書面計畫完成前開始提供介入,盡快完成書面計畫是很重要的。

依據美國聯邦醫療保險,照護需求的計畫至少需包括服務對象的診斷;長期治療目標;職能治療服務的類型、服務量、服務期間和頻率(CMS, 2008, 2012)。計畫需要反映評鑑結果。美國聯邦醫療保險需要處理服務對象需求最

有效率和效能的計畫。預期職能治療可在合理時間範圍內明顯改善患者功能表現時，職能治療才會被認為是合理且必須的服務（AOTA, 2008）。長期目標是針對該情境下的整體照護期間進行撰寫（從照護開始到結束間的日曆天）。除非照護計畫另有敘明，美國聯邦醫療保險會假設每天提供一次介入（CMS, 2008）。

認證與再認證指的是服務對象由醫師或非醫師從業者提供照護，且醫師或非醫師從業者同意照護計畫內容（CMS, 2008, 2012）。醫師或非醫師從業者必須在醫囑認證職能治療照護計畫，讓美國聯邦醫療保險給付提供給特定患者的職能治療服務。由醫師／非醫師從業者在照護計畫簽名、撰寫醫師的進展報告或醫囑職能治療介入。醫師或非醫師從業者應儘速認證（簽名）初始計畫，或在照護計畫開始的 30 天內認證（CMS, 2012）。由首位醫師或非醫師從業者認證後，至少每 90 天或如果需要變更照護計畫時，需要再認證一次（CMS, 2012）。

選擇性但建議的一項美國聯邦醫療保險照護計畫的要素，為納入短期目標和特定治療介入、程序、治療性工具或技術（CMS, 2008）。Brennan 和 Robinson（2006）強調務必納入這些，因為可說明為何需要職能治療師或職能治療生在職能治療師督導下提供的特殊技巧。

美國聯邦醫療保險規範照護計畫必須展現「專業、知識、臨床判斷、做決定和治療師能力」（CMS, 2012, p. 23）。這表示未受督導的助理、其他合格人員、照顧者或其他患者，無法提供該服務。欲證明這點，職能治療師需要依據職能治療師的臨床判斷，記錄任何照護計畫的變動（CMS, 2012）。

適用所有治療服務的美國聯邦醫療保險的標準，就是該服務是「合理且必須」的（CMS, 2012）。這意味著職能治療服務符合醫療實務標準、特殊並可有效治療病症、具備複雜性或專精度，或該照護只能由具備技巧的職能治療師或職能治療生在職能治療師督導下才能提供，或服務對象的病症需要職能治療師的技巧。此外，必須在專業實務標準可接受的範圍內，考量介入量、頻率和期間的合理性（CMS, 2012）。美國聯邦醫療保險過去曾套用獲療效證實的技術性護理機構和居家健康照護的標準（Yamkovenko, 2012）。這表示

職能治療師必須展現服務對象在合理的步調下，表現出日常活動（ADLs）方面的進步。最近有兩個法庭裁定美國聯邦醫療保險對於標準的解釋過於嚴苛（Yamkovenko, 2012）。該法律詮釋暗指即使患者的病症未獲改善，或正在惡化但職能治療服務可預防惡化，則仍應給付。至少在美國聯邦醫療保險 A 部分，可允許維持療法，而不只是復原療法。截至本書（編註：此處指原書）送印之前，該法庭決議只對技術性護理機構和居家健康照護造成影響。

Brennan 和 Robinson（2006）找出照護計畫文件可能會導致美國聯邦醫療保險拒絕給付的共通缺失。如果介入缺乏足夠的複雜性，合理說明須由職能治療從業人員提供介入，所提供的服務可能會被拒絕給付。美國聯邦醫療保險期待介入計畫會依服務對象的功能表現進行變更；如果計畫持續未變更或服務對象的功能表現均無變化，會構成美國聯邦醫療保險拒絕給付的理由。目標結果的訂定必須以某些基期評量為基礎；若未如此，可能會使美國聯邦醫療保險拒絕給付。最後，雖然標準化測驗分數有助於判定目標結果，綁定特定測驗分數的目標結果是沒有意義的，因為測驗分數並不等同於職能領域的功能表現（Brennan & Robinson, 2006）。

◆ 習題 16-1

----

1. 前往美國聯邦醫療保險網站 www.cms.hhs.gov

2. 找出以下刊物：

   a. Pub 100-02 Medicare Benefit Policy, Transmittal 88, Sections 220 and 230

   b. Pub 100-08 Program Integrity Manual, Chapter 13–Local Coverage Determinations 13.5.1

   c. Program Memorandum Transmittal AB-01-56

   d. Medicare Claims Processing Manual, Chapter 5, Section 20 (Pub 100-4)

3. 下載到自己的電腦。

4. 在每份刊物中，找出記錄職能治療服務遞送過程的資訊。美國聯邦醫療保險設下的限制為何？

第三節 | 介入計畫概念 |

　　為協助服務對象朝目標結果邁進，你必須選擇可帶領服務對象朝雙方同意的目標前進的介入策略。這必須了解服務對象的能力、技巧，和活動（職能）的性質，才能配對活動提供的效益和服務對象的需求。例如：如果服務對象具有問題解決方面的困難，會需要內含某些問題解決的活動，但困難度只能比服務對象目前的功能高出一些。在這種情況下，需要抽象思考的問題，例如數學故事問題或「兩分鐘解謎」（2-minute mysteries）類型，會太過困難。相對地，涉及真實生活情境的規則遵循活動，例如在建築物內的移動，或使用烹飪書後面的代用品清單，會是比較好的起始點。

　　介入計畫並非刻在石頭上；須因應服務對象病症和情境改變而跟著變動。如果職能治療師發現目標或介入策略需要變動，包括介入療程的頻率、強度或持續期間，需著手撰寫新的介入計畫。如果服務對象屬於美國聯邦醫療保險 B 部分（出院患者），美國聯邦醫療保險表單規範醫師每 90 天需要簽一次名，因此需要醫師在表單上囑咐變更後的頻率或期間（CMS, 2008, 2012）。變更頻率或期間的因素考量包括服務對象從服務中獲益的潛能、失功能狀況、具相似病症和介入方法的目標結果研究、照顧者遵循指示的能力、可能會影響服務對象進步速度的可能併發症（Moyers & Dale, 2007）。

　　應在職能治療師判斷服務對象需要介入後，盡快建立介入計畫，然後每 30 天、60 天、每季或每半年（一年兩次）進行檢視，取決於組織、服務對象的需求和付費者的要求。

　　介入計畫不僅需考量服務對象的目標、技巧、能力和缺損，也須考量服務對象的價值觀、信念、目前以及想要達到的健康狀態及安適感、服務對象的情境和環境，以及實施介入的組織和活動要求（AOTA, 2014）。此外，職能治療師必須使用最好的證據，判斷介入行動的最佳路徑。

第四節 | 介入計畫的內容 |

第 14 章使用的 BiFIP 格式，也可作為介入計畫的格式。背景資訊、發現、解釋和計畫等欄位，含有與評鑑報告相似但不同的內容。

你對每位服務對象撰寫的第一份介入計畫，可能會成為評鑑報告的一部分，或成為獨立的文件，取決於你服務的機構。如果納入評鑑報告的一部分，就不需重複身分／背景資訊。不過，如果是獨立文件，則須放入與評鑑報告一樣的識別資訊（AOTA, 2013）：

- 服務對象姓名、性別和出生日期。
- 文件日期（可和簽名一起）及文件類型；機構／組織和部門名稱。
- 介入診斷／病症和其他診斷／病症。
- 注意事項和禁忌症。

電子化健康紀錄系統可自動帶入輸入過的服務對象姓名或者身分編號等資訊。

介入計畫的下一個欄位為發現。在介入計畫中，發現欄位可精簡摘述，前次撰寫介入計畫以來，在服務對象現有環境下的進展。使用〈職能治療實務架構─第三版〉（AOTA, 2014）的用詞，描述服務對象的進步或缺損，包括職能領域的服務對象表現、表現型態和技巧、情境、服務對象因素、影響服務對象職能表現的活動要求。謹記，在本欄位，你會報告資料，但不需進行解釋（請參閱第 14 章）。

服務對象目前狀態報告和服務對象進展報告是有差異存在的（McQuire, 1997）。依據 McQuire，狀態報告的內容為服務對象目前的能力，而不會與過去的表現做比較；進展報告則為比較性的陳述。如果你想要說服付費者或轉介來源你提供的是有價值的服務，你必須小心選擇能夠呈現進展的用詞。（本章下一節將提供更多資訊。）

介入計畫的第三個欄位是記錄你對發現的解釋。這是你記錄達成短期和長期目標之任何障礙或挑戰，以及辨識服務對象現有優勢和支持的地方。

計畫是介入計畫的第四欄位，會描述你希望在下次檢視期間完成的事項、調整短期目標、介入策略或療程期間、頻率和強度。美國職能治療協會（AOTA, 2013）敘明短期目標必須「……直接與服務對象的能力有關，且須融合目標職能」（p. 5）。

伴隨目標修訂，你必須依服務對象目前的病症和情境，判斷適當的介入策略和方法（AOTA, 2013）。例如，你會判斷服務對象是否適合使用輔助器具，或者是教導服務對象輔具使用方法會更好。在職能治療衛教過程中，你會學到許多介入策略。

美國職能治療協會（AOTA, 2013, 2014）已將介入方法和介入類型進行區分。介入的方法包括：

- 創造或促進。
- 建立或復原。
- 維持。
- 改良。
- 預防。

介入的類型則包括「諮詢、教育過程、倡議，及／或治療性地使用職能或活動」（AOTA, 2013, p. 5）。

閱讀你介入計畫的讀者（其他機構人員、醫師、第三方付費者、品質管理人員、律師等），必須能夠看出你計畫的邏輯思維。如果你設定改善更衣技巧的長期目標，則短期目標和介入方法也必須與穿脫衣物有關。並非所有閱讀你介入計畫的人都能夠了解改善手部靈巧度和改善穿脫衣物間的關聯性，因此如果你的介入計畫需要穿線 1/4 吋的洞洞板，看起來並無邏輯。如果你的介入計畫要求穿脫某些配件類型的物件，會較符合邏輯（本章後面會解釋更多。）

美國職能治療協會（AOTA, 2013）建議本欄位必須納入服務遞送機制和出院計畫。服務遞送機制必須包括由誰提供服務、提供服務地點、服務頻率和期間等詳細資料。出院計畫必須包括終止職能治療服務的標準、出院安置（服務對象出院後前往的地方）、追蹤照護需求等。美國職能治療協會（AOTA,

2013）也建議列出將用於判斷目標結果的工具。

　　介入計畫的最後一部分為簽名。每份介入計畫均需要職能治療師簽名。〈職能治療病歷紀錄準則〉（AOTA, 2013）建議需包含所有負責督導計畫執行者的姓名和職稱。每次你簽署文件時，務必在簽名欄寫上日期。如果你使用電子化健康紀錄（EHR），將會自動呈現你的簽名和日期。

第五節｜摘述進展｜

　　一般而言，你會每 30 到 90 天為服務對象撰寫介入計畫。介入計畫修訂期間，你會撰寫進展紀錄（請參閱第 17 章）。在你的初期介入計畫中，並無法摘述進展，但在後續的介入計畫，就可以摘述進展。當你在彙整前次撰寫介入計畫以來的變化時，回溯上個月（或貴機構規範的時間間隔）的進展報告將會有所幫助。

　　提供讀者精確的進展樣貌是很重要的。比實際快或慢的不準確進展報告，是詐欺（請參閱第 9 章），切勿如此。如同〈美國職能治療倫理規範與倫理原則〉內容，職能治療從業人員「禁止使用或參與任何含有造假、詐欺、欺騙、誤導、不公正敘述或聲明的溝通形式」（AOTA, 2010b, Principle 6.B）。此外，原則 6D 提及，「確認申請給付相關的病歷按照適用的法律、指導方針和規定準備」（AOTA, 2010b）。

　　因此你會如何精確地描述進展？請仔細選擇你的用詞。了解其他人會如何詮釋你的用詞。有些用詞是用「載入的」，有些讀者會以你未曾想過的方式扭曲意思（請參閱第 2 章）。當你撰寫「對於＿＿＿＿仍有困難」，付費者會解讀為「毫無進展」。事實上，服務對象已經有進步，但速度不如你所願。想想看以下用詞間的差異：

出席（attends）	參與（participates）
了解（understands）	順從或示範（complies or demonstrates）
可接近的（approachable）	好交際的（sociable）

在這些詞組中，右邊的用詞是比較主動的。如果你寫服務對象出席職能治療療程，讀者會解讀為服務對象走進治療室，但並未參與任何事物。如果你寫服務對象參與職能治療療程，代表服務對象有參與過程。有些人會點頭說他了解了，但除非你觀察他們的行為，你有辦法確認他們能夠完成嗎？可接近的代表你可接近他並展開對話。好交際的代表當事人對於接近他人以及被他人接近，感到舒適自在。專欄 16-1 列出可表達進展或變化的用詞。

當你彙整一段時間內的進展時，重點須放在職能參與。說明服務對象上個月（或其他時間範圍）無法完成，但目前可以完成的新職能。世界衛生組織的《國際功能、障礙與健康分類》（ICF，請參閱第 4 章），廣泛列出有助於你思考功能的活動列表（WHO, 2002）。專注於功能，表示需要著墨服務對象可以執行的活動，而非基礎的技巧和能力。例如，如果服務對象可碰觸到廚房置物櫃頂端並獨立拿取需要的物品而不需協助，這就是以功能為中心。如果取而代之的是，你報告服務對象肩關節的彎曲活動度增加到 170°，則並未報告功能。報告活動度增加是精確的量測結果，但能夠將手臂移動範圍變大，並不表示可以改善執行活動時的功能表現。另一個範例是說明服務對象如何展現自尊提升，而不是服務對象在自尊測驗的得分增加 26% 以上。或許是服務對象在離開房間前，會照鏡子檢查外觀，或在技巧中展現自信。

你如何展現進展？要以誠信為原則，盡可能選擇可呈現大幅改變的用詞。在介入計畫中，不需說明服務對象過去一個月所有執行的活動；僅須強調重點──只和上個月目標具有直接關聯性的項目。若非如此，你會需要撰寫更長的紀錄，讀者也會讀取到更多非必要的部分。評鑑報告可以比較長，但介入計畫通常只有有限的空間可記錄進展。

如果進展情形不如你所願，要如何記錄呢？解釋阻礙進展的因素。或許有合理的原因可解釋進展不如預期；可能是醫療併發症或生活情境出現變化所致。無論解釋為何，請盡量精簡。說明你會如何修正介入計畫，支持更大幅的進展。在某些地方，付費者可同意維持療法。在維持療法中，服務對象罹患會導致功能退化的病症，而職能治療介入可延遲或避免此退化。如果是此種情形，並不預期會出現進展；維持功能是好的。如果以維持作為目標，請不要嘗試說明進展。

專欄 16-1　進展報告的描述用詞

描述生理行為

Adapts	適應	Energetically	精力充沛地
Against gravity	抗重心	Even	平滑的
Assistance	協助	Exertion	費力
Athetoid	手足徐動型	Gently	溫柔地
Awkward	尷尬的	Gracefully	優雅地
Barely	僅僅	Guarded	謹慎的
Bouncy	快活	Haphazardly	隨便地
Careful	小心	Heavily	沉悶地
Clumsy	笨拙	Hesitantly	猶豫地
Compensate	代償	Holds	握住
Complains	抱怨	Imitates	模仿
Completely	完全地	Inconsistent	不一致
Consistent	一致的	Independent	獨立的
Coordinated	協調的	Jerky/jerkily	抽動的／抽動地
Crooked	彎曲的	Less	較少
Creates	創造	Limits	限制
Crepitus	捻髮音	Maintains	維持
Delayed	延遲的	Minimum	最低
Deliberately	故意地	Mildly	溫和地
Dependent	依賴的	Moderate	適度的
Difficulty	困難地	Modifies	修正
Easily	輕易地	More	更多
Effort	努力	Precise	精確
Effortless	輕鬆的	Rapid	快速
Endurance	耐力	Regressed	退化

Rigid	僵硬	Swiftly	迅速地
Roughly	大致地	Tentative	試探性的
Shaky	搖晃的	Thoroughly	仔細地
Slow	緩慢的	Tires	嘗試
Smoothly	平順地	Uneven	不平順的
Softly	輕柔地	Violently	粗暴地
Spastic	痙攣的	Withdraws	抽回
Steady	平穩的	With ease	輕而易舉地
Stimulating	興奮	Writhe	扭動
Strength	體力		

描述社會行為

Acceptable	可接受的	Behaves	表現
Adapts	調適	Boisterous	喧鬧的
Aggressive	激進地	Bored	厭煩
Agitated	激動的	Careful	小心
Alert	機警的	Changeable	多變的
Angry	憤怒	Cheerful	愉快的
Antagonistic	敵對的	Childish	幼稚
Anxious	焦慮的	Complacent	自滿的
Apathetic	冷淡的	Complains	抱怨
Approachable	友善的	Complies	遵從
Appropriate	恰當的	Confident	自信的
Argumentative	爭論的	Confused	困惑的
Argues	爭執	Consistent	一致的
Asks	詢問	Contributes	貢獻
Attentive	細心的	Consults	諮詢
Aware	意識到	Converses	對話

Cooperative	配合的	Flat affect	情感平淡
Curious	好奇的	Flexible	有彈性
Decides	決定	Flexibility	彈性
Demanding	耗費精力的	Follows	遵循
Demands	要求	Friendly	友善地
Demonstrates	展現	Fussy	挑剔
Dependable	可信賴	Gathers	收藏
Destructive	破壞性的	Giddy	輕佻的
Diligent	勤奮的	Guarded	謹慎的
Distractible	不專心的	Hostile	敵意
Drowsy	昏昏欲睡的	Hyperactive	過動的
Easily upset	容易生氣	Immature	不成熟
Elated	興高采烈的	Impolite	無禮的
Empathetic	有同感的	Impulsive	衝動的
Encouraging	鼓舞人心的	Inappropriate touching	不適當的觸碰
Engaging	迷人的		
Enjoys	享受	Inappropriate laughter	不適當的嘲笑
Enthusiastic	熱情的		
Establishes	建立	Inattentive	不專注
Euphoric	狂喜的	Incessantly	不間斷地
Evasive	逃避的	Inconsistent	不一致
Even disposition	性情平和的	Initiates	啟始
Excessive	過度的	Intrusive	侵擾的
Excitable	興奮的	Involved	複雜難懂的
Explores	探究	Irritable	易怒的
Explodes	情感發作	Lethargic	無精打采的
Expresses	表達	Limits	限制
Fearful	恐懼	Listens	聆聽

Manipulative	操弄	Satisfied	滿意的
Moody	喜怒無常的	Seductive	有魅力的
Narcissistic	自戀的	Self-confidence	有自信
Observes	觀察	Sensitive	敏感的
Obsessive	固著的	Shallow	膚淺的
Overdependent	過度依賴	Shy	害羞
Pacing	步調	Sluggish	行動緩慢的
Passive-aggressive	被動攻擊型	Sociable	好交際的
		Socialize	社會化
Permissive	縱容的	Suspicious	可疑的
Pleasant	令人愉快的	Tenacious	頑強的
Polite	有禮的	Tense	緊張的
Preoccupied	全神貫注的	Terse	簡潔的
Proud	滿意的	Tolerant	寬容的
Quarrelsome	愛爭吵的	Trepidation	驚惶
Receptive	樂於接受的	Unaffected	真誠自然的
Reliable	可信的	Unassuming	謙遜的
Reserved	拘謹的	Uncomfortable	不舒適的
Respectful	值得尊敬的	Unpopular	不受歡迎的
Responsible	有回應的	Unrealistic	不實際的
Restless	焦躁的	Vacillates	搖擺不定
Reticent	沉默的	Volunteers	志工
Rigid	頑固的	Withdrawn	不與人交流

描述認知

Adapts	調適	Interprets	闡明
Alert	警覺	Is realistic	實事求是
Attentive	專注	Knowledgeable	知識淵博
Aware	瞭解	Learns from mistakes	吸取教訓
Clarifies	釐清		
Concentrates	全神貫注	Needs reminders	需求提醒
Conscious	意識到	Obtains	獲得
Consults	諮詢	Organizes	組織
Decisive	果斷的	Perseverate	固著性
Demonstrates	展現	Perfectionistic	完美主義
Determines	判斷	Prepares	事前準備
Distinguishes	區分	Prioritizes	排定次序
Distractible	易於分心	Problem-solves	問題解決
Explores	探究	Reads	閱讀
Fidgety	不安	Refuses	拒絕
Follows	遵循	Relaxed	放鬆
Follows routine	按照慣例	Reliable	可信賴
Follows rules	遵守規則	Retains	保持
Forgetful	健忘	Seclusive	隱逸
Formulates	公式化	Selects	選擇
Identifies	識別	Thoughtful	周延
Impatient	不耐煩	Thoughtless	粗心的
Inattentive	不專注	Writes	撰寫
Inquisitive	好問的		
Intellectually curious	求知若渴		

描述參與度

Attends	出席	Quiet	安靜
Contributes	貢獻	Reserved	拘謹
Conversation	對話	Responds	回應
Diligent	勤奮	Responsive	有回應的
Engages	投入	Sociable	好交際的
Expresses	表達	Solitary	獨自完成
Eye contact	眼神接觸	Talkative	健談的
Industrious	勤勞	Team player	通力合作者
Initiates	啟始	Terminates	終止
Participates	參與		

描述外觀和接觸

Appropriate	適當的	Disrepair	未加修飾
Ashen	蒼白的	Drooling	流口水
Bewildered	不知所措	Ecstatic	欣喜若狂
Blush	臉紅	Erect posture	直立姿勢
Body odor	體味	Excessive layers	穿太多件（衣物）
Bored	無聊的	Eyes get big	睜大眼睛
Clean	乾淨	Fastidious	一絲不苟
Clenches teeth	牙關緊閉	Flushed	臉紅
Colors clash	（衣物）顏色不搭	Furrowed brows	皺眉
Concerned	憂慮的	Fussy	過度裝飾
Damp	濕淋淋的	Glared	瞪眼
Dirty	髒汙的	Goosebumps	雞皮疙瘩
Disheveled	不整潔的	Grimaces	做鬼臉
Disordered	混亂的	Hot (temperature)	熱（溫度）

Ill-fitting	不合身	Sloppy	（衣物）鬆垮
Mannerism	過分的獨特風格（矯飾主義）	Slouched posture	懶散的姿勢
Monotone	單調	Smiles	微笑
Neat	整齊	Sneer	嘲笑
Pale	臉色蒼白	Sweaty	流汗的
Poised	泰然自若	Teary	流淚的
Presents	露出	Tired	疲倦的
Puffy	（眼睛）腫脹	Torn clothes	衣衫襤褸
Raises eyebrow	揚起眉毛	Unaware	無感
Scarred	傷疤	Uncombed	蓬亂
Shiny	有光澤	Unkempt	凌亂的
Shivered	輕微顫抖	Worn out	筋疲力盡

描述言語

Babbles	含糊不清	Mispronounces	發音錯誤
Clear	清晰	Monotonous	單調
Disarticulates	脫節的	Mumbles	喃喃自語
Echolalia	模仿言語	Pressured	受壓迫
Expresses	表達	Rambles	語無倫次
Expressive	具表達力	Rapid	快速
Flat	平淡	Repetitive	反覆
Gibberish	胡言亂語	Slow	緩慢
Grunts	咕嚕聲	Slurred	急促不清
Lisps	發音不清	Word substitutions	替換用詞

第六節│記錄介入策略│

一旦你與服務對象完成目前的進度檢視，並修訂可行的短期目標（不太會改變目標結果或長期目標，雖然某些情境可能需要），你的想法會轉向有助於服務對象達成這些目標的介入策略。介入計畫欄位所列出的介入策略，可稱為「介入」、「策略」、「處置」、「方法」或這些字詞的組合。這部分必須讓讀者了解你想要如何幫助服務對象達成目標。為了與前面描述的介入方法有所區分，這裡會使用「策略」。

策略可以包括你選用的模型或參考架構所建議的特定介入技巧（請見第5章）、你面對服務對象的態度、介入的一般原則、輔助器具／輔助科技的類型，或任務／環境改造嘗試（AOTA, 2013）。也包括服務對象在個別或團體療程中可以獲得的最好的服務（Moyers & Dale, 2007）。

當你發展介入計畫時，記住問題辨識（評鑑結果）、目標設定、介入計畫，彼此均有直接相關。確保此關聯性的方法是使用參考架構引導思維。你使用的參考架構通常可解釋特定的介入技術。如果你往回參考第6章，會發現參考架構知識如何引導你了解服務對象和問題的思維。例如，如果你對中風患者使用生物力學方法，你的策略會反映出副木和關節活動度。如果你使用當代目標導向方法，你必須讓服務對象的臨床功能活動對服務對象具有意義。如果你使用認知障礙或認知與活動方法，你會專注於適應技術或支持任務表現的環境。

應將你處遇服務對象的方法具體描述於介入策略欄位。這具有幾項意義：可代表你是否平等看待服務對象、在復原過程擔任專家或夥伴角色，或是在病床或診間處遇服務對象。你會遵循服務對象的建議，或提供建議？堅定或有彈性？其中一些不僅取決於參考架構，也和服務對象的年齡與病症以及提供服務對象的計畫哲理有關。例如，計畫哲理可能會重視服務對象在復原過程中扮演積極的角色，且所有工作人員需要積極聆聽服務對象所敘內容，讓服務對象主導想要的活動。另一個計畫哲理可能制訂嚴格的規則須遵循，並讓服務對象遵從工作人員的指引。

其他會記錄在介入計畫策略欄位的資訊包括服務對象會嘗試的輔助科技、輔具設備或任務／環境改造，以及提供給服務對象或服務對象照顧者的居家活動或訓練。因為你的策略僅說明你在計畫期間會嘗試的內容，你可建議多種選項。如果你將特定類型的設備放入目標敘述，你即鎖定使用該項設備。如果目標設為服務對象可以使用或不使用輔助器具執行某項事務，你就可以自由嘗試。接著在策略欄位，你會列出一些不同類型的設備或技術。

除了建立目標和介入策略外，計畫欄位會包括職能治療師對職能治療介入療程的頻率、期間和強度建議（AOTA, 2013）。伴隨本資訊，介入計畫會敘明介入療程的地點（例如，病床邊、診間或服務對象居家），及服務對象出院後預期前往的環境（AOTA, 2013）。

當你首次撰寫介入計畫和服務對象目標時，指導者或督導通常會請你具體陳述你所設定之目標和建議之介入策略的合理性。實際上這是邁出第一步的好開始，強迫你建構做出該選擇的原因。在大多數臨床環境下，你的合理性是隱含的；並無時間與空間讓你說明每項介入計畫的合理性。為了幫助你思考合理性，請考慮以下問題：

- 為何你選擇該目標撰寫？
- 與服務對象的需求有何關聯？
- 你的介入策略與各目標有何關聯？
- 你使用何種參考架構（或實務模型）引導思緒？
- 是否有考慮過但未記錄下來的目標或策略？如果有，原因為何？

◆ 習題 16-2

關於以下目標，請建議有助於達成目標的三種活動，並說明建議該活動的原因。

1. 服務對象：2 歲唐氏症女童，缺乏協調度且肌肉張力低，影響適齡遊戲活動的參與能力。

   目標：服務對象從現在起 6 個月內，可成功參與 3 歲適齡遊戲活動。

三項建議活動：

原因：

2. 服務對象：54 歲右手臂手肘以下創傷性截肢男性患者。
目標：在接下來 30 天，Smith 先生會自願開始使用人工機械手臂鉤拿取堅硬
物品。
三項建議活動：

原因：

3. 服務對象：72 歲伴隨全髖關節置換術的女性。
目標：Ellie 在 2014 年 4 月 10 日前，可在使用或未使用輔助設備的情況下，
獨立穿脫衣物。
三項建議活動：

原因：

4. 服務對象：28 歲產後憂鬱症女性。
目標：Naomi 在兩星期內將會和家族以外的三個人展開對話。
三項建議活動：

原因：

第七節│介入計畫範本│

附錄 D 也提供介入表單範本（請見目次頁的下載資訊）。圖 16-1 為第 14 章籃球運動員 Jake 的介入計畫。這份計畫是針對介入開始後 30 天所撰寫的。圖 16-2 包含三個範本，均是簡易版介入計畫（依據聖凱瑟琳學院職能治療學生發展的計畫）。這些範本提供改良與簡化，僅列出一個長期目標和兩個短期目標，雖然實際上的目標可能多過於此。不過，我會提醒你避免在一份計畫中列出太多目標。我看過臨床人員希望服務對象在 1 或 2 個月內完成八個或更多目標的計畫。雖然服務對象可能有許多需要努力的領域，專注於少數並全力以赴，會比目標過多而無法兼顧來得更好。

職能治療介入計畫

背景資訊

報告日期：2-15-14　　　　　　　　服務對象姓名或縮寫：Jake

出生日期：6-25-93　　　　　　　　轉介日期：1-14-14

主要介入診斷／關注：右手大拇指肌腱炎；頸部、背部和右手臂疼痛

次要診斷／關注：憂鬱

注意事項／禁忌症：大拇指固定不動至 1-28-14

轉介 OT 的理由：固定大拇指會干擾到日常生活任務的執行

治療師：Ina Second, MS, OTR/L

發現

職能檔案：Jake 是一位 20 歲大學運動員。除了各項籃球活動外，Jake 表示自己熱愛電動遊戲，花了大量打籃球以外的時間在玩電動。依據 Jake 的說法，他對於重返籃球場感到焦慮，因為他希望畢業後能進入 NBA 打球。他目前主修運動管理。

目前朝向目標的進展；進展或缺乏進展的原因：

職能領域：Jake 通常會穿運動服，但能夠獨立穿脫牛仔褲和有鈕扣的襯衫。目前使用鈕扣器和扣環拉鍊穿脫衣物，但想要不使用這些調整進行穿衣。不需自行準

圖 16-1　Jake 的介入計畫

備餐食，而在宿舍餐廳吃飯。使用患側手進行清潔和衛生任務，但表示比受傷前花費更長的時間。可使用雙手打字，雖然非常緩慢。用患側手操作電動遊戲是很痛苦的。Jake 使用食指打字，且速度大幅下降。自述感到無聊，沒有精力且吃不好、睡不好。

表現技巧：Jake 的姿勢向前駝背，並導致頸部和背部疼痛。精細動作協調度獲改善，但未復原至過去的功能層級。

表現型態：Jake 目前可跟上班級課程表，除了球隊行程的需求干擾外。目前並未參與球隊練習，但會出席所有比賽，無論是在學校或外出。會賴床到第一堂課開始前 15 分鐘，未吃早餐就前往班級。晚上幾乎都接近午夜時分才就寢。每天玩電動遊戲 2 到 3 小時，但仍想要玩更久。每天花 1 小時邊看電視邊騎固定式健身車，另有 1 小時在跑步機上跑步，另外 1 個小時花在舉重室內，保持籃球所需的雙腿健康狀態。

服務對象因素：Jake 表示右手和右手臂疼痛，限制了他的肢體運用。目前穿戴大拇指固定副木，限制右手大拇指動作。右手大拇指在休息時的疼痛分數可從 9 分（10 分量尺）降到 5 分，活動 15 分鐘後則為 7 分。患側手的捏力低於同年齡常模。關節活動度（ROM）測量如下。能量和驅力目前比受傷前低。

ROM	DIP 彎曲	DIP 伸展	PIP 彎曲	MCP 彎曲	MCP 伸展	外展
右大拇指	45	0		45	0	35
左大拇指	90	10		60	10	70
右食指	40	10	90	70	25	10
左食指	70	10	100	90	30	20
右中指	40	0	90	80	25	10
左中指	70	0	100	90	30	20
右無名指	40	0	90	75	20	15
左無名指	70	0	90	90	25	20
右小指	45	0	90	80	25	15
左小指	70	0	100	90	30	20

情境：首先，桌子和椅子並不適合 Jake 這種身高（6 呎 11 吋）的人使用，必須有所調整。筆記型電腦螢幕位置過低，必須調高以減輕頸部壓力。Jake 大部分的時間都待在教室、體育館或房間內。

圖 16-1　Jake 的介入計畫（續）

設備／骨科問題：大拇指固定副木。

居家計畫／訓練：溫和的右手運動。減少玩電動遊戲和打字的時間。

解釋

職能表現分析：Jake 達成每天參與 3 小時體能活動、辨識姿勢不良之職能活動、調整三種環境以支持良好姿勢的短期目標。他調高桌子、調整桌椅以適合身高與伸展，並使用無線鍵盤調高筆記型電腦位置。Jake 拒絕嘗試玩電動遊戲和打字時間的限制。

計畫

長期目標	短期目標	方法／策略
Jake 會在 6 週內重返籃球隊。	在 2014 年 3 月 1 日之前，Jake 可用右手運球 5 分鐘而不會疼痛。	用常規尺寸的籃球練習運球。 與球隊訓練員協調。
	在 2014 年 3 月 1 日之前，Jake 可連續用雙手接球並快速投擲目標 25 次而不會疼痛。	練習丟接。 與球隊訓練員協調。
在 2014 年 2 月 28 日之前，Jake 會調整物理環境，以支持成功的職能參與。	在 2014 年 2 月 28 日之前，Jake 在任務過程中，駝背進入不良姿勢時，至少有 50% 的時候，可在 3 分鐘內自我調整。	衛教身體對正和姿勢。 自我意識活動。
	在 2014 年 2 月 28 日之前，Jake 會在三種職能活動中，視需要進行調整。	衛教人體工學原則與可行的調整類型。

預期的頻率、期間和強度：3 次／週，共 2 週，45 分鐘／次

介入地點：OT 診間

預期的出院環境：宿舍、體育館和籃球場

服務提供者：Ina Second, MS, OTR/L 和 Justa Minute, COTA/L

Ina Second, MS, OTR/L	*2-15-14*
簽名	日期

🔳 16-1　Jake 的介入計畫（續）

職能治療介入計畫
功能復健中心

姓名：Jamie　　　**出生日期**：1960 年 5 月 18 日　　　**報告日期**：2014 年 11 月 3 日

注意事項／禁忌症：6 週內不可負重

轉介理由：提升自我照顧的移動獨立性

職能檔案：Jamie 在馬戲團擔任砲彈超人秀工作者，3 天前因為意外事故而嚴重受傷。他的下肢多處骨折、右肩脫位，且全身有多處瘀傷、割傷和擦傷。他有嚴重的腦震盪並在意外後喪失意識 10 分鐘。受傷前，健康和體能狀況良好。

職能表現分析：服務對象有嚴重的疼痛，且會抗拒快速動作或全關節活動。移位和穿脫衣物完全依賴他人協助。整潔和衛生需要中度協助，進食需要少量協助。Jamie 對病症表示挫折，表示不習慣游手好閒，因為過去總是很活躍的。他認為無聊會是最大的挑戰，因為他知道身體的傷害可以復原，但恢復的速度無法如他所預期。他喜歡他的工作，希望可以返回馬戲團，雖然他認為醫師不會建議他回去當砲彈超人。他表示喜愛在空中飛過的感覺，所以如果無法繼續，將會考慮盪鞦韆表演。

問題排序：

#1 需要增加自我照顧技巧的移動力

#2 需要降低自我照顧技巧對其他人的依賴性

#3 需要安排作息

長期目標：服務對象在 2014 年 12 月 15 日前，可獨立從床鋪移位到輪椅。

問題 #1 短期目標	問題 #1 介入策略／方法
在 11 月 20 日前，服務對象可在中度協助下、連續三次從餐桌移位到輪椅。	肌力強化活動、教導單手支撐體重從扶手撐起身體而不需移位到其他平面。
在 12 月 1 日前，服務對象可在站立協助與必要時的口頭提示下，從餐桌移位到輪椅，連續三次。	肌力強化活動，包括手臂負重。

OT 療程頻率：2 次／天

OT 療程時間：30 分鐘

預期 OT 服務長度：6 週

Bob Bababaran	*11-3-14*
簽名	日期

🖼 16-2　另一種介入計畫範本

職能治療介入計畫
功能復健中心

姓名：Loretta　　**出生日期**：2009 年 4 月 28 日　　**報告日期**：2014 年 11 月 3 日
注意事項／禁忌症：強烈厭惡任何觸碰
轉介理由：逃避觸碰會對日常生活造成干擾

職能檔案：Loretta 是一位 5 歲自閉症女童。18 個月大之前的發展都正常，之後似乎退回較早的發展階段。對於任何形式的觸碰都有強烈嫌惡反應。整體健康情況良好，僅有輕微耳道感染。

職能表現分析：依據 Loretta 母親的說法，Loretta 幾乎對任何觸碰的嫌惡反應日趨嚴重。她會脫掉衣服，因為會對她造成刺激，使 Loretta 難以外出公共場所。任何人觸碰她，她都會尖叫。洗澡時會很艱辛，尤其是洗頭髮。她用腳尖走路，如此才不必整個腳底觸碰地面。Loretta 的媽媽表示 Loretta 極為偏食，且不會讓父母抱她。後者似乎是媽媽最在意的，因為說到這裡時開始落淚。感覺統合測驗的結果確認對觸碰嫌惡，且觸覺和本體覺輸入呈現處理缺陷。

問題排序：
#1 需要忍受觸碰，能夠被擁抱和擁抱他人
#2 需要忍受觸碰，能夠穿各種材質的衣物，並能夠平靜洗頭
#3 需要增加攝取的食物種類

長期目標：Loretta 在 1 年內，可和父母及喜愛的人擁抱。

問題 #1 的短期目標	問題 #1 的介入策略／方法
Loretta 在 3 個月內，可在連續三次 OT 療程內接受擁抱而不退縮。	觸覺處理感覺統合技術，逐漸增加時間和強度。從提供刺激開始，朝向提供 OT 前進。
Loretta 在 5 個月內，當每次 OT 課程完成後，五次可成功四次，開始和父母親擁抱。	漸進式的觸碰活動，例如握手、將手臂放在物品或人周圍，然後擁抱。

OT 療程頻率：2 次／週

OT 療程時間：45 分鐘

預期 OT 服務長度：1 年

Bob Bababaran　　　　　　　　*11–3–14*
_____　　　_____
簽名　　　　　　　　　　　　日期

🔲 16-2　另一種介入計畫範本（續）

職能治療介入計畫
功能復健中心

姓名：Yolanda　　　**出生日期**：1963 年 1 月 18 日　　　**報告日期**：2014 年 11 月 3 日

注意事項／禁忌症：無

轉介理由：需要改善個人衛生

職能檔案：Yolanda 是 51 歲思覺失調症女性。她住在社區住宅；不過，最近因為衛生不良導致身體氣味過重，與室友的紛爭日漸增加。依據 Yolanda 的說法，如果有需要她會洗澡，但她認為還不需要。她也認為洗澡習慣是她自己的事，與他人無關。並表示過去都有規律服藥，但因為自己認為已經不需服藥，故已經停藥。

職能表現分析：服務對象身體氣味濃厚；頭髮黏膩；長時間未修剪腿毛或腋毛（從毛髮長度判斷）。觀察期間，不論雙手多髒，都不去洗手。從洗手間出來也不洗手。服務對象表示已數週未使用牙膏、肥皂或除臭劑。她並表示未注意到自己有任何特殊異味。她的服裝有多個污點並有食物在上面。

問題排序：

#1 需要改善個人衛生技巧

#2 需要改善個人清潔技巧

長期目標：1 個月內，Yolanda 可獨立完成所有個人衛生任務。

問題 #1 的短期目標	問題 #1 的介入策略／方法
Yolanda 在 1 週內，可在每次如廁後，使用肥皂清洗雙手。	廁所張貼教導與口頭提示的視覺提示。
Yolanda 在 3 週內，可獨立進行淋浴，每週至少 4 天。	視需要提供輔助設備並教導安全使用方法、使用日曆追蹤淋浴的教導與回饋。

OT 療程頻率：3 次／週

OT 療程時間：60 分鐘

預期的 OT 服務長度：6 週

Bob Babbabaran　　　　　　　　　　*11-3-14*

簽名　　　　　　　　　　　　　　　　日期

圖 16-2　另一種介入計畫範本（續）

第八節│修訂介入計畫│

你服務特定對象的時間越長，您越可能需要修訂介入計畫。這並不表示你的計畫無法運作，只是代表人類行為的顯著改變需要時間發揮作用。介入計畫通常會定期修訂，例如每 30 或 90 天，時常取決於第三方付費者的規定及／或服務對象的病症。

修訂介入計畫會使你能夠從每天的介入中反思，並能更真實評估計畫是否可行。如果可行，可能是時機正確，足以步入下一階段；如果不可行，則是好的時間點可以想想是否有不同的做法。可能你的目標設定太過有雄心，需要將目標設定小一點；可能你的雄心不足，需要將目標設定更高；可能你需要考慮採全新方向進行介入。介入計畫的成效評估需由職能治療師進行。任何的計畫改變均應諮詢服務對象及／或服務對象的照顧者（AOTA, 2010a）。

◆ 習題 16-3

本習題稱作「創造服務對象」。在本習題中，你會創造一位想像中的服務對象，並為服務對象發展微型介入計畫。我建議你創造難忘的、你認為服務過程會有趣味的服務對象。你可創造簡單或複雜的重症案例，或古怪獨特的服務對象。使用以下格式描述你的服務對象。

首先，建立服務對象的背景資訊。為您的服務對象創造讓人印象深刻的姓名。決定服務對象的年齡、診斷和職能檔案。然後摘述服務對象的職能需求；決定造成問題的表現技巧、表現型態、情境、活動需求或服務對象因素。接著，排序職能需求並為服務對象建立目標。最後，提出介入策略建議。

創造服務對象

I. 背景資訊

姓名：_____

年齡：_____

診斷：_____

II. 發現：

職能檔案：

進展摘要（因為前次介入計畫）：

III. 解釋：

優勢與需求領域：

排序職能需求：

1.

2.

3.

IV. 計畫：

排序最優先的一個長期目標和兩個短期目標：

LTG：

STG：

STG：

可能的介入：

頻率、強度、期間：

_____

簽名　　　　　　　　　　日期

◆ **習題 16-4**

- -

以下列案例為基礎，撰寫介入計畫：

1. Butch 是一位 46 歲自閉症、癲癇和感覺處理失調的男性患者。住在共享公寓且一週 5 天前往庇護工廠工作。在庇護工廠，他負責包裝銷往全國手工藝店的手工藝禮盒。Butch 和另外兩名自閉症男子共用公寓，且週一到週五下午 4 點到早上 9 點和週末 24 小時均有一位工作人員會在。在工作人員安排環境與用品下，Butch 可獨立更衣，並協助烹飪和清潔工作。針對休閒活動，Butch 會拼七巧板、騎運動腳踏車、走路散步、看電視。過去 2 個月，庇護工廠和住家的工作人員發現 Butch 的自我刺激和違規行為增多了。搖擺身體和喃喃自語以及拍手的頻率和強度均有增加。請他或告知他去做些事情，大約 50% 的時候會說「不要」，拒絕指令。前 1 週，他開始拒絕淋浴並對食物更為挑食。他並未進行任何藥物改變。在庇護工廠約 2 個月以前，他已轉換到不同的空間，但仍從事相同的任務。他目前在功能較高的服務對象空間內。在家中，上個月將客廳地毯換成超耐磨木地板，並將牆壁漆為藍色。他的室友夜晚會有較多的訪客。公寓的工作人員向職能治療師諮詢，評鑑並規劃新的感覺餐（sensory diet）和必要的環境調整，使 Butch 能夠重返之前的功能層級。

2. Marcus 是一位 X 染色體脆折症的 3 歲患者。目前無口語能力。母親完成對他的感覺處理能力剖析量表（Sensory Profile），發現他似乎對噪音過度敏感，但對觸碰敏感不足。他會咬手腕。可獨立行走但會有平衡和動作計畫的問題。非常挑食，使用鴨嘴訓練杯喝水，食物咀嚼能力不佳。有時食物會從口中掉出。Marcus 不會自行更衣，且未訓練如廁。幫他洗澡和洗頭極具挑戰，因為非常抗拒；會尖叫並攻擊，試著阻止洗澡和洗頭。母親表示需要兩個人才有辦法讓他洗澡或洗頭，且完成後仍無法安撫。兒科醫師將他轉介至擅長感覺統合評估與介入的兒科診所。

3. Mariah 是一位具有輕度鬱血性心衰竭的 87 歲女性，在遛狗時跌倒並摔斷右側髖骨。她的認知功能極敏銳，是一位大學教授（英語），並持續教學到 70 歲出頭。發生跌倒前，她與丈夫（89 歲）及剛毛獵狐梗小史獨立居住。他們住在城中小屋內。兩人在兩年前放棄開車。Mariah 在 3 天前進行修復髖骨手術，並從醫院轉介至住家附近長期照護機構的亞急性病房。她有兩個女兒和六個兒孫，住在距離機構 10 哩內的住所。她希望在 2 週內回家。雖然是在亞急性病房，她仍會接受一天兩次的職能和物理治療。

【摘要】

你在本章學習到撰寫介入計畫的方式。介入計畫是付費者用於判斷是否需持續介入、和同事溝通服務對象目前狀態和進展、職能治療人員評估介入計畫療效的重要文件。

普遍而言，接受職能治療持續介入的服務對象，會在評鑑後形成介入計畫，並定期修正，直到服務終止。除了維持性目標的服務對象外，每份介入計畫應在服務對象的職能領域呈現進步。若未出現進步，應說明缺乏進步的原因。

職能治療師需負責撰寫、修訂和溝通介入計畫。職能治療生的貢獻在於介入計畫過程。這是以服務對象為中心的過程。

除了必要的服務對象身分資訊外，介入計畫通常會包含進展╴修訂目標和介入策略等簡要摘述。介入策略包括服務的頻率和期間、服務提供態度、服務提供地點、輔助設備／環境調整類型、任務修訂、居家計畫及提供給服務對象和服務對象照顧者的訓練。介入計畫是用墨水寫的，並非刻在石頭上，故預期隨著服務對象的情境和病症改變，介入計畫會有所改變。

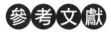

American Occupational Therapy Association. (2008). *Medicare Basics*. Retrieved August 9, 2008 from http://www.aota.org/Practitioners/Reimb/Pay/Medicare/FactSheets/37788.aspx

American Occupational Therapy Association [AOTA]. (2009). *Guidelines for supervision, roles, and responsibilities in the delivery of occupational therapy services*. Retrieved from http://www.aota.org/-/media/Corporate/Files/Secure/Practice/OfficialDocs/Guidelines/Guidelines%20for%20Supervision%20Roles%20and%20Responsibilities.pdf

American Occupational Therapy Association. (2010a). Standards of practice for occupational therapy [Supplemental material].*American Journal of Occupational Therapy, 64,* S106–S111. doi:10.5014/ajot.2010.64S106

American Occupational Therapy Association. (2010b). Occupational therapy code of ethics and ethics standards. *American Journal of Occupational Therapy, 64*(Suppl.), S17–S26. doi:10.5014/ajot.2010.64S17

American Occupational Therapy Association. (2013). Guidelines for documentation of occupational therapy. Retrieved from http://www.aota.org/-/media/corporate/files/secure/practice/officialdocs/guidelines/guidelines%20for%20documentation.pdf

American Occupational Therapy Association. (2014). Occupational therapy practice framework: Domain and process (3rd ed). *American Journal of Occupational Therapy, 68*(Suppl. 1), S1-S48. http://dx.doi.org/10.5014/ajot.2014.682006

Brennan, C., & Robinson, M. (2006). Documentation: Getting it right to avoid Medicare denials. *OT Practice, 11*(14), 10–16.

Centers for Medicare and Medicaid Services [CMS]. (2008). *Pub100-02 Medicare benefit policy: Transmittal 88*. Retrieved from http://www.cms.hhs.gov/transmittals/downloads/R88BP.pdf

Centers for Medicare and Medicaid Services [CMS]. (2012). Physical, occupational, and speech therapy services. Retrieved from http://www.cms.gov/Outreach-and-Education/Outreach/OpenDoorForums/Downloads/090512TherapyClaimsSlides.pdf

McQuire, M. J. (1997). Excellence and efficiency in documentation. *OT Practice, 2*(12), 36–41.

Moyers, P. A., & Dale, L. M. (2007). *The guide to occupational therapy practice* (2nd ed.). Bethesda, MD: American Occupational Therapy Association.

World Health Organization. (2002). *International classification of function.* Geneva, Switzerland: Author. Retrieved May 22, 2002, from http://www3.who.int/icf

Yamkovenko, S. (2012). *Medicare too strict: Two courts rule "improvement standard" too strict in SNF, HH*. Retrieved from http://www.aota.org/en/Advocacy-Policy/Federal-Reg-Affairs/News/2012/medicare-too-strict.aspx

CHAPTER 17

SOAP 和記錄進行中
之介入治療的其他方法

▶ 前言 ◀

　　進行中之介入治療的書面紀錄有多種不同的尺寸和格式，但所有的目的都是為了提供介入療程的紀錄。在大部分案例中，需在每次介入療程後撰寫；不過在某些案例中，可能會每週或其他時間週期撰寫一次。這些紀錄可稱為進展紀錄、進展報告、接診紀錄、日誌或相似名稱，在本章會以進展紀錄（progress notes）稱之。一般來說，進展紀錄會涵蓋比日誌、接觸紀錄或接診紀錄更長的時間間隔（Brennan & Robinson, 2006）。

　　進展紀錄應比單純列出服務對象曾參與的活動類型更為廣泛。稱為進展紀錄是因為假定可呈現進步情形。因此，紀錄須包括服務對象對介入反應的資訊，以及目前的表現與之前的表現差異（American Occupational Therapy Association [AOTA], 2014; Brennan & Robinson, 2006）。也需記錄任何異常的特殊事件、協助或輔具提供或試用，以及任何服務對象／照顧者衛教指示（AOTA, 2014）。最後，進展紀錄或進展報告需呈現職能治療從業人員對於服務對象朝向介入計畫中建立之目標前進所付出的貢獻；服務對象因為職能治療介入而有何不同變化（Brennan & Robinson, 2006）。

　　接觸紀錄一般會比較簡短，反映服務對象當天或該介入療程中，對治療的反應（Brennan & Robinson, 2006）。接觸紀錄可採取本章各節的任何一種格式，或採用日誌或流程表的格式。因為此紀錄可反映單次療程或當天療程，重

點並不在進步情形，而是所提供的服務以及服務對象對該介入的反應，包括提供的輔助設備以及提供的任何服務對象或照顧者衛教（Brennan & Robinson, 2006）。

主要有三種進展紀錄類型：敘述式（narrative）、SOAP 及 DAP（FIP）。敘述式紀錄是以段落格式撰寫的紀錄。SOAP 和 DAP（FIP）紀錄是具有特定標籤段落的紀錄。本章會討論這三種紀錄類型。此外，也會討論以檢核表或圖表格式記錄進展的方式，例如進展流程表和出席紀錄等。

第一節│進展報告的角色界定│

職能治療師在職能治療生的協助下，會在持續介入治療的過程中，進行重新評鑑（AOTA, 2010）。職能治療師或職能治療生記錄服務對象的職能表現、短期目標和預期出院環境（AOTA, 2010）。職能治療從業人員會依服務對象的情境、想望、需求和對介入治療反應的變化，修正介入方法（AOTA, 2009, 2010）。接觸紀錄可由職能治療師或職能治療生撰寫。進展紀錄通常會由職能治療師搭配職能治療生的協助下完成。依法令、規章、認證機構、付費者或組織／機構政策等規定，職能治療生撰寫的紀錄，通常須由職能治療師檢視和會簽。

介入的文件需要職能治療師和職能治療生密切合作。如第 16 章所述，在某些組織內，職能治療生工作時並沒有職能治療師每天在現場督導，依州政府證照和執業登記法規、服務對象的穩定度、職能治療生的服務能力，決定職能治療師可提供每週多天、每週一次或每幾週一次的現場督導。當職能治療師沒有每天觀察服務對象時，需大幅倚賴職能治療生透過接觸紀錄的形式，回報服務對象病況變化，以及服務對象的職能領域表現。職能治療師利用此資訊與觀察、訪談和資料蒐集，提出改變現行介入執行的建議。這些改變應記錄於進展紀錄內，並修改介入計畫。

第二節 | SOAP 紀錄 |

SOAP 是另一種醫學術語縮寫。SOAP 代表主觀（Subjective）、客觀（Objective）、評估（Assessment）、計畫（Plan），作為此類進展紀錄的要素。SOAP 紀錄（SOAP notes）的好處之一為相當普遍，且讀者知道可以在紀錄的哪個部分找到何種資訊。各種健康照護領域的專業人員都會使用此格式撰寫紀錄。SOAP 格式也可調整為評鑑報告或出院摘要使用（Gateley & Borcherding, 2012; Kettenbach, 2009）。

讓我們重溫第 14 章和第 16 章的 Jake。Jake 是一位大拇指受傷，每天玩電動遊戲好幾小時的籃球運動員。圖 17-1 呈現以 SOAP 格式書寫的兩種紀錄類型。第一種是描述職能治療療程的接觸紀錄；第二種是摘述一週服務價值的進展紀錄。

Lawrence Weed 博士在 1960 年代發展 SOAP 紀錄，並努力讓服務對象的病歷更以服務對象為中心（Gateley & Borcherding, 2012; Kettenbach, 2009）。他認為服務對象的醫療紀錄應從所有提供服務的專業人員之觀點，列出服務對象的問題，並提供所有專業人員均可寫入資料的進展紀錄欄位（相對於區分各專業人員的病歷欄位）。Weed 將此系統稱為問題導向的醫療紀錄（Problem Oriented Medical Record, POMR）。SOAP 紀錄格式目前已十分流行，即使機構未使用 POMR，SOAP 仍是紀錄撰寫的首選格式（Gateley & Borcherding, 2012）。圖 17-2 為另外兩個以 SOAP 格式撰寫的進展紀錄範例。

主觀

SOAP 紀錄的主觀部分，通常代表服務對象對問題、主訴、生活情境、目標、目前表現、限制，或其他與你提供之服務相關評論的主觀論述（Gateley & Borcherding, 2012; Kettenbach, 2009; Quinn & Gordon, 2003）。你可直接引述服務對象的說詞，但直接引用必須標示「引號」。直接引述對於闡述服務對象的態度、語言使用、否認或記憶流失非常有用。不過，僅是撰寫「這真令人討厭」，並未告訴讀者太多訊息（Gateley & Borcherding, 2012; Tips on Medical

接觸紀錄：

S：「我總是必須屈膝貼胸而坐。椅子對我來講太矮了。」

O：Jake 坐在為「一般」人調整的辦公室椅子上。職能治療師請 Jake 依個人體型調整椅子，並提供正確身體對正性的書面資料。經過說明後，Jake 在不需職能治療師提供任何提示的情況下，示範如何調整椅子。接下來，Jake 示範如何坐在沙發椅上打電動遊樂器。坐下時，髖關節彎曲 40°，膝蓋彎曲至 50°，他將身體往前傾，因而頭部幾乎快碰到膝蓋。他將遊戲機搖桿放在雙膝中間。肩膀拱起頭部彎曲。和他討論玩遊戲過程中，改變坐姿或坐在適當調整後之桌椅的方式。

A：Jake 的不良姿勢導致了頸部和背部疼痛。Jake 了解如何依體型調整椅子，以及玩遊戲期間的姿勢調整。

P：OT 3 次／週，降低右側大拇指的疼痛並改善功能。提升人體工學原則。

進展紀錄：

S：「我昨晚坐在我的桌椅前打電動。感覺很奇怪！我玩了 4 個小時，但卻沒有比過去更為痠痛。」

O：Jake 本週接受了三堂人體工學擺位教學。在未提供提示的情況下，示範調整桌椅兩次。我們討論調升坐椅、變化姿勢、以枕頭增加肩膀支撐等策略。右手大拇指接受超音波與溫和的拉伸。提供右手和大拇指溫和 ROM 的居家活動。

A：Jake 對於人體工學的原則和因應需求調整家具的策略，已有更多的了解。

P：OT 3 次／週，降低右手大拇指的疼痛並改善功能。強化人體工學原則。

📖 17-1　Jake 的 SOAP 格式紀錄範例

Progress Notes, 2002）。如果服務對象如此表達，應請他或她進一步釐清說明，然後寫下服務對象對疼痛的描述和感覺。「我感覺疲憊且我的胸口和肩膀感到疼痛」，就傳達比較具體的資訊。關係人或照顧者也可能提供某些有意義的資訊，這些評述也可記錄到 SOAP 紀錄的主觀欄位中。有時服務對象並無口語能力，若是如此，你可適當記錄非口語溝通，例如微笑、點頭和手勢。

案例一：Helen，日間照護中心的阿茲海默氏症服務對象

S：「我要去哪裡？我要做什麼？」

O：進入建築物時，Helen 等待女兒告訴她需往哪裡轉向。進入室內時，她可自行沖泡一杯咖啡。然後坐下來喝咖啡，直到收到進一步指示。她會模仿團體帶領者示範的運動。在運動團體進行到一半時，她站起來，將咖啡杯扔入垃圾桶，並感謝大家給她愉快的經驗。她開始準備離開房間。當獲知團體尚未結束時，她臉紅並遮掩臉部。

A：Helen 似乎需依賴環境中他人的口語提示，引導她的行為。在缺乏口語提示的情況下，她會感到混淆。

P：為 Helen 配對口語和視覺提示，或僅使用口語提示。持續鼓勵她參與小團體活動。張貼作息一致的海報，提供結構性的環境。持續每月職能治療諮詢。

Bobbi Babinski, OTR/L 11-1-14

案例二：27 歲 LCVA 患者（Bob）

S：「我過去做這些事都不必思索。現在我必須努力專注於是否值得這樣做。」

O：服務對象參加 30 分鐘職能治療療程，練習健側（非慣用側）手的功能性活動。Bob 試著以左手使用滑鼠玩紙牌遊戲。他可快速將滑鼠移動到大略的目標區域。緩慢並遲疑地移往精確的目標區；不過，時常會超過標的處。Bob 可用食指輕鬆點擊滑鼠，不過，拖曳滑鼠時，很少能成功按住滑鼠按鈕不放。完成紙牌遊戲約需耗時 20 分鐘。

A：Bob 的手部尚未達到足夠的協調度，去滿意地執行滑鼠活動。

P：嘗試使用觸控板滑鼠。鼓勵緩慢並小心移動。嘗試使用左手進行日常活動。持續依照護計畫進行每日兩次的職能治療活動。

Carrie Ingwater, COTA/L 3/2/14

Bobbi Babinski, OTR/L 3/2/14

圖 17-2　SOAP 格式的進展紀錄範例

有一些人提倡使用像是「服務對象否認想要自殺」的陳述方式（Sample Medical SOAP Note, 2002）。我認為「否認」聽起來像是你不相信服務對象，聽起來帶有批判性。我寧可使用例如：「服務對象表示並無自殺想法。」

小心處理「S」欄位。確認與你在紀錄中提及的介入有關。例如，如果你撰寫一份關於服務對象在餐食準備的功能技巧的紀錄，服務對象昨晚看電視的「S」陳述就無關聯性。如果「S」欄位並無相關內容可呈現，你可畫個圈並畫一條線穿過（∅），表示你有想過但認為並無相關內容可撰寫。留空會讓人感覺好像是你忘記撰寫內容。

◆ 習題 17-1

- -

　　下列陳述何者屬於 SOAP 紀錄的「S」欄位？請勾選。

1. ＿＿＿＿＿ Ndebe 看起來很疲憊與懶散。

2. ＿＿＿＿＿ 服務對象說聽到請她去剪頭髮的聲音。

3. ＿＿＿＿＿ Raësa 今天自己穿脫衣物。

4. ＿＿＿＿＿ Cyndee 的母親說 Cyndee 過去 3 天晚上都睡不好。

5. ＿＿＿＿＿ 「我又胖又醜。」

6. ＿＿＿＿＿ 服務對象抗拒所有建議。

7. ＿＿＿＿＿ 「我在哪裡？」

8. ＿＿＿＿＿ 服務對象在療程中表達了幾次猥褻的評論和具有性暗示的手勢。

9. ＿＿＿＿＿ Saji 的衣服扣錯鈕扣、不整齊且有髒汙。

10. ＿＿＿＿＿ Tamara 前來診所時，嘴巴和手都有棕色的污跡。她表示「我吃蛋糕當作早餐」。

客觀

　　客觀部分是記錄觀察、蒐集到的資料以及其他事實的地方（Gateley & Borcherding, 2012; Kettenbach, 2009; Quinn & Gordon, 2003）。此部分重點應為

服務對象的表現，而不僅是列出服務對象參與的活動清冊。你在此處記錄的資訊，必須是無庸置疑的事實。這比你對此部分內容進行解釋更為困難。還記得第 14 章討論過的描述、解釋、評鑑？這是複習該內容的好時機。

「O」欄位僅應含有描述性陳述。如果服務對象嘗試開啟牛奶盒，但在打開前放棄，你會說「服務對象未成功打開牛奶盒」或「服務對象須依賴他人打開牛奶盒」呢？兩種句子可能都是真的與精確的用語。第一個句子為特定事件的描述，第二個句子為類推：宣稱服務對象不太可能打開任何牛奶盒。這會讓第二個句子被歸類於「A」欄位的解釋性陳述，而不是「O」欄位。

撰寫「O」欄位的另一個考量為，某些機構偏好記錄服務對象可以執行的事，而非服務對象無法做的事。在其他機構中，會記錄優勢和限制。不過，「O」欄位不應成為服務對象弱勢列表。

實際的介入並不如服務對象對介入的反應來得重要（Gateley & Borcherding, 2012）。你的觀察力對於撰寫良好的進展報告非常重要。記錄服務對象對介入的反應，以下為某些可能的「O」陳述：

- 服務對象會逃避接觸刮鬍膏。
- 服務對象會穿上彩格呢褲與條紋襯衫。
- Jalele 與團體的其他成員進行短暫眼神接觸。
- 服務對象在架高的櫥櫃底層，堆疊八個盤子。
- 指導服務對象使用穿襪輔具；可示範正確的使用方法。
- 服務對象可獨立更衣，除了穿鞋襪需要少量協助外。
- Selena 進入房間，並直接走向咖啡壺。
- 服務對象主動用右手拿起咖啡杯。

Gateley 和 Borcherding（2012）建議「O」欄位從接觸服務對象的地點和理由開始陳述。某些機構和付費者也期待紀錄包含服務對象自前次進展紀錄迄今，參與職能治療的總時數。例如，「O」欄位的起始句可能是：「Demitri 本週參加了兩次 45 分鐘的職能治療門診療程，以發展適齡的社會技巧。」或「Etta 今天在家中接受職能治療 60 分鐘，訓練餐食準備和家務技巧。」

「O」欄位可依時間順序組織，即依照發生順序說明事件（Gateley & Borcherding, 2012; Kettenbach, 2009）。如此可提供讀者資訊，精確揭露職能治療介入療程的內容。如果你提供感覺統合功能失調孩童服務，而介入的順序很重要時，那麼這就是最好的格式。

另外，一些作者認為可將客觀資料進行分類，讓紀錄的呈現更具組織性（Gateley & Borcherding, 2012; Kettenbach, 2009）。可使用標題，清楚區辨不同的主題，例如測驗結果、功能性活動或肢體部分。報告多個關節的關節活動度或肌力時，可用圖表呈現資訊。圖表比較容易閱讀，並可往回對照冗長的句子與多種測量值。

◆ 習題 17-2

下列何者陳述屬於 SOAP 紀錄內的「O」欄位？

1. _____ 服務對象的眼睛泛紅且帶有淚水。
2. _____ Bob 似乎感到挫折。
3. _____ 他推開桌子並離開房間。
4. _____ 她吐出草莓。
5. _____ Pevitra 想要被他人認可她的好行為。
6. _____ Esai 先吃完餐盤內的一種菜，才吃第二道菜。
7. _____ 當服務對象的個人空間被他人侵犯而造成困擾時，他看起來不知所措。
8. _____ 服務對象習慣在與他人進行對話時，扭轉她食指的戒指。

◆ **習題 17-3**

練習整理下列案例的「O」欄位。

　　你的服務對象有嚴重的類風濕關節炎，導致雙手手指關節變形。他想要能夠使用鍵盤，這樣就可寄送電子郵件給他的兒子。他右手的大拇指 IP 關節可彎曲到 40°。大拇指可外展 55°。MCP 關節可彎曲到 30°。食指的 DIP、PIP、MCP 分別可彎曲 45°、85° 及 50°，且 DIP 可過度伸展至 35°、MCP 可伸展至 35°。食指、中指、無名指和小指分別朝尺側偏斜 30°、30°、35°、40°。中指和無名指均有 DIP 彎曲 50°。小指的 DIP 關節無法移動。中指、無名指、小指的 PIP 關節分別為 50°、40° 和 30°。MCP 關節的彎曲和伸長為 30°。左手的大拇指 IP 關節可彎曲到 40°。大拇指外展為 55°。MCP 關節可彎曲至 70°。食指的 DIP、PIP 和 MCP 彎曲分別為 50°、60°、50°。食指的 DIP 可過度伸展 40°，MCP 可伸展 40°。食指、中指、無名指和小指的尺側偏斜分別為 20°、30°、30° 和 40°。中指和無名指的 DIP 彎曲均為 30°。小指的 DIP 關節無法移動。中指、無名指和小指的 PIP 關節分別可彎曲到 60°、50° 與 45°。MCP 關節可彎曲 35° 與伸展 40°。

　　請將前段數據填入下表各欄位。

左	大拇指	右
_____	IP 彎曲	_____
_____	MCP 彎曲	_____
_____	外展	_____
	食指	
_____	DIP 彎曲	_____
_____	DIP 伸展	_____
_____	PIP 彎曲	_____
_____	MCP 彎曲	_____
_____	MCP 伸展	_____

左	中指	右
_____	DIP 彎曲	_____
_____	PIP 彎曲	_____
_____	MCP 彎曲	_____
_____	MCP 伸展	_____

無名指

左		右
_____	DIP 彎曲	_____
_____	PIP 彎曲	_____
_____	MCP 彎曲	_____
_____	MCP 伸展	_____

小指

左		右
_____	DIP 彎曲	_____
_____	PIP 彎曲	_____
_____	MCP 彎曲	_____
_____	MCP 伸展	_____

尺側偏斜

左		右
_____	食指	_____
_____	中指	_____
_____	無名指	_____
_____	小指	_____

手指	DIP 彎曲	DIP 伸展	PIP 彎曲	MCP 彎曲	MCP 伸展	外展	尺側 偏斜
右手大拇指							
左手大拇指							
右手食指							
左手食指							
右手中指							
左手中指							
右手無名指							
左手無名指							
右手小指							
左手小指							

接下來，請回答下列問題：

1. 在這三種資訊呈現方法（敘述式、清單、表格）中，你認為何種是最容易閱讀和理解的？

2. 你認為有整理資訊的其他方法嗎？

評估

SOAP 紀錄的評估部分即是「A」欄位，可讓你解釋資料（主觀與客觀）的意義（Gateley & Borcherding, 2012; Kettenbach, 2009; Quinn & Morgan, 2003）。這是你展現專業判斷和技巧的時候。好的「A」陳述可作為繼續提供技術性職能治療服務的理由。

「A」欄位是分析、彙整與排序「S」和「O」欄位內容的地方。「A」欄位不應加入缺乏「S」和「O」欄位紀錄內容支持的新資訊。在某些機構，「A」欄位會從問題清單開始（Gateley & Borcherding, 2012）。依據對於服務對象的重要性，依序列出問題清單，你可讓讀者（時常包括付費者）了解該案例為何需要職能治療。問題清單不需使用完整句。問題範例如下：

• 自我照顧技巧障礙。

- 手功能退化。
- 工作技巧退化。
- 低自尊。
- 社區服務運用障礙。
- 自我進食障礙。
- 任務注意力障礙。

　　列出問題清單之後，透過彙整，向讀者說明「S」、「O」、「P」欄位間的關聯性、提出建議的原因、釐清呈現的進展、說明獲取資訊的困境、提出進一步測試的建議。

　　以下為使用此格式類型的「A」欄位範例：

A：問題清單：右肩膀有限度的 ROM、更衣、美容和衛生技巧障礙等。

　　彙整：患者使用軀幹轉動，代替右肩彎曲。他已經比前次就診時有改善，目前可使用右手臂完成某些任務。並可持續從職能治療中受益。

　　在其他機構，「A」欄位會以更為敘述式的方式呈現，而非列出問題。若是如此，「A」欄位的內容措辭，會和前次紀錄的「A」欄位彙整部分的措辭相似。

　　「A」欄位的陳述範例如下：

- 服務對象可獨立更衣，包括鞋襪。
- Laleh 需要口語提示，以專注於任務上。
- 她已準備好進行家訪。
- 他有衝動控制上的困難。
- 服務對象依賴如廁轉移位。
- 服務對象能夠管理自己的服藥作息。
- 距前次報告以來，服務對象表現出使用配件上的進步。目前可扣上與解開直徑 1/2 吋的鈕扣而不需協助。

Gateley 和 Borcherding（2012）提出區分「O」陳述和「A」陳述的一種方式為：「A」陳述的結構會強調造成問題的因素。「A」陳述，依序為造成的因素，以及對職能表現造成的衝擊（Gateley & Borcherding, 2012）。此種撰寫格式的「A」陳述範例，包括：

- 肩膀 ROM 的障礙不再限制上肢穿脫衣物。
- 無法濾除周圍的分心物，使 Laleh 專注於任務的功能受限。
- 在自我照顧和社會技巧上的進步，顯示已可進行家訪。
- 衝動性干擾服務對象做規劃與執行任務以完成計畫的能力。
- 平衡、肌力和協調度不良，使服務對象倚賴如廁轉移位。
- 改善後的組織技巧，已使服務對象能夠管理自己的藥物。
- 改善後的精細動作技巧，自前次報告迄今，已更能夠使用服飾配件。現在可獨立扣上與解開直徑 1/2 吋的鈕扣而不需協助。

看起來應該不需提醒你，「A」欄位的內容必須直接與「S」和「O」欄位的內容相關，但這卻是學生最難學會的重點之一。學生常見的狀況是：寫出很好的「A」陳述，但在「O」欄位卻沒有支持此陳述的內容。舉例來說：

S：服務對象每次往任何方向移動時，都會說肩膀痛。

O：服務對象會扭動軀幹並伸展右側手腕抓取前方物體，而不是彎曲肩膀。一旦定位後，他可抓握各式物體，包括茶杯、玻璃杯、叉子、剪刀和筆。

A：他右手可工整書寫。

P：持續 OT 療程，每週 3 次，改善右上肢（RUE）功能性使用。

雖然「O」欄位提到他可抓握筆，但並無實際使用筆的相關觀察。「A」欄位屬於大跳躍思維，且缺乏「O」或「S」欄位的任何支持。本紀錄比較好的「A」欄位內容會是「他以軀幹和手肘動作取代肩膀動作，保護自己的肩膀。不過，這比前次療程他完全拒絕使用手部／手臂，有所進步」。「A」欄位不是新增資訊的地方（Gateley & Borcherding, 2012），所有你寫入「A」欄

位的內容，均必須獲得「S」和「O」欄位的佐證支持。

　　一項有助於與「S」和「O」欄位相互連結的「A」欄位撰寫技巧，就是詢問自己服務對象曾經說過或做過，且重要性足以記錄下來的內容。從中可以得知服務對象在職能領域的表現如何？從中可以得知表現技巧、型態或服務對象因素？你可能會發現服務對象言行之間的不一致，也可能會發現功能是否有所改善。關鍵在於不要在「A」欄位重新描述「O」陳述，且須確認「A」欄位的每項陳述均得到「O」欄位的佐證支持。

◆ 習題 17-4

　　哪些是 SOAP 紀錄中，良好的「A」陳述？

1. ＿＿＿＿　她須要被告知才會離開她的寢室走出來。
2. ＿＿＿＿　服務對象嘗試使用電視遙控器打電話回家。
3. ＿＿＿＿　服務對象可獨立完成 75% 的任務而不需協助。
4. ＿＿＿＿Usha 不會與同儕互動。
5. ＿＿＿＿　他可獨立使用公共運輸工具。
6. ＿＿＿＿Ashton 可忍受中度噪音環境最長 10 分鐘。
7. ＿＿＿＿　服務對象的敘述對情境是不恰當的。
8. ＿＿＿＿Benjamin 拒絕進食。
9. ＿＿＿＿Willow 進步很多。
10. ＿＿＿＿Paula 單手烹煮全餐。

　　除了資料的解釋、目標合理性、不一致性、進步情形、獲取資訊的困難性，以及進一步介入建議外，你也可放入持續職能治療服務的合理性陳述（Gateley & Borcherding, 2012）。例如，以開頭為「服務對象可從……中獲益」的句子結尾（Gateley & Borcherding, 2012）。如此可呈現為何必須持續提供服務。

◆ 習題 17-5

----

1. 為習題 17-3 的資料撰寫「A」陳述。

2. 為下列服務對象撰寫「A」欄位（已提供「S」和「O」欄位內容）。

   案例一：一位肌肉不協調且患有自閉症的 3 歲男孩。

   S：「拿離我遠一點！」（對刮鬍膏盤出現的反應）

   O：Deshaun 接受 45 分鐘感覺和動作技巧發展的職能治療介入。將一盤刮鬍
   膏遞給他時，他拔腿逃跑。他在逃跑過程中，弄倒了自己的椅子。每次出
   現新的感覺活動時，Deshaun 都會開始拍手。在 1 小時的療程中至少出現
   五次，他彎腰向前將頭部貼近地面，並前後搖擺。他拒絕走下 3 英尺長
   的斜坡或穿過 5 英尺長的塑料隧道。頭下腳上抓住腳踝並輕柔搖擺等，
   會反覆要求再來一次。在療程中，他出現三次請求蓋上重量毯。

   A：

   案例二：1 個月前發生中風並導致左側偏癱及視覺忽略症（偏盲）的 78 歲男
   　　　　性。

   S：「我不知道為何不能讓我自行開車前往高爾夫球場進行一場高爾夫球活
   動，我很好。如果真的有問題，他們不會讓我出院回家。我可把高爾夫
   球桿當拐杖使用。」服務對象表示左手並沒問題，所有談論「左側忽
   略」的，只不過是「垃圾」。

   O：當服務對象嘗試使用高爾夫球桿時，他將球桿放在左手，然後用右手抓
   握。左手在往後擺盪時，會一致性地放開球桿。將右邊盛馬鈴薯左邊盛
   沾醬的盤子放在前方，他只吃馬鈴薯而從未沾醬。

   A：

計畫

計畫部分可讓你清楚描述幫助服務對象達成目標的計畫。通常會說明職能治療的頻率、期間和強度，與介入建議。也會涵蓋介入地點（即：病床、門診或居家）以及使用到的設備（Kettenbach, 2009）。「P」欄位在撰寫時應足夠明確，如果你生病請假而無法於下次約診提供服務時，代理你的職能治療師應能接替你進行你將會提供的服務。

「P」陳述的範例包括：

- 繼續接受 OT 每週三次（3x/wk）自我照顧技巧發展。試用進食輔具，例如碗盤固定器和加大手把的器皿。
- 繼續接受 OT 每日兩次（bid）、每週五次（5x/wk）腦傷重新訓練計畫。上午在病房進行更衣、清潔與衛生訓練，下午在診間進行餐食準備、安全性及問題解決技巧。
- 依照護計畫，服務對象在接下來兩週將參與每週五次（5x/wk）、每次30 分鐘療程。下次回診將提供如廁移轉位及如廁所需要的衣物穿脫訓練，並提供照顧者衛教指導。
- 服務對象會每天參加活動團體和自我肯定訓練團體。

通常，「P」欄位的內容具體程度取決於撰寫者。一般是越具體越好。

圖 17-3 和圖 17-4 為一些進展紀錄範例。請閱讀並思考這些紀錄的品質如何，並考量這些資訊的可用性和價值性。請回顧「用 CARE 來記錄」的標準（第 6 章）。圖 17-3 的所有 SOAP 紀錄的設計是在主觀欄位呈現主觀資訊，客觀欄位呈現客觀資訊等；不過，紀錄卻缺乏任何實質上有用的資訊。圖 17-4 呈現四個 SOAP 紀錄，客觀和評估欄位呈現的內容，應屬於其他欄位，或評估陳述缺乏客觀資訊的支持。

服務對象 Susie 是一位 4 歲腦性麻痺女孩，在復健門診中心接受服務。雖然這裡僅呈現部分紀錄內容，假定該紀錄已追蹤相似的表現每週兩次，持續好幾個月。

2014 年 1 月 4 日

　　S：今日未出現新的抱怨。

　　O：今天我們使用積木和插棒練習精細動作技巧。

　　A：Susie 今天普遍可忍受所有練習。

　　P：繼續依照護計畫進行 OT 每週兩次（2x/wk）。

2014 年 1 月 6 日

　　S：今日未出現新的抱怨。

　　O：今天我們練習精細動作發展的功能性活動，包括粗細插棒，並視需要提供手部肢協。

　　A：Susie 今天普遍可忍受所有練習。

　　P：繼續依照護計畫進行 OT 每週兩次。

2014 年 2 月 11 日

　　S：今日未出現新的抱怨。

　　O：今天練習：

　　　　1. 使用小插棒和插棒板練習抓握。

　　　　2. 使用輔助剪刀練習粗大動作協調度。

　　　　3. 堆疊量杯練習空間關係。

　　　　4. 寫字。

　　A：Susie 今天普遍可忍受所有練習。

　　P：繼續依照護計畫進行 OT 每週兩次。

2014 年 3 月 17 日

　　S：今日未出現新的抱怨。

　　O：今天透過坐在大球上伸手抓握物品、趴在大球上前後擺動、拋擲沙包練習抓／丟與翻書等，練習 PNF 斜向動作姿態。

　　A：Susie 今天普遍可忍受所有練習。

　　P：繼續依照護計畫進行 OT 每週兩次。

圖 17-3　撰寫不佳的 SOAP 紀錄

服務對象 Susie 是一位 4 歲腦性麻痺女孩,在復健門診中心接受服務。雖然這裡僅呈現部分紀錄內容,假定該紀錄已追蹤相似的表現每週兩次(2x/wk)、持續好幾個月。

2014 年 1 月 4 日
- S:「無」
- O:今日我們使用積木和插棒練習精細動作。她似乎無法堆疊三塊 1 吋方塊,或在堆疊第四塊積木時不將其撞倒。她缺乏協調度將積木堆疊更高。她用整個手掌抓握大型插棒,在她拒絕做出任何嘗試之前,只能將六個排為一列。
- A:Susie 今天表現良好。對精細動作任務的抵抗性已較低。
- P:繼續依照護計畫進行 OT 每週兩次。

2014 年 1 月 6 日
- S:「無」
- O:今天我們練習精細動作發展的功能性活動,包括粗細插棒。細插棒需要手部肢協。她會用拇指和食指抓取插棒,但無法將它們直立插入插洞內。
- A:Susie 需要繼續練習精細動作任務。她無法堆疊四個以上的 1 吋積木。
- P:繼續依照護計畫進行 OT 每週兩次。

2014 年 2 月 11 日
- S:∅
- O:今天我們練習:
  1. 抓握細插棒並插入插洞內,組成大方塊形狀。她似乎無法了解替換顏色形成圖案樣態的概念。
  2. 使用輔助剪刀進行精細動作協調訓練。她可以剪幾張紙,但 OT 請她沿線剪裁時,她將剪刀丟棄一旁。
  3. 套疊量杯訓練空間關係。她套疊三個杯子(1/4 c.、1/2 c.、1 c.)。她喜歡本活動,反覆套疊並取出杯子。
  4. 書寫。她使用粗蠟筆潦草書寫。拒絕寫 S。
- A:Susie 今天表現相當良好。她看起來已經習慣接受職能治療師服務。
- P:繼續依照護計畫進行 OT 每週兩次。

2014 年 3 月 17 日
- S:「可」
- O:今天我們坐在大球上伸手取物訓練 PNF 斜向姿態。她從櫃子拿取塑料玩具人,投入桶子。我們透過四肢著地的姿勢前後搖擺,練習承重。一旦開始搖擺,她就不想停下;顯得過度刺激與興奮。透過投擲豆豆袋練習抓/放,並練習翻書。她在快速投擲物體的活動中表現較好。
- A:Susie 有很棒的一天!她整個療程期間都很快樂。
- P:繼續依照護計畫進行 OT 每週兩次。

圖 17-4　資訊放錯位置的 SOAP 紀錄

◆ **習題 17-6**

　　下列何者為好的「P」陳述？請勾選。

1. _____ 每天練習寫自己的姓名三次。

2. _____ 讓服務對象參與孩童照顧議題的討論。

3. _____ 她在廚房應該要更小心。

4. _____ 在耐受範圍內增加重複次數。

5. _____ 指導副木照顧及保養。

6. _____ 服務對象需要花更多時間在休閒職能上。

7. _____ 服務對象在吞嚥前，會咀嚼食物至少十次。

8. _____ 服務對象應更常做這件事。

9. _____ 持續接受 OT 服務每週兩次。

10. _____ 與照顧者討論出院後的追蹤安置。

◆ **習題 17-7**

　　針對習題 17-5 的三位案例，書寫「P」欄位。

案例一：具嚴重類風濕關節炎的服務對象。

P：

案例二：具感覺防禦的服務對象。

P：

案例三：具左側忽略症的服務對象。

P：

◆ 習題 17-8
- -

　　依據 SOAP 紀錄的最佳歸類方式，將下列敘述進行歸類。使用「S」代表主觀、「O」代表客觀、「A」代表評估、「P」代表計畫。使用這些陳述，寫成一份一致性的 SOAP 紀錄。你可增加轉場措辭，讓紀錄更加通順。

1. _____ 服務對象坐在床邊等候更衣指示。

2. _____ 服務對象無法啟動更衣流程。

3. _____ 她拿著錢包走進廚房，準備前往日間照顧中心。

4. _____ 問她要穿什麼衣服，才進去更衣。

5. _____ 我應該穿什麼？

6. _____ 襯衫的鈕扣並未排列整齊。

7. _____ 坐下時，她脫去睡衣。

8. _____ 在前一晚將衣服整齊依序放好，讓服務對象起床時可以看到要穿的衣物。

9. _____ 給予提示後，可在些許錯誤的情況下，自行穿上衣物。

10. _____ 她穿上腳踝高度的 TED 襪子。

　　S：

　　O：

　　A：

　　P：

◆ 習題 17-9

分析下列 SOAP 紀錄。說明優點與需要改進的地方。

案例一：服務對象是一位 78 歲女性，3 個月前發生中風而影響左側肢體功能。
她的左手臂使用吊帶，只有手肘和肩關節有些許的主動關節活動度。
3 天前，她在人行道跌倒，摔斷右手臂。目前打上石膏。正參加密集訓
練計畫，改善左上臂的動作功能（侷限誘發動作治療 [constraint induced
movement therapy, CIMT]）。

S：「我對於兩隻無用的手臂感到很無助。我無法相信我可以用左手吃飯。」

O：服務對象今天參加 6 小時的門診職能治療活動。使用萬用套，即可使用湯匙
自我進食，僅有些微潑濺。要求她必須彎曲手肘與移動軀幹，用湯匙舀取蘋
果醬進食。這是她跌斷手臂後，第一次自己進食。

A：服務對象的左手臂功能性使用出現進步。她昨天尚無法拿取湯匙靠近嘴巴。

P：持續依建立的照護計畫，每週 6 天持續參加 CIMT 計畫。提供需要的輔助設
備。

案例二：服務對象是一位 19 歲的男性，3 週前在農場意外事件中失去左手（慣用
手為右手）。

S：「我仍無法相信失去了手臂。這不是真的，有時候我真的可以感覺到左手臂的
存在，像是飄懸在空中一樣，但卻看不到。什麼都沒有。」

O：輕輕觸碰傷口 1.5 吋範圍內，會出現退縮。示範正確的殘肢包覆技術。教導如
何按摩準備接上義肢的部位。

A：殘肢復原良好，正在追蹤義肢，已可適應暫時性的義肢。

P：每週進行 6 天、每天兩次 OT，降低殘肢的敏感性，備妥殘肢端穿上義肢，並
開始訓練使用義服。

第三節 | DAP 紀錄 |

DAP 紀錄與 SOAP 紀錄非常相似，每個字母代表的紀錄欄位為：描述（**D**escription）、評估（**A**ssessment）與計畫（**P**lan）。此格式比敘述式紀錄或 SOAP 紀錄較為少見。也可稱為 FIP 紀錄，亦即發現（**F**indings）、說明（**I**nterpretation）和計畫（**P**lan）。

描述（發現）欄位比較像是結合 SOAP 紀錄內的「S」與「O」欄位。在此欄位，你會說明在職能治療療程中的觀察內容。可能會包括引述、釋義、觀察、評量和測驗結果。這是你提供證據支持你為服務對象帶來進展的地方。請確認本欄位的內容都有事實依據，而不是你自身的結論或推論。

「A」和「P」（FIP 紀錄為「I」和「P」）欄位，與 SOAP 的欄位一樣。圖 17-5 和圖 17-6 呈現 DAP 和 FIP 的範例。

紀錄一：Helen，日間照護中心的阿茲海默氏症服務對象

D：進入建築物時，Helen 需等待女兒告訴她進入的路線。「我要去哪裡？我要做什麼？」一旦進入房間，她會自己沖泡咖啡。然後坐下來喝咖啡，直到收到進一步指示。她會模仿團體帶領者示範的運動。在運動團體的過程中，她站起來，將咖啡杯扔入垃圾桶，並感謝大家給她愉快的經驗。她開始準備離開房間。當獲知團體尚未結束時，她臉紅並遮掩臉部。

A：Helen 似乎需依賴環境中他人的口語提示，引導她的行為。在缺乏口語提示的情況下，她會感到混淆。

P：為 Helen 配對口語和視覺提示，或僅使用口語提示。持續鼓勵她參與小團體活動。張貼作息一致的海報，提供結構性的環境。

Bobbi Babinski, OTR/L 11/2/2014

圖 17-5　DAP 紀錄範例

紀錄二：27 歲 LCVA 患者（Bob）

F：「我過去做這些事都不必思索。現在我必須努力專注於是否值得這樣做。」服務對象參加 30 分鐘職能治療療程，練習健側（非慣用側）手的功能性活動。Bob 試著以左手使用滑鼠玩紙牌遊戲。他可快速將滑鼠移動到大略的目標區域。緩慢並遲疑地移往精確的目標區；不過，時常會超過標的處。Bob 可用食指輕鬆點擊滑鼠，不過，拖曳滑鼠時，很少能成功按住滑鼠按鈕不放。完成紙牌遊戲約需耗時 20 分鐘。

I：Bob 的手部尚未達到足夠的協調度，去滿意地執行滑鼠活動。

P：嘗試使用觸控板滑鼠。鼓勵緩慢並小心移動。嘗試使用左手進行日常活動。持續依照護計畫進行每日兩次的職能治療活動。

Carrie Ingwater, COTA/L 3/2/14

Bobbi Babinski, OTR/L 3/2/2014

圖 17-6 FIP 紀錄範例

◆ 習題 17-10

撰寫以下案例的 SOAP 紀錄和 DAP（FIP）紀錄。

案例一：罹患癲癇症和感覺處理障礙（感覺過度敏感）的學步期男童。

Tommy 今天由父親帶來治療診間。雖然 Tommy 過去 3 個月每週前來診間兩次，且都是由同一位職能治療師提供服務，但仍抗拒與父親分開，單獨進行 OT。他黏著父親並拒絕父親離開。父親表示，今天早上的早餐時刻極為困難。Tommy 扔掉水杯，拒絕喝水。他潑灑出麥片並將湯匙推開。他要求水壺，過了一會，父親放棄並給他水壺。Tommy 拒絕坐在診所內的椅子上，因此 Tommy 的父親用雙膝將他撐在桌旁。桌上放著 Cheerios® 和 Cheetos®（譯者註：奇多，一種薯片零食）。Tommy 拿起一片穀片放到嘴裡。多放兩片就閉起嘴巴嘟著。接著嘗試 Cheetos®，並露出微笑，放在嘴巴變軟後會吐出來，而不是吃下去。他看著手中的橘色殘渣，開始拍手並尖叫。他讓父親用濕布擦乾淨。他從加蓋杯子吸三口牛

奶。父親嘗試用同一條布幫他擦下巴時，出現退縮。父親接著讓 Tommy 坐在地板上（鋪有地毯），但 Tommy 立刻站起來，並開始跳上跳下。OT 試著讓 Tommy 玩塑膠材質的玩具車。他拿起一輛玩具車 5 秒、另一輛 3 秒。他觀察 OT 玩的車子 1 分鐘，但沒有想伸手抓車子。拿出玩具樹時，Tommy 拒絕碰觸。他在治療過程中，大部分時間都將兩根手指（通常是左手，有時是右手）放在口中。在低高度的平板鞦韆上哭泣並會嘗試跳下來。接著 Tommy 由父親帶往水桌。Tommy 看了 1 至 2 分鐘，但拒絕將手放入水中，無論 OT 或父親如何要求他試試看。Tommy 和 OT 與父親進行推球活動幾分鐘。雖然 OT 和父親坐在地板上，Tommy 仍然站著。他願意讓父親協助他像 OT 和父親一樣張腿坐下，但只能維持 10 秒鐘。這並未超過進入診所前，能夠待在地板的時間。在療程進行一半時，他離開父親抓起 OT 的手，走往畫架。父親持續坐在地板上。大約 2 分鐘後，Tommy 停止塗鴉，開始找父親，放下所有東西，跑去抱住父親膝蓋。他們再次坐回桌子旁，再次嘗試 Cheetos®。這次 OT 拿起一片讓 Tommy 舔橘色表面。他說味道不錯。OT 請 Tommy 學她示範的咀嚼動作，但不須將食物放入口中。Tommy 上下移動下顎。然後治療師示範咬一小口 Cheetos®，咀嚼並吞下。Tommy 模仿她，吞下一小片。他在嘟嘴前，嘗試了 3 次。OT 與父親討論在家裡用餐時段嘗試模仿遊戲的可能性。也討論嘗試讓 Tommy 坐在地板參與遊戲。首先嘗試長褲，再換成短褲。因為今天觀察到一些進步，建議持續每週兩次治療服務。

S：

O：

A：

P：

D：

A：

P：

案例二：82 歲左股骨頭骨折且患有心臟病的女性患者，在臥室內嘗試爬行到電話旁。她曾住院 10 天，並被轉介到過渡期照護機構 2 天。

今天到臥室會面 Anderssen 太太進行如廁轉位和更衣。她在少量協助下，使用轉位帶利用站立軸轉位，從床鋪轉位到輪椅。這已經有所改善，因為她 2 天前仍需要中度協助。她將自己推進到浴室，可獨立使用毛巾洗臉和上半身。將沐浴椅的高度調升至輪椅坐椅高度。浴室也設有扶手。服務對象將輪椅和馬桶鎖定於直角角度，將雙手放在輪椅扶手上，使用雙臂和右腳將自己撐起站立。她將右手移到浴室扶手，用右腳當轉軸，並在待命協助的情況下坐到馬桶上。她可獨立取得與使用衛生紙。她在坐姿下伸手拿取後面的衛生紙，並按壓馬桶沖水。然後再次使用手臂和右腳站起來，在少量協助下以站立軸轉位坐回輪椅。她表示，除非OT 在室內，否則護理師會提供她許多協助進行馬桶轉位。她尚未嘗試在穿著外出服的情況下獨立如廁，這會使她對於衣物調整感到憂慮。下午我們將會繼續嘗試。

她將自己推進室內的衣櫥前方，使用長柄取物夾從衣櫥內的吊桿取下衣架。她脫下運動服，再次使用取物夾將衣架歸位，然後從抽屜取出內衣和褲子。她在不需協助的情況下，脫去睡衣穿上內衣（從前面扣上，然後轉到後面並拉起肩帶）與運動服。接著使用穿襪輔助器，穿至腳踝高度。嘗試三次並提供一些口語提示，但仍無法在不使用輔具的情況下完成。然後使用穿衣桿穿上內褲和褲子，並拉至膝蓋處。這是個緩慢的過程，並且她對於疲勞和速度之慢，感到些許挫折。在她跌倒前，她是一位非常積極並參與當地商場健步社團的女性。或許因為她擁有在此年齡層來說相當良好的狀況，已經展現出應有的進展。她用長柄鞋拔子將腳部滑入魔鬼氈運動鞋。她將自己撐起站立，暫停幾秒確認平衡狀況良好。她用左手扶住床鋪維持穩定。最後，她繼續拉起內褲和褲子，然後坐回椅子上。整個洗臉、如廁、更衣過程，花費 35 分鐘。她表示雖然不必使用所有額外的設備，但以前只需花費 10 分鐘就可以完成。她如預期般進步。OTR 提供 Anderssen太太和護理人員關於脫衣流程的指示。

S：

O：

A：

P：

D：

A：

P：

第四節│敘述式紀錄│

　　如果將敘述式進展紀錄直接寫在服務對象的醫療紀錄內，通常會記錄在醫療紀錄旁邊的欄位。盡量在介入時間完成時記錄書寫，因為希望是按時間順序書寫紀錄。因此，直接寫入醫療紀錄的敘述式紀錄需要簽署日期，且時常也需記錄書寫紀錄的時間（Fremgen, 2011; Ranke, 1998）。因為服務對象醫療紀錄的進展紀錄欄位頁面含有服務對象識別資訊，故不需在紀錄內重複。介入療程的時間長度通常會記錄下來。

　　你如何知道服務對象有進步？簡單的書寫方式為「服務對象出現進步」。不過，這樣是明顯不足的。為何讀取紀錄的人都會這樣解讀？你必須呈現服務對象現在可以完成哪些過去無法完成的事情；你必須改變服務對象的職能表現。圖 17-7 為三種敘述式紀錄的範例。

　　敘述式格式常用於書寫接觸紀錄，用於撰寫通常但並非一定是在療程期間與服務對象的接觸過程。例如，當你指導照顧者適當轉位技術或副木保養方式時，可撰寫接觸紀錄。接觸紀錄可用於記錄缺漏介入療程的理由。也可使用接觸紀錄，記錄你與服務對象會面並安排服務對象前往職能治療室開始進行評估（或是你前往服務對象所在處，並依計畫展開評估）。在這種情況下，接觸紀錄可能如下頁所示：

紀錄一：Helen 是一位 84 歲阿茲海默氏症女性。
她每月接受一次 OT 諮詢服務

　　Helen 過去 1 個月參加每週 5 天的阿茲海默氏症日間照護計畫。她每天接受社會和休閒計畫、一餐共餐、每日短暫休息時段，和職能治療諮詢服務。除了阿茲海默氏症外，Helen 罹患高血壓，左腳並有循環問題。她穿著 TED 襪子、藥物狀況穩定、守寡 2 年。

　　Helen 會在未經同意或指示下，自己去泡咖啡。每天參與晨光運動團體約 20 分鐘（45 分鐘的團體）。差不多在那時候，一般她會丟掉咖啡杯並試圖離開活動室。Helen 可讓團體帶領者重新指示她返回團體，並繼續參加運動，直到告訴她團體結束為止。她會詢問接下來是什麼活動。詢問活動名稱時，她會說不確定是否知道名稱。

　　Helen 過去 1 個月的行為很一致。依據工作人員的觀察，她自從 2 個月前參加小團體代替大團體後，就變得較不容易激動。需倚賴口語提示完成大部分的活動。她會不斷問問題，表達她的困惑。

　　Helen 會繼續參與每週 5 次的阿茲海默氏症計畫。工作人員會提供 Helen 高度結構性的小型團體經驗。服務對象會繼續詢問許多問題，並以簡短的句子回應。工作人員會在時鐘附近張貼每日作息表。

Bobbi Babinski, OTR/L 2014 年 11 月 1 日

紀錄二：27 歲 LCVA 患者（Bob）

　　Bob 參加 30 分鐘療程，以未受影響的非慣用手參與功能性活動。Bob 試著使用左手操作電腦滑鼠玩紙牌遊戲。他可快速將滑鼠移往預期的一般區域。對於預期的精確位置，會緩慢並遲疑，時常會超出標記位置。Bob 可用食指輕鬆點擊滑鼠；不過，成功按住並拖曳滑鼠的機率不高，例如將紙牌移到不同牌堆。他表示對於必須多專注於動作過程的關注，高過於使用右手的時機。一場紙牌遊戲花費 20 分鐘。

Carrie Ingwater, COTA/L 3/2/14

Bobbi Babinski, OTR/L 3/2/14

圖 17-7　敘述式紀錄範例

今天 Rina 參加 30 分鐘療程。她與職能治療師缺乏眼神接觸，但會回應聲音和觸摸。她無法以視力定位玩具，但響板碰到她的手指或手背時，可翻手抓住。從俯臥位置，她可回應聲音翻向右側與左側。她可筆直滾向右側，但往左側的速度會比較慢且較不筆直。出現輕微 ATNR 時，當頭部轉向左側，會變得更強烈。Rina 用手肘俯臥且以右手臂撐住體重，並用左手握住玩具。嘗試三次後，她無法在右手握住玩具下，以左手臂支撐體重。雖然能使用雙臂伸抓玩具，右側肢體表現出較佳的體力與耐力。視力仍受損。本計畫為持續在住院期間每天觀察 Rina 兩次，訓練動作和遊戲技巧，並監測任何視力回復的跡象。

Stephanie Smith, OTR/L 7/02/14

　　在房間內訪視 Smith 太太，解釋什麼是職能治療，以及轉介到職能治療是為了訓練自我照顧技巧。她表示了解醫師的顧慮，但她可以確認左側肢體並未受到中風影響，且在我能夠幫助需要幫忙的人的時段，她真的不想浪費我的時間。她同意幫我的忙，並在下午 1:30 前來職能治療診所。我告訴她會請協助者帶她前來診所。

Britta Farver, OTR/L, 9-23-09

　　前往服務對象的房間要帶她去診所。她說今天感覺非常噁心並有點頭昏眼花，下午的療程想要請假。請了解情況的護理師為她檢查，並同意她下午不應參加短期職能治療。

Mika Vica, OTR/L, 9-23-14

圖 17-7　敘述式紀錄範例（續）

根據下列案例各撰寫一份敘述式進展紀錄：

案例一：Kiki 6 歲大，因為車禍意外而接受職能治療服務。她患有嚴重的頭痛。上週，她在仰臥 60° 的水平弧度上目視追蹤玩具，但無法抓取玩具。在上肢被動關節活動進行期間，每次動作她都會哭泣。所有日常生活活動都須倚賴他人。本週，她可坐在水平 90° 和垂直 40° 的弧度上追蹤玩具。她在肩關節被動關節活動時哭泣，但進行肘關節、腕關節或手部被動關節活動時並未哭泣。右手肘表現出約 10° 的自發性主動關節活動，但並非遵從指令。她所有日常生活活動仍是倚賴他人。本週接受職能治療每天兩次、每週 5 天，並在週六進行一次。

案例二：88 歲雙膝關節炎、慢性阻塞性肺病和糖尿病神經病變女性，在肺炎導致肌力和耐力下降出院後，接受居家職能治療。接受職能治療一週兩次，並在每次回診後撰寫紀錄。她的目標為準備輕食早餐和晚餐（午餐由供膳車送餐）、穿脫衣物而不疲憊、安全淋浴。此外，服務對象想要能夠照顧家庭植物、玩紙牌，但是她用手握住物品都有困難。在 45 分鐘的訪視中，職能治療師使用廚房凳子讓她坐在上面準備餐食，使用幫她購買的沐浴長凳練習淋浴轉位，嘗試使用輔具進行穿脫衣物與紙牌遊戲。

（撰寫敘述式紀錄，據理推測 3 天前訪視迄今的進展。）

第五節｜進展流程表｜

　　流程表能夠以清晰的方式呈現服務對象進行特定活動的進展。流程表一般為可定期記錄的表格或圖形，通常是在每堂療程結束時使用。讀者可容易地瀏覽服務對象在特定需求領域的進展。例如，你可繪製服務對象完成餐食所需的時間長度、服務對象從洗碗機拿出並放入櫥櫃的碗盤數量，或服務對象手腕的關節活動度。使用進展流程表時，可每週或每兩週寫一份敘述式、SOAP 或 DAP 紀錄，而不需每次介入療程均撰寫。

　　使用流程表追蹤進展有許多好處。一個是比多篇接觸紀錄更容易讀取，可保存最少量的資料紀錄，並整理成易於追蹤的格式。其次，取代倚賴某人表示服務對象有進步，你可透過具體、客觀資料呈現進展。另一項優點為流程表具有許多資料但占據空間不大，因此可節省紙張。使用流程表讓臨床人員聚焦於服務對象目標的特定介入策略，較不容易偏離主題。代理的臨床人員比較容易知道在下次職能治療療程中對於服務對象的期待。最後，流程表提供撰寫進展摘要的可靠資料。在每週或每兩週撰寫一份進展紀錄的機構，可依據流程表反映資料的臨床人員，會比單獨從記憶回想的臨床人員，能夠撰寫更可靠的紀錄。這對於訴諸法庭的服務對象醫療紀錄，尤其有幫助。

　　使用流程表也有缺點。雖然時常有足夠的空間記錄許多或其他客觀評量，但卻缺乏描述職能表現的空間，也沒有空間可以記錄服務對象對介入的反應。或許有位置記錄新的介入，但也可能沒有，取決於使用的格式。

　　圖 17-8 是庇護工場中心智障礙成人的進展流程表範例。在此案例中，只記錄精簡的客觀資料。圖 17-9 為護理之家一名女性的進展流程表範例。治療師在適當的框格記錄客觀資料，確實記錄觀察、提示數量、重複次數、完成任務的時間或目標所涵蓋的任何評量。一些格式會使用短期目標而非問題敘述。

　　在某些機構中，每個目標領域可能會有單獨的流程表。若真如此，你可將進展繪製成圖呈現。例如，如果你致力於讓思覺失調症和注意力不足症（ADD）的服務對象提升對任務的注意力，你可抓出第一次分心而需重新引導的專注時間，或 1 小時活動過程中需重新引導的次數。此圖的樣貌類似圖

17-10。你可從中快速瀏覽進展情形，即便是在你尚未閱讀資料之前。圖 17-11 是一種長條圖，但你也可使用折線圖，將各點連接起來。

必須在流程表下方簽名，但通常每次簽名都只簽姓名字首縮寫。底部會有類似圖 17-10 的圖例，如此可讓讀者知道誰在哪一天為服務對象提供服務。

進展流程表無法完全取代進展紀錄。在某些機構，流程表可以減少進展紀錄的記錄頻率，從每天降低到每週或每兩週 1 次。並非所有機構都有使用流程表。

介入　　　　　日期	6-4-14	6-6-14	6-8-14	6-11-14	6-13-14	6-15-14	6-18-14	6-20-14	6-22-14	6-24-14	6-26-14
獨立完成正確包裝的數量	6	6	7	6	7	7	7	8	7	8	
30 分鐘內服務對象需要重新指導的次數	8	9	8	8	7	6	8	6	6	5	
午餐時間需要協助的程度（依賴＝5、大量＝4、中度＝3、少量＝2、獨立＝1、P＝肢體協助、V＝口語提示）	3P 4V	3P 4V	3P 3V	3P 3V	2P 3V	3P 3V	3P 4V	2P 3V	2P 3V	2P 3V	
服務對象在午餐時間出現自我刺激行為的次數	6	7	6	6	6	6	5	6	5	5	
簽名	KC TC	KC	KC	KC	KC	KC	KC TC	KC	KC	KC	

簽名：		
姓名首字母	全名	證書
KC	Katie Clapsaddle	OTS
TC	Thomas Carter	OTD

圖 17-8　庇護工場進展流程表範例

目標領域	日期：7-20-09	日期：7-22-09	日期：7-24-09	日期
在 15 分鐘內或兩個提示內，獨自完成更換衣物	21 分鐘 2 次提示 1 次肢協	21 分鐘 1 次提示 1 次肢協	19 分鐘 1 次提示 1 次肢協	
自我進食而未潑灑	早餐：使用叉子；刺肉時不會潑灑，但舀蛋時潑灑 3 次。	早餐：使用叉子吃蛋、手指吃肉；蛋滑落 2 次。	早餐：使用湯匙吃麥片；未潑灑。	
每天主動參加一個團體	在看護人員護送下參加賓果遊戲，但只看不玩。	參加目前的時事團體，在 30 分鐘療程中提出 1 次評論。	參加目前的時事團體，在 30 分鐘內提出 2 次評論。	
發展並參與各式個別活動（六種）	討論過去的嗜好；過去喜歡鉤針編織、針織、閱讀雜誌和小說、烹飪、行走、小狗美容。	向她說明住民可使用的雜誌放置處，提供圖書館日程表。提供大鉤針並讓她選擇紗線。	住民有一條 6 吋鉤針圍巾。自述手部已受傷一段時間。告訴她有關為阿富汗無家可歸收容孩童的鉤針計畫。	
服務提供者	Mo Chu Yan, COTA/L	Mo Chu Yan, COTA/L	Mo Chu Yan, COTA/L	

🔲 17-9　長期照護進展流程表

參與任務的最常持續（未中斷）時間：										
15 分鐘										
14 分鐘										
13 分鐘										
12 分鐘										
11 分鐘										
10 分鐘										
9 分鐘										
8 分鐘									▓	
7 分鐘									▓	▓
6 分鐘								▓	▓	▓
5 分鐘				▓	▓	▓	▓	▓	▓	▓
4 分鐘		▓	▓	▓	▓	▓	▓	▓	▓	▓
3 分鐘		▓	▓	▓	▓	▓	▓	▓	▓	▓
2 分鐘	▓	▓	▓	▓	▓	▓	▓	▓	▓	▓
1 分鐘	▓	▓	▓	▓	▓	▓	▓	▓	▓	▓
任務	1	1	1	2	2	2	3	3	3	3
日期 2014 年	9–8	9–9	9–10	9–11	9–14	9–15	9–16	9–17	9–18	9–21
姓名	KS	KS	KS	KS	CJ	KS	KS	KS	KS	KS

任務：1 ＝擦桌子；2 ＝將椅子靠攏桌子；3 ＝用吸塵器清掃

簽名：＿＿＿＿＿＿＿＿＿＿＿＿＿＿＿

姓名首字母：	全名：
KS	Katrina Sanchez, MA, OTR/L
CJ	Cecilia Jorgenson, COTA/L

圖 17-10　進展流程表範例

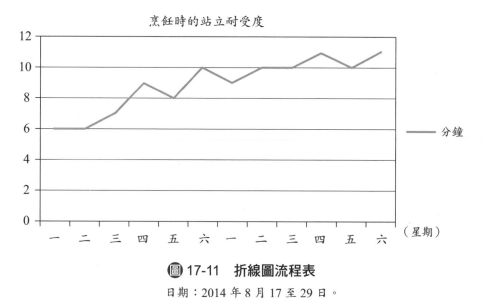

烹飪時的站立耐受度

圖 17-11　折線圖流程表

日期：2014 年 8 月 17 至 29 日。

第六節│出席紀錄│

　　出席紀錄至少要可辨識服務對象接受治療的時間。許多出席紀錄也可以辨識當天提供服務對象服務的職能治療師是哪位，以及療程長度。某些還可辨識介入療程期間提供的介入類型。如果設計與機構的記帳系統相容，出席紀錄也可用於治療服務的記帳。

　　出席紀錄能存放在服務部門的資料板夾，並以隔頁區分每位服務對象。當服務對象終止治療後，出席紀錄可置入服務對象的永久紀錄、部門檔案或記帳部門，取決於機構的政策。也可作為電子化健康紀錄系統的一部分。

　　出席紀錄可使用流程表的第一個範例（圖 17-8），在頂端列出日期，並在旁邊列出介入方法。如果使用出席紀錄記帳，會使用跟記帳代碼一致的方式，將介入方法加以標示。在對照日期和介入的方框內，臨床人員可記錄介入的可記帳單位數，或介入分鐘數。出席紀錄和流程表的最大差異在於出席紀錄不包含服務對象表現的任何資料，只會記錄特定介入方式。

第七節 | 攝影和錄影文件 |

常說圖像勝過千言萬語。若是如此,邏輯上服務對象表現的視覺佐證,似乎可強化紀錄文件。由於數位相機的便利性,使得視覺化紀錄變得更簡單且較不麻煩。

使用視覺佐證的方式有許多種。適當定位服務對象的靜態照片,可作為服務對象和/或照顧者的衛教輔助,並可作為醫療紀錄的照顧者/服務對象衛教佐證。手部位置、姿勢、關節活動度、感覺耐受性或其他介入的治療前和治療後介入照片,可作為介入療效的有力實證。

錄影則可用於顯示服務對象在特定環境內的功能,以協助評估過程(Kashman, Mora, & Glaser, 2000)。比起在環境中多增加一個人,用錄影機觀察服務對象行為較不突兀。錄影可捕獲行為的前兆,例如自閉症兒童。透過錄影,職能治療師可重新檢視事件,觀察環境和服務對象的細節,幫助了解行為(Kashman et al., 2000)。可使用錄影檔案記錄服務對象執行活動的過程,作為服務對象了解指令的證明。

使用錄影或攝影文件,會產生隱私和機密性的問題。許多機構訂有政策和流程,管理錄影或攝影文件的使用,必須嚴格遵守。某些機構在使用照片或錄影檔案前,需另外的授權書,且住院時,一般授權書需要服務對象或負責團體簽名。照相前,務必先查看機構政策和流程。

第八節 | 遵守美國聯邦醫療保險的規定 |

美國聯邦醫療保險要求至少每 10 個治療天或每 30 個日曆天需要一份進展報告(進展紀錄),以時間短者為準(CMS, 2008, 2012)。進展報告必須由提供介入或督導提供介入之職能治療生的職能治療師簽名。進展報告應包含進展說明、持續或終止治療的計畫、變更長期或短期目標的計畫、描述服務對象的復健潛能——「尚未達到最大改善程度」(CMS, 2008, p. 35)且預期改善發生於「合理且一般可預期的時間範圍」(CMS, 2008, p. 36)。如果你使

用 SOAP 作為進展紀錄格式，這些項目屬於「A」欄位，支持「A」陳述的明確、客觀資料屬於「O」欄位。

美國聯邦醫療保險要求將「所有治療和技巧性介入」（CMS, 2008, p. 36）的文件紀錄併入治療紀錄，也稱作會面紀錄或接觸紀錄。每堂治療都會撰寫治療紀錄，並會用於比較記帳陳述，確認遞送的記帳服務是否一致（CMS, 2008, 2012）。如果你的治療紀錄含有進展報告需要的資訊，你不需另外撰寫進展報告。每份治療紀錄均應含有服務日期、提供與記帳的特定介入、服務對象在療程期間接受治療的總時數、「計時代碼治療分鐘」（timed code treatment minutes）總數（CMS, 2008 p. 37）、提供服務的職能治療從業人員簽名。美國聯邦醫療保險可納入治療紀錄的選擇性資訊，包括患者自述報告（紀錄中的「S」欄位）、任何對介入出現的不良反應、任何「明顯的、異常的或非預期的臨床狀態變化」（CMS, 2008, p. 38）、提供給服務對象的設備、與提供服務對象服務的其他專業溝通，以及任何你認為重要的需要記錄的其他內容（CMS, 2008, 2012）。

與其他合乎美國聯邦醫療保險規定的文件一樣，進展報告必須呈現需要職能治療師的技巧項目，且服務為合理且必要（CMS, 2012）。美國聯邦醫療保險規範照護計畫必須呈現需要「專業、知識、臨床判斷、做決定和治療師能力」（CMS, 2012, p. 23）。如要呈現需要職能治療師的技巧，只是讓職能治療師在紀錄共同簽名是不夠的。職能治療師在每次進展報告期間，必須積極參與服務對象的服務提供至少一次（CMS, 2012）。美國聯邦醫療保險認為以下項目屬於技術性服務：

- 評鑑和重新評鑑。
- 建立治療目標。
- 設計照護計畫。
- 持續評估與分析。
- 發展代償技巧的指導說明。
- 選擇欲進行更換或擴充功能的裝置。
- 患者和照顧者訓練（CMS, 2012, p. 26）。

此外，職能治療服務必須合理且必須。這表示職能治療服務是為了復原或改善功能，且若可能，恢復以往的功能層級（CMS, 2012）。持續職能治療服務必須符合醫療臨床標準、對於治療該病症特定且有效、具有一定的複雜度或專精度，或僅可由技術性職能治療師或在職能治療師督導下的職能治療生提供服務，或服務對象的病症需要職能治療師的技術。介入的總量、頻率和期間，必須考量臨床專業標準所能接受的合理性（CMS, 2012）。相對於職能治療服務的範疇與期間，應有明顯的復健潛能，換言之，是在合理時間範圍內顯著改善的期待。這可由歷次的客觀評量得到證實。

　　如果患者特殊的醫療併發症需要職能治療師的技術，或服務很複雜且只有職能治療師可以執行，才會認為維持性的服務是合理且必須的（CMS, 2012）。這可能會如第 16 章討論的，依最新近的法庭判決而有所改變。

【摘要】

　　在本章中，我們探討介入文件，包括三類型進展紀錄。敘述式紀錄是以段落格式撰寫，且經常讀起來像是在講故事，呈現個人表現的事實。SOAP（主觀、客觀、評估、計畫）和 DAP（描述、評估、計畫）或 FIP（發現、說明、計畫）與敘述式紀錄具有相同的功能，但會以規定的格式撰寫。進展紀錄不是單純列出活動，而是要說明服務對象的進展、服務對象對介入出現的反應、服務對象呈現的功能技巧。

　　許多機構的多數健康照護專業都使用 SOAP 紀錄。紀錄的「S」欄位為主觀資訊紀錄，例如服務對象對問題的觀點。「O」欄位為客觀資料，是服務對象的表現資訊，不加判斷或詮釋。在「A」欄位，你透過詮釋和評估對「S」和「O」欄位的資訊賦予意義。最後，在「P」欄位，你會陳述對服務對象的計畫，使服務對象達成個人目標。

　　DAP 紀錄有時也被稱為 FIP 紀錄。與 SOAP 紀錄非常相似。在「D」欄位，你可結合一般在 SOAP 紀錄中會分別記錄的主觀和客觀資訊。在「A」欄位，你會評估「D」欄位的意義和資訊，並在「P」欄位記錄計畫。

　　敘述式紀錄含有與 SOAP 和 DAP 相同的資訊，但標籤方式不同；且以段

落格式撰寫。敘述式紀錄可以寫得非常詳盡，或可能只摘錄重點。可撰寫接觸
紀錄這種特定種類的敘述式紀錄、記錄和服務對象或服務對象照顧者的會面資
訊（安排在職能治療療程的一部分或超出例行療程之外），或記錄錯漏介入療
程的理由。

　　本章節也討論進展流程表和出席紀錄。這些文件提供服務對象接受介入的
時間資訊，以及在有限的範圍內努力的領域。這些文件都可以補充，但不可更
新、取代進展摘要。

　　職能治療師需負責確認進展報告的書寫有依據時間和情境的標準和規範，
並與服務對象或其他相關團體進行溝通（依據隱私權規範）。職能治療生可在
職能治療師督導下，對過程做出貢獻。職能治療師或職能治療生均可撰寫進展
報告。在大多數情境中，職能治療師會在職能治療生撰寫的紀錄上會簽。

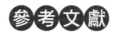

American Occupational Therapy Association. (2010). Standards of practice for occupa-
tional therapy [Supplemental material]. *American Journal of Occupational Therapy,
64,* S106–S111. doi:10.5014/ajot.2010.64S106

American Occupational Therapy Association. (2013). Guidelines for documentation of
occupational therapy. Retrieved from http://www.aota.org/-/media/corporate/files/
secure/practice/officialdocs/guidelines/guidelines%20for%20documentation.pdf

American Occupational Therapy Association. (2014). Occupational therapy practice frame-
work: Domain and process (3rd ed). *American Journal of Occupational Therapy,
68*(Suppl. 1), S1–S48. http://dx.doi.org/10.5014/ajot.2014.682006

Brennan, C, & Robinson, M. (2006). Documentation: Getting it right to avoid Medicare deni-
als. *OT Practice, 11*(14), 10–15.

Centers for Medicare and Medicaid Services. (2008). *Pub100-02 Medicare benefit policy:
Transmittal 88.* Retrieved May 8, 2008, from http://www.cms.hhs.gov/transmittals
/downloads/R88BP.pdf

Centers for Medicare and Medicaid Services [CMS]. (2012). Physical, occupational, and
speech therapy services. Retrieved from http://www.cms.gov/Outreach-and-Education
/Outreach/OpenDoorForums/Downloads/090512TherapyClaimsSlides.pdf

Fremgen, B. F. (2011). *Medical law and ethics* (4th ed.). Upper Saddle River, NJ: Prentice
Hall.

Gateley, C.A. & Borcherding, S. (2012). *Documentation manual for occupational therapy:
Writing SOAP notes* (3rd ed.). Thorofare, NJ: Slack.

Kashman, N., Mora, J., & Glaser, T. (July 3, 2000). Using video tapes to evaluate children
with autism. *Occupational Therapy Practice, 5*(14), 12–15.

Kettenbach, G. (2009). *Writing SOAP notes* (4th ed.). Philadelphia, PA: F. A. Davis.

Quinn, L. & Gordon, J. (2003). *Functional outcomes: Documentation for rehabilitation*. St. Louis, MO: Saunders.

Ranke, B. A. E. (1998). Documentation in the age of litigation. *OT Practice, 3*(3), 20–24.

Sample Medical SOAP Note. (2002). Retrieved September 5, 2002, from http://cpmcnet. Columbia.edu/dept/ps/2002/SOAPmed.html

Tips on Medical Progress Notes. (2002). Retrieved September 5, 2002, from http://cpmcnet. Columbia.edu/dept/ps/2002/SOAPmed.html

CHAPTER **18**

出院摘要

▶前言◀

當服務對象達成個人所有目標、離開機構、拒絕繼續參與復健計畫或達到職能治療最大效益後，必須撰寫出院摘要（discharge summary）（AOTA, 2010）。出院摘要又稱為出院報告，需要呈現服務對象從開始接受職能治療到終止服務期間的進展情形。這是你提供服務的最後辯證。

第一節 | 終止服務的角色界定 |

職能治療師判斷服務對象何時可以終止服務（AOTA, 2010）。這是在介入回顧中持續進行的過程（AOTA, 2014）。職能治療生可提出終止服務對象服務提供的建議。職能治療師會準備、執行和記錄終止計畫，包括適當的追蹤資源和需求再評鑑。職能治療生會協助執行終止計畫的過程，並記錄服務對象參與職能活動的過程（AOTA, 2010, 2013）。

第二節 | 出院摘要要素 |

在某些機構，出院摘要需要專業間的共同合作。由所有參與治療的團隊成員提供資料形成一份出院紀錄。在其他機構，可能會附上各專業的出院摘要紙本、電子表單或格式。一般而言，無論是否口述、填寫表單或撰寫電子報告，均須提供相同的基本資訊。首先，如同往常，提供身分辨識資訊。接著摘述提供的職能治療服務，以及服務對象對介入的反應（AOTA, 2013）。〈職能治

療病歷紀錄準則〉列出下列紀錄項目（AOTA, 2013）：

- 服務對象資訊。
- 介入摘要。
- 建議。

除了這些要素，好的出院摘要也會包括終止服務的理由。可能是因為服務對象從機構出院、拒絕進一步治療，或服務對象已經達成預期結果，這些都是終止服務的好理由。可能服務對象已經達到最高保險給付範疇，例如服務對象可能已達美國聯邦醫療保險住院治療給付上限，這並不是終止服務的好理由，因為與服務對象的目標結果或想望無關。如果服務對象因為財務原因選擇終止服務，可能會是滿意的出院理由。差異在於給付上的限制，是否由服務對象和職能治療師以外的人決定終止服務的時機。服務對象可以在任何時候因為任何原因選擇終止職能治療，但文件紀錄應反映服務對象的選擇，而不是由職能治療師或職能治療師的雇主替服務對象做決定。

摘要的重點在於廣泛性，而非報告目標進展和職能治療目標結果的精確性。如果服務對象已經接受職能治療幾個月以上的時間，你可能會更想要聚焦於長期目標，而非調整短期目標。不過，如果服務對象只接受服務幾天到幾週的時間，你可提及各個短期目標。

提及服務對象參與職能活動的初始和結案狀態時，重點在於明確的職能活動，而非服務對象因素、活動要求或甚至情境的變化。不過，情境是非常重要的，尤其是與服務對象出院安置有關的情境。服務對象的出院安置是指服務對象出院要前往的地方；可能是回家、延伸性的照護機構、輔助性的生活機構、居家照顧、門診計畫或其他社區型的服務（Moyers, 1999）。你對服務對象結案狀態的評估，也取決於出院後的安置。

為了在出院摘要裡明確建議追蹤或轉介，出院安置也是重點（Moyers, 1999）。如果服務對象出院後要前往其他機構安置，你需要了解該機構提供的服務內容，以做出適當的轉介。如果服務對象在新機構接受職能治療介入，雙方職能治療師進行討論將會有所助益。不過，若要如此，討論服務對象狀態必

須取得服務對象或服務對象監護人的同意，並遵循保密規定（例如，醫療保險與責任法案 [HIPAA]；請參閱第 8 章）。如果服務對象出院返家，可建議社區型服務，但職能治療師必須了解該區域提供的服務類型有哪些。如果團隊裡有社工師夥伴一起提供服務，將可提供實質幫助。例如，你可建議服務對象參加社區型 12 階段計畫（即，匿名戒酒會）、參加健康俱樂部或社區型運動計畫，或尋求職業復健計畫的進一步協助（Moyers & Dale, 2007）。

你可以建議服務對象於幾個月之後回來重新檢查，例如，如果你預期服務對象本身會進步或退步，且一段時間後可能會需要更多職能治療，或服務對象規劃進行某些醫療程序且會導致功能狀態變化。可能需要定期檢查矯形裝置或輔具穿戴的合適性。因為這些或其他任何原因，建議服務對象 3 個月後回來重新檢查會是好的建議。不過，如果你提出此類建議，請務必記錄在出院摘要內。圖 18-1 為完整的出院摘要範例。

第三節 | SOAP 格式 |

某些機構使用 SOAP 格式撰寫出院摘要（Gateley & Borcherding, 2012; Kettenbach, 2009）。在出院紀錄中，「S」欄位可敘述服務對象的進展，或服務對象主觀陳述目前的功能表現。「O」欄位會報告職能表現領域的客觀資料，包括一開始和結案時的資料。「A」欄位會建構你對「O」欄位資料的評估或詮釋。你會摘述出現明顯進展的領域，並找出無進展的領域。「P」欄位會是你指示回家作業、追蹤建議及轉介其他專業的地方。圖 18-2 呈現圖 18-1 相同服務對象的 SOAP 格式出院摘要。

職能治療出院摘要

背景資訊

報告日期：2-28-14　　　　　　　　服務對象姓名：Jake

出生日期和／或年齡：6-25-93　　　轉介日期：1-14-14

主要介入診斷／關注：右手大拇指肌腱炎；頸部、背部及右手臂疼痛

次要診斷／關注：憂鬱

注意事項／禁忌症：大拇指固定不動至 1-28-14

轉介 OT 的理由：固定大拇指會干擾到日常生活任務的執行

OT 出院理由：目標未達成

治療師：Ina Second, MS, OTR/L

OT 介入說明：Jake 每週參加三次 OT，共計 6 週。右手大拇指接受超音波、按摩、溫和拉伸等治療。Jake 也參加人體工學教育，包括調整工作和遊戲空間，並探尋替代的休閒活動。Jake 的目標為重返籃球場，學習調整環境，支持無痛生活型態。

介入過程摘述：前兩星期的職能治療，Jake 的大拇指固定不動，服務聚焦於人體工學教育和替代性的休閒活動探尋。Jake 學習調整桌椅高度、調整工作和座椅表面高度。接受一組桌腳加高墊，以及訂購座墊的指示。他知道需要注意姿勢，避免肩膀往前駝背。嘗試探尋替代性的休閒活動，但 Jake 不願嘗試許多活動。他的右手大拇指已經有完整關節活動度，且達到 80% 的預期肌力。他自述頸部和背部疼痛從一開始的 7 分下降至出院時的 3 分。右手大拇指的疼痛則從一開始的 8 分下降至休息時的 2 分和使用後的 4 分。

出院建議：每天限制玩遊戲時間為 1 到 2 小時。依指示調整座椅和工作平面。由團隊訓練人員追蹤大拇指疼痛度。恢復籃球練習。

Ina Second, OTR/L 　　　　　　2-28-14
簽名	日期

報告撰寫者 Justa Minute, COTA/L

圖 18-1　出院摘要報告範例，BiFIP 格式

職能治療出院報告

報告日期：2014 年 9 月 30 日　　　**服務對象姓名**：Sadie

出生日期／年齡：1985 年 3 月 26 日　**首次轉介日期**：2014 年 9 月 23 日　　男　⑨

主要介入診斷／關注：憂鬱症與自殺企圖

次要介入診斷／關注：割腕病史

注意事項／禁忌症：不得在未監督下使用尖銳器械。療程結束時，清點銳器數量。

轉介 OT 的理由：評估與治療憂鬱症。增加自尊。

終止 OT 的理由：完成 7 天住院計畫。

治療師：Carla McShane, OTR/L

OT 介入說明：Sadie 每週 6 天、每天兩次前來職能治療。提供無條件的支持和鼓勵。參加自尊和自我肯定團體和任務團體。

介入過程摘述：Sadie 自己的初期目標為開始參加過去感到興趣的活動。她以前會畫圖，但在孩子還小時，已經停止畫圖。她的小孩現在已經是青少年。她也學著對要求她幫忙做事情的家人說「不」，而不會產生罪惡感並因此改變心意。兩項目標均已達成。

　　Sadie 一開始低下頭坐著；無法開啟對話或活動。會順應治療師所有的要求。她表示對所有事情興趣缺缺。Sadie 無法與同儕或工作人員展開任何互動。她不會梳理頭髮，除非請她這麼做。

　　本週她在這裡透過與治療師的角色扮演活動，練習說「不」。在本週結束時，當治療師詢問 Sadie 類似：「妳可以清理水槽嗎？」Sadie 說「不」，並堅持拒絕。如果治療師徵詢自願者清理，Sadie 會故意壓住雙手避免自願。在職能治療師的幫忙下，Sadie 透過當地社區教育計畫，簽署參加繪畫班。Sadie 對於參加繪畫班感到興奮。她表示喜歡職能治療的繪畫活動。她與丈夫和小孩會面，並告訴他們當她回家後，他們必須開始為自己做些家事。他們同意分擔一些過去由她完成的家務。Sadie 表示，對於家人不了解她的感受感到訝異。她承諾會更常表達出自己的感受，他們也同意不會「不理她」。Sadie 回家後，每週兩次返回門診諮商。家裡對 Sadie 是有壓力的環境，但她和家人表示已承諾共同分擔 Sadie 的負荷，讓家事的壓力降低。

出院建議：Sadie 每週參加兩次諮商療程。她會透過社區教育參加繪畫班。

Carla McShane, OTR/L　　　　　　　*2014 年 9 月 30 日*

簽名　　　　　　　　　　　　　　日期

📖 18-1　出院摘要報告範例，BiFIP 格式（續）

職能治療出院摘要

背景資訊

報告日期：2-28-14　　　　　　　　服務對象姓名：Jake

出生日期和／或年齡：6-25-93　　　　轉介日期：1-14-14

主要介入診斷／關注：右手大拇指肌腱炎；頸部、背部及右手臂疼痛

次要診斷／關注：憂鬱

注意事項／禁忌症：大拇指固定不動至 1-28-14

轉介 OT 的理由：固定大拇指會干擾到日常任務的執行

OT 出院理由：目標未達成

治療師：Ina Second, MS, OTR/L

S：「我現在知道如何調整適合我的高度。」

O：Jake 每週參加三次 OT，共計 6 週。右手大拇指接受超音波、按摩、溫和拉
伸等治療。Jake 也參加人體工學教育，包括調整工作和遊戲空間，並探尋替
代的休閒活動。Jake 的目標為重返籃球場，學習調整環境，支持無痛生活型
態。前兩星期的職能治療，Jake 的大拇指固定不動，服務聚焦於人體工學教
育和替代性的休閒活動探尋。Jake 學習調整桌椅高度、調整工作和座椅表面
高度。接受一組桌腳加高墊，以及訂購座墊的指示。嘗試探尋替代性的休閒
活動，但 Jake 不願嘗試 90% 的活動。他嘗試兩項活動（沙包遊戲和英國戶外
休閒活動西式毛鉤釣），但他表示不喜歡且不會在休閒時間進行。他的右手
大拇指已經有完整關節活動度，且達到 80% 的預期肌力。右手大拇指的疼痛
則從一開始的 8 分下降至休息時的 2 分和使用後的 4 分。

A：兩項目標均已達成。他知道需要注意姿勢，避免肩膀往前駝背。可示範如何
調整座椅和工作平面。目前已重返球隊練習打球。

P：每天限制玩遊戲時間為 1 到 2 小時。依指示調整座椅和工作平面。由團隊訓
練人員追蹤大拇指疼痛度。恢復籃球練習。

Ina Second, OTR/L	*2-28-14*
簽名	日期

報告撰寫者 Justa Minute, COTA/L

📖 18-2　出院摘要範例，SOAP 格式

職能治療出院摘要

報告日期：2014 年 9 月 30 日　　　**服務對象姓名**：Sadie

出生日期／年齡：1985 年 3 月 26 日　**首次轉介日期**：2014 年 9 月 23 日　　男 ⓦ

主要介入診斷／關注：憂鬱症與自殺企圖

次要介入診斷／關注：割腕病史

注意事項／禁忌症：不得在未監督下使用尖銳器械。療程結束時，清點銳器數量。

轉介 OT 的理由：評估與治療憂鬱症。增加自尊。

終止 OT 的理由：完成 7 天住院計畫。

治療師：Carla McShane, OTR/L

S：「我期待參加繪畫班。感覺一週可以有兩次『小型假期』。」

O：Sadie 每週 6 天、每天兩次前來職能治療。提供無條件的支持和鼓勵。參加自尊和自我肯定團體和任務團體。

長期目標	初期表現	結案表現
Sadie 會說「不」，並堅持此答覆。	服務對象順應職能治療師的所有要求。	服務對象過去 2 天在 OT 對三項要求說「不」，且並未變更答覆。
與人眼神對視，維持眼神接觸 10 秒。	服務對象眼睛往下看，並無眼神接觸。	過去 2 天在 OT，有六次與治療師和同儕維持眼神接觸 10 秒。
參加水彩畫。	經過幾次提示後，開始繪畫。	進入 OT 診間後，獨立開始繪畫。簽署參加社區教育繪畫班。

A：服務對象出現良好進展。達成所有個人目標。按步驟對自己的生活負責，例如參加繪畫班、和家人聊天並溝通分擔家務，以及不要放棄說「不」。

P：Sadie 會參與諮商療程每週兩次。會參加社區教育的繪畫班。

Carla McShane, OTR/L　　　　　*2014 年 9 月 30 日*

簽名　　　　　　　　　　　　　日期

📖 18-2　出院摘要範例，SOAP 格式（續）

◆ 習題 18-1

在敘述式格式中,請利用提供的起始和結案資料,彙整每位服務對象的進展摘要。

案例一:從右乳房完全切除中復原的女性。每週三次接受門診 OT 服務,持續 3 週。

起始資料:肩關節彎曲和外展嚴重受限。盥洗和衛浴依賴他人,進食和更衣需中度協助,能使用左手臂完成某些任務。服務對象在移動右手臂期間,使用 1-10 分量尺自評疼痛達 9 分,其中 10 分代表極痛苦。

結案資料:右關節接近完整關節活動度,足以完成大多數 ADL。獨立梳洗、清潔、進食、更衣和餐食準備。服務對象在移動右手期間,以 1-10 分量表自評 4 分,而 10 分代表極痛苦。

摘要:

案例二:工作時出現下背痛的男性(工作為木匠)。他曾參加每週 5 天、每天 4 小時、持續 4 週的工作強化計畫。

起始資料:服務對象休息時,在 1-10 分量尺自評疼痛 5 分(10 代表極痛苦)、彎腰時自評為 8 分。請他示範如何搬起 2×4(角材)木塊時,他會彎曲腰部、撐住背部,並將木塊丟下去。指導正確的身體機制後,他可彎曲膝蓋並保持背部直挺抬起 2×4 木塊,行走 10 英尺。他表示若再繼續,會太痛。

結案資料:服務對象不需提醒即可使用正確的身體機制搬物行走。他可抬起 2×4 木塊並攜帶 10 英尺而不會喊痛。他在診所可使用正確的身體機制組合與拆解框架,而不會喊痛。他自評休息時的疼痛分數為 1 分,以及 OT 療程結束時為 3 分。他示範獨立進行背部拉伸運動,並表示每天例行會進行兩次該運動。指導一天進行三次,但他表示如果白天在同事面前進行該運動,會看起來很「蠢」。

摘要:

為習題 18-1 的每位服務對象建立完整的出院報告。

第四節｜遵守美國聯邦醫療保險的規定｜

美國聯邦醫療保險 B 部分（門診）在每起照護結案時，均需要出院摘要（CMS, 2008）。如果是由醫師撰寫全面性的出院摘要，美國聯邦醫療保險並未規範職能治療師要另外撰寫出院摘要。當職能治療師撰寫出院摘要時，須涵蓋前次進展報告迄今的時間範圍，並以出院日作結。如果出院屬於「計畫或前次進展報告所無法預期，臨床人員可在依據職能治療生或合格人員的口頭報告，結合治療紀錄的報告，進行判斷」（CMS, 2008, p. 33）。依美國聯邦醫療保險 A 部分（住院），遵循機構政策撰寫出院報告。

───────────────── 【摘要】 ─────────────────

終止服務表示結案，對提供服務提出最後的辯證。在文件中，會綜覽服務對象的進展與日後的計畫。因為是摘要，不需逐堂複述過程，僅需強調重點並反映職能治療目標結果的進展。

可使用敘述式或 SOAP 格式撰寫出院摘要。無論何種格式，出院摘要均必須涵蓋服務對象狀態變化的特定資訊，以及追蹤和轉介其他服務的建議。了解服務對象的出院安置，對於準確陳述服務對象的出院狀態，以及終止職能治療服務後的服務建議，是很重要的。

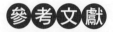

參考文獻

American Occupational Therapy Association. (2010). Standards of practice for occupational therapy [Supplemental material]. *American Journal of Occupational Therapy, 64,* S106–S111. doi:10.5014/ajot.2010.64S106

American Occupational Therapy Association. (2013). *Guidelines for documentation of occupational therapy.* Retrieved from http://www.aota.org/-/media/corporate/files/secure/practice/officialdocs/guidelines/guidelines%20for%20documentation.pdf

American Occupational Therapy Association. (2014). Occupational therapy practice framework: Domain and process (3rd ed). *American Journal of Occupational Therapy, 68*(Suppl. 1), S1-S48. http://dx.doi.org/10.5014/ajot.2014.682006

Centers for Medicare and Medicaid Services. (2008). *Pub100-02 Medicare benefit policy: Transmittal 88.* Retrieved May 8, 2008, from http://www.cms.hhs.gov/transmittals/downloads/R88BP.pdf

Gateley, C.A., & Borcherding, S. (2012). *Documentation manual for occupational therapy: Writing SOAP notes.* Thorofare, NJ: Slack.

Kettenbach, G. (2009). *Writing patient/client notes: Ensuring accuracy in documentation* (4th ed.). Philadelphia, PA: F. A. Davis.

Moyers, P. (1999). The guide to occupational therapy practice. *American Journal of Occupational Therapy, 53,* 247–322.

Moyers, P. A., & Dale, L. M. (2007). *The guide to occupational therapy practice* (2nd ed.). Bethesda, MD: American Occupational Therapy Association.

Section IV 學校系統的紀錄

CHAPTER **19**

學校系統紀錄概述

▶ 前言 ◀

　　學校系統對於文件的規範,和臨床機構提供職能治療服務的文件規範是不同的。對於記錄的內容和時機,訂有明確的聯邦指引。本篇將檢視透過學校系統提供孩童服務所需要的文件,以最精簡的方式涵蓋實際遞送服務時所需的資訊。

第一節│學校系統紀錄概述│

　　身心障礙者教育法案(IDEA)聲明,須提供出生到 21 歲身心障礙孩童教育服務(United States Department of Education [USDE], 2006)。該法案也提供服務紀錄指引。在 IDEA 下,有三種紀錄類型:通知與同意書、個別化家庭服務計畫(IFSP)、個別化教育計畫(IEP)。IDEA 允許各州依聯邦法進一步訂定服務遞送指引。在大部分州別,是由當地學區提供孩童服務。0 到 2 歲的幼童,某些州政府會透過學區提供特殊需求孩童服務(由州政府教育部進行協調),但其他州別,這些服務的主要提供者為家庭健康機構或福利單位(由州政府健康部門或人類服務部門進行協調)。

　　本篇將引述聯邦法律和條文規範。不過,這些聯邦法律和條文規範的範例會取自各州。這是因為 IDEA 規範各州政府提供某些服務、進行記錄並告知家庭,但可讓州政府自行判定詳細的實施方法和服務紀錄。本篇使用的各州範例,為網際網路上可搜尋到資訊的州別。並不表示這些州的表單或規範比未引述的州別更好。本篇並嘗試跨越國家地理位置,呈現不同州別的資訊。

323

學校系統紀錄和臨床紀錄的一項最大差異，在於學校系統紀錄的用意是為了和孩童的家人或監護人分享。在你記錄學校系統文件時，你必須知道父母或監護人會收到文件副本，並會閱讀你書寫的內容。在臨床機構中，你知道醫師和其他專業人員會閱讀你的紀錄，但只有家庭提出文件申請時，才可閱讀你撰寫的內容。

學校系統會向第三方付費者申報（保險公司、管理照護組織、美國聯邦醫療保險），但並非各州或同州的各個校區，都會如此做。向第三方付費者申報，可能會但並非一定會影響職能治療從業人員須填寫的紀錄類型和頻率。

第二節｜學校系統紀錄的角色界定｜

在學校系統，大部分的紀錄都是透過團隊合作方式撰寫。團隊成員可能包括老師、特教老師、校護、語言治療師、學校心理師和行政人員，以及職能和物理治療師。身為團隊成員，職能治療師可以書面或口頭協助通知和同意書、IFSP 或 IEP 的撰寫內容。職能治療生也可協助建立 IEP 和 IFSP。如果職能治療師擔任嬰幼兒的服務協調者，就要負責確認所有文件在建立的期程內完成。如同〈職能治療病歷紀錄準則〉（AOTA, 2013）內容所述，職能治療師須負責完成評鑑；職能治療生可能會參與過程。職能治療師或職能治療生在學校系統撰寫紀錄的特殊原則可能會因各州別而有所不同。你可以查看所處地區的教育機關（例如，教育部），找到這些原則。另外也可參考美國職能治療協會出版的〈職能治療實務標準〉（AOTA, 2010）和〈提供職能治療服務時之督導、角色和責任原則〉（AOTA, 2009），釐清文件紀錄的角色。

第三節｜影響學校職能治療紀錄的其他法律｜

有教無類法案

學校職能治療服務需依循有教無類法案（No Child Left Behind Act, NCLB,

pronounced Nickel-Bee）。該法案描述如何讓各種能力的學生均能持續就學，以及學校必須為所有學生的學習成就負起責任（USDE, n.d.）。近年來，各州已將法令修訂得較具彈性，但當責、教師專長和實證實務仍需由州政府統籌（USDE, n.d.）。在 NCLB 之下，學生參加學習成就測驗的任何變更，均須記錄在孩童的個別化教育計畫內（USDE, 2013）。職能治療從業人員身為身心障礙孩童團隊成員的一份子，須協助記錄學生豁免或變更標準化學習成就測驗的說明。

1973 年復健法案第 504 節

1973 年復健法案第 504 節（Section 504 of the Rehabilitation Act of 1973）經修正後（29 U.S.C. § 794 [Section 504]），提供身心障礙人士保障，包括學校孩童（USDE, Office for Civil Rights, 2010）：

> 條文第 504 節規範校區必須提供「免費且適切的公立教育」（free appropriate public education, FAPE）給學區內每位符合資格的身心障礙學生，無論障礙的嚴重度為何。在第 504 節之下，FAPE 須提供常規或特殊教育與相關輔助和服務設計，以符合等同於無障礙學生個別教育需求，且不影響無障礙學生的需求（para 4, Introduction）。

不符合特殊教育資格的學生，可能仍符合第 504 節的服務資格。例如，「好眼」配戴眼罩但並無生理、智力或情緒障礙的弱視（懶惰眼）一年級學生，或許可受益於職能治療服務，幫助學生適應環境，更能夠支持班級活動參與，即便該學生不符合特殊教育服務的資格。這些調適可能包括調整學生與電子白板間的相對位置、調整電腦字體大小、提供改良書寫用筆和其他改造等。如果要符合 504 計畫資格，學生的障礙不能是暫時性的。換言之，障礙必須預期至少會持續 6 個月（USDE, Office for Civil Rights, 2010）。

在第 504 節之下接受服務的學生，會接受 504 計畫所載明的服務。必須

完成評估紀錄，才可以撰寫 504 計畫（USDE, Office for Civil Rights, 2010）。在 504 節之下接受服務的學生，享有權利且學校須提供孩童家庭通知與同意書，類似提供給特殊教育服務孩童家庭的文件。洛杉磯聯合學區（Los Angeles Unified School District, LAUSD）提供解釋相關流程的文件，以及通知和同意書及 504 計畫的範例，詳如 http://www.lausd.k12.ca.us/lausd/offices/eec/pdfs/BUL_4045.pdf（LAUSD, 2008）。其他的範例格式詳如 http://doe.sd.gov/oess/documents/sped_section504_Guidelines.pdf。

介入反應

介入反應（Response to Intervention, RtI）隸屬於 IDEA，但發生於學生取得特殊教育資格之前。介入反應是一種早期介入服務，意指發生於學生進行特殊教育評估之前（AOTA, 2008）。RtI 共有三種服務層級：第一級涵蓋整體課程，檢視所有孩童的整體支持；下一個層級關注無法從較廣泛介入中獲益的學生；第三個層級為個別學生的密集介入。職能治療從業人員可加入任何或所有層級的問題解決團隊，完成各層級各種介入的紀錄。各種介入也需要有實證作為基礎（AOTA, 2008）。美國職能治療協會提供成員多項資源，協助職能治療從業人員了解他們在 RtI 內的角色。

第四節｜本篇架構｜

在 IDEA 之下，會指定教育紀錄內容，包括通知和同意書、IFSP 和 IEP；不過，各州教育機關或學區／地方機關可發展特定的紀錄表單。與醫療模式情境中的紀錄相同，這些為法定文件，當出現訴訟時，這些會被要求送到法院。近來有越來越多涉及特教服務和相關服務訴訟的案例，尤其是負責支付服務的相關問題。

通知和同意書格式的設計，可保障孩童和家人的權利。有些表單是通知家人相關資訊，有些是尋求父母同意評估、提供服務或變更服務（USDE, 2006）。這些將在第 20 章進行討論。

第 21 章涵蓋 0 到 2 歲孩童的服務紀錄。每位符合 IDEA 服務資格的嬰兒或幼兒，均必須有書面計畫，稱為 IFSP，載明將接受的服務。本章將討論 IFSP。

本篇最後一章（第 22 章）將討論 IEP。通常是針對 3 到 21 歲特殊需求孩童所撰寫。對這些孩童而言，職能治療屬於相關服務而不是特殊教育服務（USDE, 2006）。

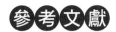

American Occupational Therapy Association. (2008). *FAQ on response to intervention for school-based occupational therapists and occupational therapy assistants.* Retrieved from http://www.aota.org/-/media/corporate/files/secure/practice/children/rtifinalrevise12-21-08.pdf

American Occupational Therapy Association. (2009). *Guidelines for supervision, roles, and responsibilities during the delivery of occupational therapy services.* Retrieved from http://www.aota.org/-/media/corporate/files/secure/practice/officialdocs/guidelines/guidelines%20for%20supervision%20roles%20and%20responsibilities.pdf

American Occupational Therapy Association. (2010). Standards of practice for occupational therapy [Supplemental material]. *American Journal of Occupational Therapy, 64,* S106–S111. doi:10.5014/ajot.2010.64S106

American Occupational Therapy Association. (2013). *Guidelines for documentation of occupational therapy.* Retrieved from http://www.aota.org/-/media/corporate/files/secure/practice/officialdocs/guidelines/guidelines%20for%20documentation.pdf

Los Angeles Unified School District. (2008). *Section 504 and students with disabilities.* Retrieved from http://www.lausd.k12.ca.us/lausd/offices/eec/pdfs/BUL_4045.pdf

United States Department of Education. (2006). *Building the legacy of IDEA, 2004.* Retrieved from http://idea.ed.gov/explore/home

United States Department of Education. (2013). *Modified academic achievement standards: Non-regulatory guidance.* Retrieved from http://www2.ed.gov/admins/lead/account/saa.html#regulations

United States Department of Education. (n.d.). *No child left behind: Elementary and secondary education act (ESEA).* Retrieved from http://www2.ed.gov/nclb/landing.jhtml

United States Department of Education, Office for Civil Rights. (2010). *Guidelines for educators and administrators for implementing Section 504 of the Rehabilitation Act of 1973, Subpart D.* Retrieved from http://doe.sd.gov/oess/documents/sped_section504_Guidelines.pdf

CHAPTER 20

程序保障：通知與同意書

▶ 前言 ◀

　　當你服務孩童時，你的服務對象屬於易受傷害的族群。因此，聯邦政府已發展出保障孩童和其家人權利與利益的規範。**程序保障**（procedural safeguards）指的是用來保障權利的程序和表單。保障受服務者權利、通知家人、取得同意的表單，稱為通知與同意書。一般而言，學校系統或機構備有這些表單，可用於取得父母同意並提供法令規範的通知義務。

　　某些州政府會強制規範校區使用預先設立好的表單；其他則會允許校區自行發展表單。專欄 20-1 為與程序保障有關的聯邦法律用語（20 U.S.C. 1400 et seq.），包括通知與同意書表單類型及其內容（USDE, 2006）。無論要求父母閱讀或簽署任何類型的表單，均必須以該家庭的母語提供，包括點字或口述（Pacer Center, 2006; 34 C.F.R. § 300.503[c]; 34 C.F.R. § 303.403[c]）。

專欄 20-1　程序保障（20 U.S.C. 1400.615）

Sec. 615. 程序保障

(a) **建立程序**。任何州立教育機構、州政府機關或在此法令部分下接受協助的地區教育機構，均應依據本法令部分建立與維護程序，確保失能兒童及其父母親享有各機關免費提供之適當公共教育時的程序保障。

(b) **程序類型**。此部分規範的程序，應涵蓋：

　(1) 提供失能兒童父母親檢視所有與兒童有關之紀錄以及參加兒童鑑定、評鑑、教育安置會議，以及提供公共教育給兒童與取得兒童個別教育評估的

機會。

(2) 對於不知父母親是誰的兒童保障程序，經過適當的努力後，代理人仍無法找出父母親，或孩子受州政府監護（包括指派個人擔任父母親的代理人）時，該代理人不可為州立教育機關的員工、地方教育機構或任何參與兒童教育和照顧的其他機構的員工。若——

(A) (i) 兒童由州政府監護時，若代理人符合本規範，亦可由掌管兒童照護的法官指定；及

(ii) McKinney-Vento 無家可歸者救援法案〔McKinney-Vento Homeless Assistance Act (42 U.S.C. 11434a(6))〕第 725(6) 小節定義的無家可歸青少年，當地教育機構應依本規範指派代理人。

(B) 州政府應合理努力，確認在機關判定兒童需要代理人後 30 天內，完成代理人指派。

(3) 依據次小節 (c)(1) 撰寫事前書面通知給兒童父母親，若當地教育機構——

(A) 提出起始或改變；或

(B) 拒絕起始或改變，鑑定、評鑑或兒童教育安置，或提供兒童免費且適切的公共教育。

(4) 程序設計須確保段落 (3) 規範的通知係由父母親的原生語言撰寫，除非明顯窒礙難行。

(5) 依據次小節 (e) 規範，提供調解機會。

(6) 任何一方可提出申訴的機會——

(A) 關於兒童鑑定、評鑑或教育安置，或提供兒童免費且適切的公共教育；以及

(B) 涉嫌違背本規範距離父母或公共機關知悉未超過 2 年，或已知涉嫌違背之行為構成申訴基礎，或如果州政府對於在此規範下提出申訴訂有明確的時間限制，在州政府法規允許的時間範圍內，除了次小節 (f)(3)(D) 描述的時間範圍外，應適用本子段落的時間範圍。

(7)(A) 程序需要任何一方或代表律師依據次小節 (c)(2) 提供正當程序申訴通知（仍應保密）——

(i) 依段落 (6) 的申訴欄位給另一方,並將通知副本寄送給州政府教育
機構;且

(ii) 應涵蓋——

(I) 兒童姓名、兒童居住地(或無依兒童的聯絡資訊)、兒童就讀
學校名稱;

(II) 如果是無家可歸的兒童或青少年〔符合 McKinney-Vento 無
家可歸者救援法案 (42 U.S.C. 11434a(2))〕第 725(2) 小節的
定義,兒童的聯絡資訊和兒童就讀學校名稱;

(III) 說明兒童關於提出起始或改變的問題性質,包括與問題相關的
事實;及

(IV) 就當事人當時已知範圍,提出問題解決建議。

(B) 當事人或當事人代表律師依子段落 (A)(ii) 提出通知前,當事人可能無
法進行正當程序聽證會。

(8) 需要州政府教育機構建立程序,發展協助父母親提出申訴及分別依段落 (6)
和 (7) 提出申訴和正當程序申訴通知。

(c) **通知規範。**

(1) 事前書面通知書內容。次小節 (b)(3) 規範通知內容應包括——

(A) 說明機構採取或拒絕的行動;

(B) 解釋機構為何採取或拒絕該行動,並以採取或拒絕的行動為基礎,說
明各種評鑑程序、評估、紀錄或報告;

(C) 敘明如果該通知並非初次轉介評估,透過說明可獲得之程序保障的副
本,失能兒童的父母親在此部分程序保障下可獲得保障;

(D) 父母親可取得的資源,幫助他們了解此部分的規定;

(E) 說明 IEP 團隊考量的其他選項,和這些選項遭駁斥的理由;及

(F) 說明與機構提案或拒絕有關的因素。

(2) 正當程序申訴通知。

(A) 申訴。次小節 (b)(7)(A) 規範的正當程序申訴通知應屬充分,除非當事
人接獲聽證會通知或當事人認為對方撰寫的通知不符合次小節 (b)(7)

(A) 的規定。

(B) 申訴回應。

(i) 當地教育機構回應。

(I) 概要。若當地教育機構未寄發關於父母親正當程序申訴通知相關主旨的事前書面通知給父母親，當地教育機構應在接獲申訴的 10 天內，回應父母親，內容包括——

(aa) 說明為何機構採取或拒絕申訴所提及的行動；

(bb) 說明 IEP 團隊考量的其他選項，以及這些選項遭駁斥的理由；

(cc) 以採取或拒絕的行動為基礎，說明各種評鑑程序、評估、紀錄或報告；及

(dd) 說明與機構提案或拒絕有關的因素。

(II) 充分。根據次小節 (I) 由當地教育機構提出的回應，不可作為排除當地教育機構主張父母親正當申訴程序申訴通知未盡充分的依據。

(ii) 對方回應。除了條款 (i) 的規範外，非申訴方應在接獲申訴 10 天內，寄送申訴所提及之具體事由的申訴回應。

(C) 時效。依次段落 (A) 提出聽證會通知的當事人，應在接獲申訴 15 天內提出聽證會通知。

(D) 裁決。依次段落 (C) 接獲通知後 5 天內，聽證官應裁決通知格式是否符合次小節 (b)(7)(A) 的規範，並應立即通知相關當事人撰寫該裁決。

(E) 申訴通知補充。

(i) 一般而言。當事人只有在以下情況才可補充正當程序申訴通知——

(I) 對方同意提出補充，並有機會透過依次小節 (f)(1)(B) 召開的會議進行調解；或

(II) 聽證官同意許可，聽證官至遲可在正當程序聽證會召開前 5 天同意許可。

(ii) 適用期程。在此部分規範下的正當程序聽證適用期程應在當事人提

出補充通知時重新起算，包括次小節 (f)(1)(B) 的時間期程。

(d) **程序保障通知。**

  (1) 概要。

    (A) 父母親副本。除下述應提供副本給父母親的時機點之外，每年僅需提供一次程序保障副本給失能兒童的父母親——

      (i) 收到初次轉介或父母親提出評鑑申請時；

      (ii) 首次依次小節 (b)(6) 提出申訴時；及

      (iii) 父母親提出申請時。

    (B) 網際網站。如果有網頁，當地教育機構可將最新的程序保障通知副本放在網頁上。

  (2) 同意書。本小節和秘書處頒布的規範，程序保障通知應以父母親的原生語言（除非明顯窒礙難行），完整說明程序保障，並以簡單易懂的方式撰寫書面通知，包括——

    (A) 獨立教育評鑑；

    (B) 事前書面通知；

    (C) 父母親同意；

    (D) 取得教育紀錄；

    (E) 提出和解決申訴的機會，包括——

      (i) 提出申訴的期程；

      (ii) 機構解決申訴的機會；及

      (iii) 調解機會；

    (F) 正當程序過程懸而未決期間的兒童安置；

    (G) 將學生安置於期中替代教育機構的程序；

    (H) 兒童父母單方面安置於公立經費補助的私立學校規範；

    (I) 正當程序聽證，包括評估結果和建議揭露規範；

    (J) 州政府上訴（若適用該州）；

    (K) 民事訴訟，包括提起行動的期間；及

    (L) 律師費。

第一節｜通知與同意書｜

　　身心障礙者教育法案（IDEA）規範，開始或變更服務，或機構拒絕提供或變更服務時，需通知父母親（或指定代理人）（USDE, 2006; 20 U.S.C. 1400.615[b]）。法令規範必須以家庭的原生語言撰寫通知或其他許可的方法，例如電子郵件（34 C.F.R. § 300.503[c]; 34 C.F.R. § 303.403[c]）（USDE, 2006）。提供通知的意思為機構通知父母或監護人；並不代表父母同意任何事。無論你是否擔任服務協調者，重點在於要了解可能要求家人簽署的不同表單類型，因此如果家庭成員向你詢問表單，你才知道如何回應。

評鑑（和重新評鑑）通知與同意書

　　進行評鑑或重新評鑑前，需要取得父母親同意（USDE, 2006; 34 C.F.R. § 300.505[a][1]; 34 C.F.R. § 300.503[b]; 34 C.F.R. § 303.404）。本通知必須涵蓋即將採取的行動、採取該行動的理由、可獲得的程序保障，以及在該州提出申訴的流程（34 C.F.R. § 303.403[b]）。本文件可稱為事前書面通知（Prior Written Notice; California Department of Education [CDE], 2009）或建議通知（Notice of Recommendation; New York State Education Department [NYSED], 2012）。

　　服務協調者須填寫表單，包括欲進行評鑑的領域細節。各州對於評鑑領域的詞彙並不相同，但通常包括學業成就、功能表現、認知功能、溝通狀態、健康、聽覺／視覺、動作功能、社會／情緒狀態（Illinois State Board of Education [ISBE], 2008）。針對各評估領域，需列出會參與評鑑執行的團隊成員。最後，也會記錄該領域的評鑑理由和執行計畫。表單副本將會提供給孩童家人，有時也會提供給轉介資源。同意書範本可在 http://idea.ed.gov/static/modelForms 的附件 C 找到。

　　因為家人或監護人會閱讀本文件，撰寫者必須使用清晰的用詞，避免使用縮寫和術語，尤其需避免放入評鑑用詞。表單最困難的部分應該是解釋特定領域評估理由的適當用詞。你不需非常獨特，可以表示想要進行動作評估，以「判斷學生參與學齡前學習活動之相關運動的能力」，或「判斷孩童移動並與

環境互動、進行學習準備的能力」。針對較大的孩童，可以說你想要評估動作功能，以「判斷學生參與教學活動／計畫並完成班級作業的能力」，或評估過渡技能，以「判斷畢業後可能就業的職業技巧」。

◆ 習題 20-1
- -

為以下評估撰寫理由：

1. 為粗大動作和精細動作有困難而成為幼兒園班級「異類」的 5 歲孩童，進行皮巴迪動作發展量表（Peabody Developmental Motor Scales）評估。

2. 為注意力不足與智能障礙 6 歲孩童進行視知覺技巧測試。

3. 為腦性麻痺 7 歲孩童進行神經動作技巧臨床觀察。

4. 為唐氏症 2 歲孩童進行 Erhardt 發展性抓握技巧評估（Erhardt Developmental Prehension Assessment）。

會議通知

因為父母親和監護人也會參與此過程，因此需要通知並邀請他們參加所有團隊會議，尤其是發展個別化教育計畫（IEP）或個別化家庭服務計畫（IFSP）的會議。父母親／監護人對於學校式計畫的成功與否極為重要。服務協調者必須填寫通知父母親／監護人出席團隊會議的正確表單，並寄送給父母親／監護人。團隊會議的通知，至少需涵蓋會議目的、時間、地點，以及父母親以外的會議出席人員（34 C.F.R. § 300.345[b][1]; CDE, 2009; NYSED, 2012）。

其他通知

除了通知父母親進行評鑑的時間或召開團隊會議的時間以外，在開始、變更、終止或拒絕服務時，也需發送通知，例如，如果校區提出 IEP 重大變更或拒絕家人提出的變更，或提出學生安置變更或拒絕安置變更時（34 C.F.R. § 300.503; CDE, 2009; NYSED, 2012），需要發送通知。

以下為校區或州政府機關會使用的通知同意書範本列表（Minnesota Department of Education [MDOE], 2008）：

- 轉介初期評估。
- 程序保障通知。
- 父母同意初期評鑑／重新評鑑。
- IEP ／ IFSP 會議報告。
- 表現判斷單。
- 團隊會議通知。
- 同意釋出個人資料。
- IEP 計畫重大變更文件。
- 同意開始計畫。

並非所有州政府機關或校區都會要求所有這些表單。完成所處州別規範的表單資訊，可前往所處州別的教育部門或輸入*程序保障*進行搜尋。

第二節｜服務協調｜

提供孩童教育服務屬於團隊工作。包括多種專業人員和父母親，並盡可能納入孩童。因為參與團隊的人非常多，需要有人負責確認所有需求均即時完成。此人稱為服務協調者（團隊領導）。職能治療師如果接獲 IFSP 團隊指派，可擔任 0 到 2 歲孩童的服務協調者（34 C.F.R. § 303.6）。不過，因為職能治療是 3 到 21 歲孩童的相關服務（而非特教服務），職能治療師通常不

會擔任學齡前到學齡孩童的服務協調者。不過，若 IEP 團隊指派，職能治療師可以擔任個案管理者（National Early Childhood Technical Assistance Center [NECTAC], 2008）。

服務協調者須備妥父母通知和同意書文件（NECTAC, 2008）。服務協調者必須在初期轉介或評鑑、每次通知 IFSP 或 IEP 會議、每次重新評鑑及父母親提出要求時，提供父母親程序保障的書面資訊（34 C.F.R. § 300.504[a]）。這些資訊須隨附提供給家人的通知與同意書，確保家人完全了解他們的權利。

◆ **習題 20-2**

- -

前往所處州別的教育部網站，查看是否可找出關於通知與同意書或當地使用的程序保障資訊。尋找關於特殊教育服務的地方法規。一旦你找到法規公布地方後，再找出並閱讀父母親通知和同意書的規範。某些網站比較難搜尋，請不要退卻。持續探詢，找出你需要的資訊。

──────────── 【摘要】 ────────────

在學校系統，有幾種表單可確保孩童及其家人對於通知與同意的權利。對於 3 歲以下的孩童，職能治療師可擔任服務協調者，需負責完成通知和同意書紙本資料。對於超過 3 歲的孩童，職能治療師必須協助完成通知和同意書文件，但通常不會擔任服務協調者（個案管理者）。與所有學校系統文件一樣，撰寫者必須確認書寫內容可讓所有教育程度的父母親都能夠閱讀。

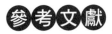

參考文獻

California Department of Education. (2009). *Notice of procedural safeguards.* Retrieved from http://www.cde.ca.gov/sp/se/qa/documents/pseng.pdf

Illinois State Board of Education. (2008). *Parent/guardian consent for evaluation.* Retrieved from http://www.isbe.net/spec-ed/pdfs/nc_id_34-57bc.pdf

Minnesota Department of Education. (2008). *Recommended due process forms.* Retrieved October 24, 2008, from http://education.state.mn.us/MDE/SchSup/ComplAssist/Forms/

National Early Childhood Technical Assistance Center. (2008). *Service coordination under IDEA 2004.* Retrieved from http://www.nectac.org/topics/scoord/scoord.asp

New York State Department of Education. 2012. *Procedural safeguards notice.* Retrieved from http://www.p12.nysed.gov/specialed/publications/psgn1211.htm#pwn

Pacer Center. (2006). Informed parent consent for pre-school and school-aged children with disabilities. Retrieved from http://www.pacer.org/publications/pdfs/ALL40.pdf

United States Department of Education. (2006). *Building the legacy: IDEA 2004.* Retrieved October 1, 2008, from http://idea.ed.gov/explore/home

CHAPTER 21
個別化家庭服務計畫

▶ 前言 ◀

　　美國身心障礙者教育法案（IDEA）章節 C（2004 revision, 20 U.S.C. 1400 et seq.）提及，必須在個別化家庭服務計畫（IFSP）的架構下，提供服務給出生到 2 歲之間的身心障礙兒童（Jackson, 2007; Stephens & Tauber, 2005; 20 U.S.C. 1400 Part C Sect. 634）。IFSP 指的是一份文件紀錄，描述兒童及其家庭的特殊優勢及需求、協助兒童達成兒童家庭所期待之目標結果所將採行的策略步驟，以及將由誰來負責執行及支付達成這些目標結果所需之費用（Stephens & Tauber, 2005; 20 U.S.C. 1400 Part C Sect. 636[d]）。美國職能治療協會提供一系列的文件紀錄，支持職能治療的早療業務，包括幼兒教育及學校教育環境內的職能治療服務，搭配本章一起閱讀將會相得益彰（AOTA, 2011）。本章的內容係以 IDEA 章節 C 的原則為基礎。

第一節 | IFSP 的規範 |

　　IFSP 的內容必須包括下面八個重點：
1. 依據客觀的標準，描述嬰兒或學步期兒童目前在生理、認知、溝通、社會或情緒及適應發展等領域的表現程度；
2. 描述家庭資源、資產，以及家屬對於身心障礙嬰兒或學步期兒童之發展訓練的態度；
3. 敘述嬰兒或學步期兒童及家屬所預期達成的主要目標結果（可以量測的結果），及用來判定達成目標結果的程度，以及是否需要變更、修訂目標結

果或服務內容，所使用的標準、程序及期程；

4. 敘述為符合嬰兒或學步期兒童及家屬的特定需求，所需提供並具有實證基礎的早期介入服務，包括服務的頻率、強度及提供服務的方法；

5. 敘述適合在哪些自然情境下提供早期介入，包括判斷的理由，以及不適合在某些自然情境下提供的服務（如果有的話）；

6. 預計展開服務的日期，以及預期的服務頻率和期間；

7. 從專業團隊中，由和嬰兒、學步期兒童或家屬需求最密切相關的專業人員擔任服務協調者，負責執行計畫並協調其他單位及人員；

8. 描述將身心障礙學步期兒童轉銜至幼兒園或其他適合之服務的轉銜方式（20 U.S.C. 1400.636[d][1–8]）。

在某些情況下，3 到 5 歲的孩童在家屬提出申請時，可使用 IFSP 取代通常適用於 3 到 21 歲孩童的個別化教育計畫（IEP）（請參閱第 22 章）（34 CFR § 300.342[c]）。

如第 20 章所述，每份 IFSP 均需指派專人擔任服務協調者，負責確認 IFSP 的執行，以及協調其他服務提供者所提供的照護服務（Jackson, 2007; 20 U.S.C. 1400.636[d][7]）。如果是嬰兒或學步期兒童需要的服務，最好是由職能治療師提供（例如：腦性麻痺嬰兒或腦出血的學步期兒童），可由職能治療師擔任服務協調者。身為服務協調者，職能治療師需負責填寫所有通知與同意書及 IFSP。IFSP 文件所需含括的內容與呈現順序，取決於各地方政府或各機構需求而異。

在 IFSP 架構下提供服務的書面紀錄，至少需包含通知與同意書（請參閱第 20 章）及 IFSP 文件。在某些地區及某些情況下（例如涉及第三方付費者的情況下），可能需加入其他文件。在兒童之家提供 0 到 2 歲幼兒服務時，共識為職能治療師尚需撰寫訪視或接觸報告，記載治療時段的服務內容，以及後續追蹤建議事項（例如：居家計畫）。這些報告可以採敘述式或 SOAP 格式撰寫。

上網搜尋所處地區政府如何管理嬰幼兒服務遞送的相關規定。這些規定可能會公布在所處地區政府的教育部門、公眾服務部門、健康部門、公共衛生部門、健康與公共服務部門、兒童與家庭部門、公立教學部門或教育委員會。請查閱 IFSP 服務的相關內容。如果所處地區政府有訂定或建議特定的 IFSP 撰寫表單，請下載檢視，並對照本章其餘內容使用。

第二節 | 評鑑 |

評鑑是準備 IFSP 的第一個步驟（取得評鑑同意書之後）。以評鑑結果為基礎，進行 IFSP 研擬與執行。職能治療師與 IFSP 的其他團隊成員，透過評鑑結果，陳述服務對象在「生理發展（包括視力、聽力及健康狀態）、認知發展、溝通發展、社會或情緒發展，與適應發展」各領域的目前發展階段（Clark, Lucas, Jackson, & Nanof, 2008; 34 C.F.R. § 303.344[a]）。

如果職能治療師擔任該兒童與家庭的服務協調者，也必須負責確保評估過程的品質（Stephens & Tauber, 2005）。這代表職能治療師必須確認評估過程符合某些條件（Clark et al., 2008; Stephens & Tauber, 2005）：

- 由合格人員進行評鑑；
- 依地方政府建立的標準作為基礎；
- 涵蓋兒童的醫療與健康紀錄；
- 報告內容包括發展階段、兒童及家庭特殊需求，以及改善認知、生理、溝通、社會、適應及情緒發展的服務建議；
- 在兒童的自然環境下進行評鑑；
- 評鑑流程與工具必須使用家長的母語（非歧視原則）。

服務協調者也必須蒐集關於家庭資源、家庭特質，以及家屬對兒童發展的

關切點（Clark et al., 2008; Stephens & Tauber, 2005; 30 C.F.R. § 303.344[b]）。

評鑑流程會由多專業團隊的成員進行（Clark et al., 2008; Stephens & Tauber, 2005）。評鑑必須在機構接獲服務轉介後 45 天內完成（Clark et al., 2008; Waisman Center, 2008; 30 C.F.R. § 303.321[a][2]）。如果是為了研擬期中 IFSP，兒童可在完成評鑑程序前，開始接受早療服務（Jackson, 2007; 30 C.F.R. § 303.345）。

第三節 │ 目前發展階段 │

以專業人員可接受的具體標準為基礎，使用描述性與解釋性的敘述方式，摘述嬰兒或學步期兒童的生理、認知、溝通、社會或情緒，及適應（例如：自我照顧技巧）發展階段（34 C.F.R. § 303.344[a]）。這些摘述可找出嬰兒或學步期兒童目前的表現階段，並納入需加強改善的優勢領域。不是每個兒童在各領域均會有需求，記住這點是很重要的。

關於生理領域目前發展階段的範例：

> Cole 可以獨立左右翻滾。目前需要協助從趴姿轉換到四點趴，以及從四點趴轉換回趴姿。一旦完成定位後，可維持坐姿 1 分鐘。使用全手方式抓握物體，並可攜至身體中線。無法移動重心接近物體；而只能抓握伸手可及範圍內的物體。

第四節 │ 家庭資訊、資源及關切 │

除了專業人員辨識出來的目前發展階段以外，家屬提供的意見也必須記錄在 IFSP 內。IFSP 備有空間去辨識家庭所擁有的資源、經濟能力以及與孩童發展有關的關切重點（Clark et al., 2008; National Dissemination Center for Children with Disabilities [NICHCY], 2012; Waisman Center, 2008; 20 U.S.C. 1400.636[d]

[2]）。家庭可協助找出兒童的優勢，以及早療服務的目標結果。因為這份文件是為家庭與早療服務提供者所寫，盡量使用家屬的口吻進行陳述，會是有幫助的。家庭資源可以包括能夠幫助失能嬰兒或學步期兒童家庭的人員、技巧、能力及資產（例如：私人健康保險）。你可詢問家屬與你分享該資訊，但壓迫家屬透露過多不願分享的資訊是不道德的。將家屬陳述的關切、擔憂或苦惱記錄至 IFSP。其他團隊成員雖然也可以找出關切點，但除非經過家屬同意，否則不可列入 IFSP 紀錄。家屬可為他們的嬰兒或學步期兒童決定優先次序。並不一定需要排序每項個別關切重點；僅需排出目前家屬最關切的重點即可。

　　某些 IFSP 會界定提供服務的每位團隊成員，包括學校系統人員；醫師；個別物理、職能或語言治療師；縣市社工員；以及其他參與孩童照護的人員（Waisman Center, 2008）。這個頁面對家庭而言會是很棒的資源，因為它將所有這些重要的人員姓名、地址及電話號碼都列在同一頁面上。

第五節 | 目標結果 |

　　接著，IFSP 會記錄以健康或教育專業人員和家庭意見為基礎之孩童及其家屬的預期目標結果。這些目標結果可以是孩童或是家屬的（Clark et al., 2008; NICHCY, 2012; Waisman Center, 2008; 20 U.S.C. 1400.636[d][5]）。目標結果應具體並定有標準、程序及達成的時間表。目標結果的書寫時間為每年一次，並需在間隔 6 個月時進行檢視（USDE, 2006）。

　　目標結果是關於嬰兒或學步期兒童發展且家屬可以觀察到的變化描述，因此需要以家庭的語言而非專業術語進行撰寫。例如：使用「兄妹」而非「手足」，或使用「坐下，不需協助」取代「改善肌肉張力」。目標結果是由專業團隊撰寫；並非僅適用單一專業（Shelden & Rush, 2009）。

　　各地會有不同的目標結果撰寫格式，甚至同一地區不同機構也會有不同的格式。通常會有年度目標結果，訂定孩童從 IFSP 開始日起 1 年會進行的訓練；有些地區會使用 6 個月的期程代替，例如內布拉斯加州（IFSPWeb, n.d.）。年度目標結果有時會簡稱為年度目標。

撰寫年度目標的一種格式會包括起點與終點表現。例如，Ebony 在職能治療師的觀察下，會適切操作多種玩具、從簡單的玩具／物體操作進步到持續有目的性的玩具／物體操作。注意這裡的目標用詞與第 15 章討論到的格式都不相同，並未包括時間測量，因為每年重新撰寫 IFSP 時的新目標已將時間框架含入其中。圖 21-1 為以此種形式撰寫年度目標（結果）的要素。引導達成年度目標的教學目標，僅需陳述目標行為、行為表現的情境，以及用於評量達成情形的標準與程序即可（Clark et al., 2008; Southwest/West Central Service Cooperatives [SWCSC], 2006）。

年度目標	狀態	範例
改變方向	• 增加 • 改善 • 減少 • 維持	• Calvin 會肚子貼地參與遊戲活動，從小於 1 分鐘增加到 10 分鐘的時間。
技巧或行為	• 可評量的技巧 • 可觀察的行為 • 發展里程碑	• Marni 對於梳頭髮的耐受性會獲得改善，從看到梳子馬上哭泣進步到可讓母親為她梳頭髮 1 分鐘不哭泣。
目前級別	從 _____	
預期達成級別	到 _____ （評量）	

目標	狀態	範例
情境	• 物理環境 • 社會文化環境 • 他人協助 • 適應設備或輔助科技	• 母親的紀錄顯示，當提供有趣的玩具，Calvin 可以趴在母親膝上玩玩具 2 分鐘以上，連續 3 天。
技巧或行為	• 可觀察的行為 • 可評量的技巧	• 母親的日誌顯示，當 Marni 看見母親拿起她的梳子時，有 50% 的比例，哭泣時間短於 10 秒。
達成標準	• 以次數進行評量	
達成過程	• 評量工具 • 評量人員	

圖 21-1　IFSP 年度目標及目標、改變方向格式

部分地區會採參與式的格式。既然是由家屬評量進步情形，建議使用重大家庭事件作為時間標記，而非 6 或 12 個月（Shelden & Rush, 2009）。Shelden 和 Rush（2009）認為目標結果必須是家屬可以進行評量的，故建議採「第三方」立場撰寫目標結果的敘述。採用這種方法，開頭的前兩個詞彙會是**孩童姓名與會***。第三個詞彙會描述功能性的目標結果而非特定的技巧。在家庭的情境與真實的環境下會不斷出現新的事物（Shelden & Rush, 2009），功能性目標結果會採用主動動詞（Shelden & Rush, 2009）。圖 21-2 為此種目標結果陳述形式的範例。

另一種形式與前面兩者的差異較大。在這種形式裡，團隊會對每個需求領域訂出想要孩童在次年習得的一組技能（SWCSC, 2006）。年度目標的陳述方式為，孩童在一年時間內將習得的技能量（數值或百分比）。較短期的目標則會訂出孩童習得該技能組合的數值或百分比增幅（SWCSC, 2006）。圖 21-3 為此種目標結果設定的範例。

撰寫 IFSP 目標結果時最重要的考量是必須同時提及孩童與家庭的需求，陳述該目標結果對家庭的重要性，且目標的寫法必須讓家庭成員能夠了解（Waisman Center, 2008）。

家庭認定的目標結果	年度目標	目標
手抓食物	Jacinta 會自己用手抓食物	Jacinta 會用手指抓穀類食品到嘴巴。
和姊妹一起玩	Romeo 會和姊妹一起玩	Romeo 從學校回家後，會和姊妹一起玩球。
可以睡整晚	Norichika 可以睡整晚	Norichika 可以每晚規律上床睡覺後，睡整個晚上。

圖 21-2　IFSP 年度目標及目標、參與式格式

資料來源：Shelden and Rush (2009).

---

*　譯者註：例如「Ebony 會……」

技能組合	年度目標	目標
在環境中移動 1. 獨立轉換腹部貼地與坐姿。 2. 手腳撐地搖擺 30 秒。 3. 向前爬 10 英尺。 4. 獨立站起來。 5. 扶著家具來回各 10 英尺。 6. 獨立前進 5 步。	Calvin 從可以執行 0 項技巧進步到可以執行 6 種技巧中的 5 種。	1. 從職能治療師的觀察檢核表紀錄顯示，Calvin 有 90% 的比例可執行 6 項技巧中的 2 項。 2. 從職能治療師的觀察檢核表紀錄顯示，Calvin 有 90% 的比例可執行 6 項技巧中的 4 項。
玩玩具 1. 單手抓住玩具 1 分鐘。 2. 兩手各抓住玩具 1 分鐘。 3. 從開口容器內取出物品，每 5 次成功 4 次。 4. 將物品放入容器，每 5 次成功 4 次。 5. 按壓開關啟動玩具，每 5 次成功 4 次。 6. 堆疊 3 樣物品，每 5 次成功 3 次。 7. 有 90% 的比例可配合指令將玩具拿給別人。	Edo 可從執行 0 項表列技能，進步到滿意地執行 7 項表列技能中的 5 項，改善遊戲技巧。	• 出現玩具時，職能治療師的觀察及遊戲檢核表紀錄顯示，Edo 可完成 7 項技能中的 3 項。 • 出現玩具時，職能治療師的觀察及遊戲檢核表紀錄顯示，Edo 可完成 7 項技能中的 5 項。

圖 21-3　IFSP 年度目標及目標、技能組合格式範例

◆ **習題 21-2**

- -

家庭友善的目標結果寫法

　　針對撰寫不佳的目標結果撰擬，改寫為明確可評量且所有患者均可理解的語言。

　1. Torii 在學期結束時，可在中度協助下，從趴姿轉換至坐姿。

　2. Lynette 在 2014 年 12 月 1 日之前，可以在 3 分鐘內穿脫夾克，包括拉鍊。

3. Ione 在 2014 年 3 月 1 日之前可展現更好的肌肉張力，可以在無扶持的情況下維持坐姿參與雙手活動 5 分鐘以上。

4. Edgar 在 6 個月內，可定期和同儕一起參與適合年齡的遊戲活動。

5. Angelina 的父母會參加社區支持服務，減輕家庭照顧多重障礙孩童的壓力。

◆ 習題 21-3

目標結果撰擬寫法

　　透過明確、可評量並以所有家長均能理解的語言，針對每個孩童與家庭撰擬目標結果。請分別為孩子及家庭撰擬一項目標結果。

1. Soren 的父親是一位陸軍儲備人員並剛完成現役人員的召回，隨即第三次被布署至伊拉克。他的母親在當地速食餐廳擔任經理。Soren 的祖母擔任他的私人照顧服務員（personal care attendant, PCA）。Soren 目前 2 歲半，尚無口語表達能力，並有困難持續參與某項活動超過幾秒鐘的時間，就會轉換到新的活動。唯一可讓他靜坐幾分鐘的活動是祖母讓他看電視或 DVD 卡通。他還不會自己穿衣服，但會自行用手抓食物。可使用鴨嘴杯喝水。非常挑食，並對一些食物過敏。可獨立行走但還不會跳。每次父親布署結束後回家，Soren 就會出現睡眠障礙，且負向行為會增加（例如丟東西、自傷或咬別人）。

2. Denay 的發展正常，但母親的男友在擔任照顧褓姆時對 Denay 的哭泣行為感到惱怒，將她朝牆壁扔摔。她經歷了嚴重的頭部傷害，目前 1 歲半並生活於寄養家庭。寄養家庭同時也照顧另外四名有特殊需求的孩子。她在室內四處爬行，右腳拖行，利用手臂力量將身體往前挪移。站起來時，身體大部分的重量倚靠在左腳與手臂，右腳跟無法著地。她患有藥物無法完全控制的癲癇。雖用單手抓握物品但無法跨越中線。目前正在學習像是「更多」、「請」、「母親」等手勢。

346　職能治療實務│臨床病歷撰寫│

第六節 | 服務提供 |

　　在 IFSP 架構下提供的特定服務，必須盡可能以同儕審查研究為基礎（USDE, 2007）。涉及孩童照護之各項服務提供者所提供的服務，均必須闡明介入頻率、密度、持續時間、長度及方法（Clark et al., 2008; NICHCY, 2012; USDE, 2007; Waisman Center, 2008; 20 U.S.C. 1400.636[d][4]）。頻率指的是多久觀察一次孩童（Waisman Center, 2006）。在某些地區，必須區分直接與間接服務的時間。直接服務指的是服務提供者直接投注時間在孩童身上；間接服務並未直接面對孩童，而是將時間投注在觀察並提供孩童父母或其他照顧者諮詢服務、合作規劃或環境改造（SWCSC, 2006）。密度指的是每節課孩童接受服務的時間長短；會明確指定而非數值範圍（Waisman Center, 2006）。持續時間指的是從 IFSP 會議日期或開始提供服務之日期開始，會持續提供該服務的區間（Waisman Center, 2006）。IFSP 必須包含計畫生效日期，以及計畫預期涵蓋之時間長度的資訊（大多為 1 年）（Waisman Center, 2006）。此任務通常會落在服務協調者身上。

　　IFSP 也會有位置撰寫建議的介入方法、服務提供地點，以及提供之服務可能會影響或受影響的付費安排（Waisman Center, 2006）。介入方法可以寫成和臨床環境相同的介入方法（請參閱第 16 章）。介入方法指的是你提供孩童服務所規劃執行的事物；也就是你認為使孩童朝建立之年度目標與短期目標前進的最有效方法。

第七節 | 環境說明 |

　　服務地點就是提供服務的地點。對於幼童，時常會在嬰兒或學步期兒童最自然的環境下提供服務，亦即孩童住家。也可能在診所、幼兒園、遊戲場、早療教室或日托設施中提供服務。IDEA 規範幼童的服務應在自然環境下提供，或必須合理解釋為何自然環境並非提供服務的最理想場所（USDE, 2007）。

自然環境是指對無障礙之相同年齡孩童而言是自然或正常的環境（Waisman Center, 2006）。

第八節│轉銜計畫│

最後，IFSP 必須納入幫助孩童從居家式或中心式早療服務轉銜至學齡前教育或其他適當服務的文書資料（Waisman Center, 2006）。轉銜計畫也會涉及孩童生活中的其他轉銜，例如從醫院返家、從原生家庭到寄養家庭或反之，或搬遷至新的社區（IFSPWeb, n.d.）。任何轉銜計畫均應在發現孩童出現轉銜時盡快展開；而不需等待 IFSP 團隊會議。2004 年修訂 IDEA 法案，允許 IFSP 的變更可不需透過全團隊會議，只要新增或修訂服務的頻率與密度及原訂 IFSP 維持不變。轉銜計畫是為了協助家庭在改變的過程中感受舒適，並確保服務的連續性（IFSPWeb, n.d.）。你可前往表 21-1 所列的網站，檢視填寫 IFSP 表單的範例。

表 21-1 IFSP 表單填寫範例網站

網站	主機
http://dese.mo.gov/se/fs/pdfs/IFSPGuidanceExemplars.pdf	小學和中學教育部門（密蘇里州）
http://www.waisman.wisc.edu/birthto3/forms/documents/EmmasIFSP.pdf	魏斯曼中心（威斯康辛州）
http://nmhealth.org/ddsd/nmfit/Providers/documents/IFSP_TA_Doc_Nov2011.pdf	新墨西哥州健康部門（範例從第 47 頁開始）
http://www2.ku.edu/~kskits/training/webinars/IFSPalooza/IFSP_GuidanceDocument.pdf	堪薩斯大學；包括 IFSP 的欄位範例
http://www.eipd.vcu.edu/pdf/sample_ifsp_dashawn.pdf	維吉尼亞州早療專業發展中心
http://ectacenter.org/topics/families/stateifsp.asp	全國早療技術支援中心

第九節｜其他文件｜

因為大多數嬰兒與學步期兒童的自然環境為居家，大多數 IFSP 服務是在居家環境下提供。這些服務很少會每天提供；通常一星期一次或兩次是適當的。不過，一星期只有幾個小時提供服務，職能治療師可能需某種程度上追蹤家屬或主要照顧者執行的嬰兒計畫。這時候會用到訪視紀錄（接觸紀錄）。

職能治療師可利用訪視紀錄與孩童的家屬進行溝通。職能治療師可記錄介入療程進行的內容、孩童的反應，以及家屬可以如何補足或加強職能治療計畫。此紀錄的書寫格式可採敘述式或 SOAP 格式。

雖然法律並未規範此種文書紀錄，仍建議書寫，因為可建立書面追蹤紀錄，避免對於家屬的指導內容出現疑慮。如果職能治療師確實撰寫訪視紀錄，建議可書寫在「魔術碳」（NCR）複寫紙，讓家屬與職能治療師都可保存副本。電子化紀錄文件也可取代紙本副本。

也可提供家屬事先印好的練習單／活動單，幫助他們遵循職能治療計畫。這些也可加入或取代訪視報告。有些供應商會提供可複印的文稿。小心避免複印及散布書籍或受版權保護的期刊的頁面內容（參見第 10 章）。

【摘要】

每年寫一次 IFSP，呈現孩童目前的表現階段，設定孩童往前發展的目標，並決定服務的頻率與密度。因為嬰兒或學步期兒童需完全依賴家人，家屬在 IFSP 的發展與執行扮演著重要的角色。必須以家屬能夠理解的詞彙撰寫 IFSP。IFSP 建立的目標（目標結果）可以針對孩童或家屬撰寫。IFSP 包含將提供的特殊服務內容、提供服務的人員、費用支付來源、提供服務的地點，以及服務的頻率和期間。

職能治療師可擔任出生至 2 歲嬰幼兒服務的服務協調者。服務協調者是負責發展、協調及執行計畫的人員。IFSP 撰寫是團隊工作，需將家屬納入為團隊一份子。IFSP 與臨床環境下的介入計畫相似，主要的差異在於，書寫的主要對象為家屬，而非其他專業人員或第三方付費者。雖然介入計畫通常會呈現

單一服務提供者所提供的服務，IFSP 呈現的是所有人提供給孩童的整合性計畫。

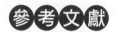

American Occupational Therapy Association. (2011). *Occupational therapy services in early childhood and school-based settings.* Retrieved from http://www.aota.org/-/media/Corporate/Files/Secure/Practice/OfficialDocs/Statements/OT-Services-Early-Childhood-and-Schools.PDF

Clark, G. F., Lucas, A., Jackson, L., & Nanof, T. (2008, April). *School system annual program: IDEA part C: Early intervention & occupational therapy.* Paper presented at the meeting of the American Occupational Therapy Association Annual Conference, Long Beach, CA.

IFSPWeb. (n.d.). *Developing a great IFSP.* Retrieved December 1, 2012, from http://www.ifspweb.org/developing.html

Jackson, L. L. (2007). *Legislative context of occupational therapy practice in schools and early childhood settings.* In L. L. Jackson (Ed.), *Occupational therapy services for children and youth under IDEA* (3rd ed., pp. 1–22). Bethesda, MD: American Occupational Therapy Association.

National Dissemination Center for Children with Disabilities. (2012). *Writing the IFSP for your child.* Retrieved from http://nichcy.org/babies/ifsp

Shelden, M. L., & Rush, D. D. (2009). Tips and techniques for developing participation-based IFSP outcome statements. *BriefCASE, 2*(1), 1–6. Retrieved from http://www.fippcase.org/briefcase/briefcase_vol2_no1.pdf

Southwest/West Central Service Cooperatives. (2006, January). *Related services: Decision-making and service provision.* Paper presented at the DAPE and Related Services Network Meeting, Marshall, MN.

Stephens, L. C., & Tauber, S. K. (2005). Early intervention. In J. Case-Smith, (Ed.), *Occupational therapy for children* (5th ed., pp. 771–793). St. Louis, MO: Mosby.

United States Department of Education. (2006). *Building the legacy: IDEA 2004.* Retrieved October 1, 2008, from http://idea.ed.gov/explore/home

United States Department of Education. (2007). *Federal register May 9, 2007(34 CFR Part 303).* Retrieved October 10, 2008, from http://edocket.access.gpo.gov/2007/pdf/07-2140.pdf

Waisman Center. (2006). *Guidelines completing Wisconsin's Individualized Family Service Plan.* Retrieved October 10, 2008, from http://www.waisman.wisc.edu/birthto3/Guidelines.pdf

Waisman Center. (2008). *Welcome to unit 3: The IFSP document.* Retrieved October 10, 2008, from http://www.waisman.wisc.edu/birthto3/WPDP/Unit_Three.html

CHAPTER 22
個別化教育計畫

▶前言◀

　　個別化教育計畫（IEP）是特殊需求孩童接受特殊教育及相關服務的引導文件。這份文件是針對 3 到 21 歲的特殊需求孩童所撰寫，並在學區內執行。身心障礙者教育法案（IDEA）（20 U.S.C. 1400 et seq.）允許 3 到 5 歲的孩童，以個別化家庭服務計畫（IFSP）取代 IEP 文件，只要 IFSP 具有與 IEP 相同的功能（USDE, 2006; 34 C.F.R. § 303.342[c]）。因為 IEP 為個人化的文件，會需要大量的規劃與專業協調，才能產製與執行文件內容。IEP 所含的特定資訊，可參考 IDEA 章節 B（Polichino, Clark, Swinth, & Muhlenhaupt, 2007）。美國職能治療協會提供許多支持學校環境職能治療的文件，包括〈早期療育及學校環境職能治療〉（*Occupational Therapy Services in Early Childhood and School-based Settings*），搭配本章一起閱讀將會有所幫助（AOTA, 2011）。

　　IEP 與 IFSP 有些許相似。兩種都是由專業團隊撰寫，且都會納入孩童家屬的意見；兩種都是每年寫一次，且都是從孩童的評估開始。兩種都需通知家屬並取得同意（請參閱第 20 章），並且家屬參與整個過程。兩者也有些差異存在；IFSP 是以家庭為中心，IEP 是以學生為中心。IFSP 會檢視孩童的整體發展；IEP 專注於教育發展、學生障礙對參與學習能力的影響（20 U.S.C. 1400. 614[b][2][A]; 20 U.S.C. 1400.614[d][1][A][i][I]; 34 C.F.R. § 300.347[a][1]）。

　　職能治療是 IDEA 章節 B 裡頭的相關服務考量之一（AOTA, 2011; Jackson, 2007; Rebhorn & Küpper, 2007; 20 U.S.C. 1400.602[22]）。這表示通常職能治療師不會扮演服務協調者，而是扮演 IEP 過程的貢獻者。在這種情況下，孩童必須先符合接受特殊教育的資格，才可接受職能治療服務。IEP 並未保證提供服

務的最大量；而是要辨別出能使學生參與學習的必要服務。換言之，IEP 提供需要有（need-to-have）的服務，而非想要有（want-to-have）的服務。

　　每份 IEP 必須涵蓋某些資訊。雖然 IDEA 並未強制使用某種特定表單或格式，但有規範每份 IEP 必須涵蓋的內容。專欄 22-1 為 IDEA 規範的最少應涵蓋內容（34 C.F.R. § 300.347）。在 IEP 文件中呈現的資訊排序並無關聯性。重要的是將最少應涵蓋的內容摘要如下：

- 目前的學業成就程度及功能表現。
- 年度目標。
- 特殊教育與相關服務。
- 與無障礙孩童共同參與活動。
- 州際與區域測驗的參與情形。
- 服務的開始日期與地點。
- 轉銜服務。
- 進度評量。

專欄 22-1　IEP 必備內容

§ 300.320 個別化教育計畫的定義

(a)**概要**。本章節所使用的術語「個別化教育計畫」或「IEP」，代表依據 § 300.320 到 § 300.324 進行之會議，為每位障礙兒童研擬、檢視及修訂的書面紀錄，且必須包括──

(1) 描述兒童目前的學業發展及功能表現，包括──

　　(i)　兒童的障礙如何影響兒童參與一般教育課程（即與無障礙兒童相同的課程）與學習成長；或

　　(ii)　針對學齡前兒童（如適用），該障礙如何影響兒童參與適當活動；

(2) (i)　描述可評量的年度目標，包括學業與功能目標，目標設定必須──

　　　　(A)符合兒童障礙需求，讓兒童能夠參與一般教育課程並有所進步；及

(B) 符合每位兒童障礙的其他教育需求；

(ii) 依替代性成就標準進行替代性評估的障礙孩童，需描述基準點或短期目標；

(3) 描述——

(i) 如何評量兒童朝向段落 (2) 所描述之年度目標的達成進度；及

(ii) 何時需定期提供兒童朝年度目標前進的達成進度（例如利用每季報告或其他定期報告，與成績報告單同時提供）；

(4) 以同儕研究為基礎或以兒童的立場，描述提供給兒童切實可行的特殊教育及相關服務及補充輔具和服務，並描述課程修訂或提供校務人員支持，使兒童——

(i) 朝年度目標適當前進；

(ii) 依據段落 (a)(1) 參與一般教育課程並有所進展，以及參與課後或其他非學業活動；及

(iii) 接受教育並與其他障礙及無障礙兒童一同參與本段落描述的活動；

(5) 說明（如果有）兒童不會和無障礙兒童一起參與哪些普通班課程，以及段落 (a)(4) 所描述的活動；

(6) (i) 描述任何需要的個別調適，評量兒童在法案 § 612(a)(16) 所稱之州際及區域測驗中的學業成就及功能表現，及

(ii) 如果 IEP 團隊判斷兒童必須以替代評估取代例行的州際或區域學生成就評量，需敘明為何——

(A)兒童無法參加例行評量；及

(B) 適合兒童的特殊替代評量選擇；及

(7) 段落 (a)(4) 所描述的服務及修訂開始日期，以及服務及修訂的預期頻率、地點及期間。

(b) **轉銜服務**。最晚必須在兒童進入 16 歲之前的第一個 IEP 開始，或經 IEP 團隊判斷更早的時間開始，並每年進行更新，其後的 IEP 必須包括——

(1) 以適當的轉銜評估為基礎，適當可評量的高等教育目標，包括訓練、教育、就業與生活技能（如適用）；及

(2) 協助孩子達成這些目標的轉銜服務（包括學科課程）。

(c) **成年後的權利轉移**。在兒童依州際法規即將成年的前一年，IEP 必須包括以下陳述：告知兒童依法案章節 B 享有的權利（若有），將依 § 300.520 在兒童成年時，移轉回他們身上。

(d) **建構**。本段落不需要求——

(1) 放入超出法案 614 章節明示的兒童 IEP 額外資訊；或

(2) IEP 團隊將已經放入兒童 IEP 某領域下的資訊放入兒童 IEP 的另一領域下。

雖然 IDEA 並未規範使用特定格式，美國教育部（USDE）確實提供樣板表單給州政府或學校使用（請參閱 http://idea.ed.gov/static/modelForms）。許多州政府也有自行發展樣板表單。

◆ 習題 22-1

上網搜尋你所處地區管理障礙孩童服務的相關法規。這些規定可能張貼在你所處地區的教育部門、兒童及家庭部門、公共教育部門或州立教育委員會。了解 IEP 服務部分。如果你所處地區有強制或建議使用的 IEP 書寫表單，請下載並在閱讀本章其餘內容時，對照查看。

第一節 | 評鑑過程 |

IEP 程序從評鑑開始。在 IEP 架構下接受服務的學生，至少需每 3 年進行一次重新評鑑（Küpper & Rebhorn, 2007; USDE, 2006; 20 U.S.C. 1400.614[a][2][A]）。初評的目的為判斷孩童的失能程度與教育需求（Küpper & Rebhorn, 2007; USDE, 2006 20 U.S.C. 1400.614[a][1][B][i-ii]）。後續的評鑑將識別孩童目前的表現程度，判斷孩童的障礙是否仍持續、是否需繼續接受特殊教育服務，以及是否需變更或增加特殊教育及相關服務，以幫助孩童參與一般課程

（Küpper & Rebhorn, 2007; USDE, 2006; 20 U.S.C. 1400.614[c][1][B][i-iv]）。評鑑必須在家屬簽署評鑑同意書後 60 天內完成（USDE, 2006）。評鑑內容至少必須包括孩童的：

- 健康，
- 視覺與聽覺，
- 社會與情緒狀態，
- 一般智能，
- 學業表現，
- 溝通狀態，及
- 動作功能（Küpper & Rebhorn, 2007）。

IDEA 對於執行孩童評鑑的法定規範（20 U.S.C. 1400.614[b][2][A-C]）：

A. 使用多種評估工具與方法，蒐集相關功能、發展及學習資訊，包括家屬提供的資訊，可能有助於判斷——

i. 孩童是否有障礙；及

ii. 孩童的個別化教育計畫內容，包括能夠讓孩童參與一般教育課程，或讓學齡前孩童參與適當活動並有所進步的相關資訊；

B. 請勿僅使用單一方法或評估作為判斷孩童是否有障礙或為孩童判斷適當教育計畫的唯一標準；及

C. 除了生理或發展因素外，請使用有效力的測驗，評估認知及行為因素的相關影響。

此外，IDEA 規範測驗與評鑑工具不可有歧視性，或帶有種族或文化差異，並應盡量以孩童的母語進行測試（Polichino et al., 2007; 20 U.S.C. 1400.614[b][3][A]）。標準化測驗必須與使用目的一致，並由具備使用測驗之相關知識與訓練的人員，依據測驗出版商提供的使用說明進行施測（Polichino et al., 2007; 20 U.S.C. 1400.614[b][2][B]）。除了標準化測驗外，其他評鑑方法尚包括家屬提供的資訊、觀察、工作樣本及學生多年來的教育紀錄檢視（Küpper,

Rebhorn, 2007）。

如果評鑑結果顯示孩童符合特殊教育服務的資格，學校必須在 30 日曆天內與家屬會面，討論評鑑結果並撰擬 IEP（USDE, 2006; 34 C.F.R. § 300.343[b][2]）。時常會在同一次會議分享評鑑結果並撰擬 IEP。如果評鑑結果顯示孩童不符合特殊教育服務的資格，但家屬認為孩童應該符合資格，家屬有權要求進行獨立教育評估，或依 IDEA 建立的正當程序提出申訴（USDE, 2006）。

第二節 | 目前的教育表現程度 |

可將評鑑結果併入 IEP 的目前學業成就和功能表現欄位。IDEA 對於必須放入 IEP 的資訊種類訂有明確的規範。在目前學業成就及功能表現欄位中，聯邦法律規範 IEP 必須考量以下三要素（Rebhorn & Küpper, 2007; USDE, 2006; 20 U.S.C. 1400.614 [d][1][A][i][I][aa-cc]）：

I. 描述孩童目前的學業成就及功能表現，包括——

(aa) 孩童的障礙如何影響孩童參與一般教育課程與學習成長；

(bb) 針對學齡前兒童，該障礙如何影響孩童參與適當活動（若適用）；及

(cc) 依替代性成就標準進行替代性評估的障礙孩童，需描述基準點或短期目標。

目前的學業成就及功能表現可反映出學生目前可以完成的事務，而與孩童過去能夠或不能夠完成的事務無關。在這種概念下，這與服務對象進步摘要或臨床機構中的相關病歷紀錄大不相同。

IEP 團隊可共用目前的評估結果（包括家長／監護人）。職能治療師關注的特定領域包括日常活動（如：如廁、吃午餐、穿脫外套）、工具性日常活動（如：安全性、使用電腦與通訊裝置）、教育（如：能夠取得與使用學習教材）、工作（如：職業探索、工作習慣）、遊戲（如：能夠前往使用遊樂場、參與遊戲）、休閒（如：能夠參與課外活動），及社會參與（能夠與同儕互動、表達需求）（Jackson, 2007）。評鑑結果需要呈現所有會影響教育過程的

障礙。如果寫不出和孩童教育需求間的關聯性，可能代表在學校環境內不需要職能治療服務。這並不表示職能治療服務對孩童沒有效益；僅表示該服務不會進入由學校提供的 IEP 服務內容。例如，某孩童在綁鞋帶的過程遭遇障礙。綁鞋帶對上學而言並不重要，因為孩童可以穿直接套或用魔鬼氈的鞋子。職能治療訓練孩童穿鞋與教育無關，因此不會納入 IEP。不過，該名孩童仍會接受職能治療服務，由另一位服務提供者（校外）負責訓練綁鞋帶。如果職能治療師能夠在學習所需的其他情境內（例如寫字），將服務對象的失能連接至動作計畫，並將穿鞋行為連接至動作計畫失能，則提供職能治療服務可能是合理的。職能治療師有責任去說明評鑑過程所發現的障礙，及其對學習過程的可能影響，且必須透過職能治療服務，幫助孩童克服這些障礙。

任何具備學校或學齡前教室經驗的人士，都會了解學生的行為不僅會干擾孩童本身的學習，也會影響教室內其他學生的學習。在目前的功能表現欄位中，必須清楚、明確地記錄觀察到的行為描述，以及可能對學習造成的干擾（Polichino et al., 2007）。例如，你發現孩童不斷從座位上起身坐下、移動椅子，要求排隊時會跳來跳去。如此會使教室內的其他孩童分心，且老師會因為孩童動來動去而質疑孩童是否專心。目前的教育表現或許可精確反映他的行為模式。關於在學校環境下提供職能治療服務類型的更多資訊，請參閱〈早期療育及學校環境職能治療〉（AOTA, 2011）。

如同第 21 章談論內容，目前的表現可以包括表現描述以及職能治療師對該表現的解釋。麻薩諸塞州教育部（Massachusetts Department of Education, 2001）使用以下範例，說明目前教育表現的適當用詞：

幫助有限：Joe 未完成學校作業。

較有幫助：Joe 繳交的回家作業不到一半。每項作業都有開始寫，但缺乏組織技巧在要求的期限內完成作業（p. 18）。

幫助有限：Jill 的注意力短暫。

較有幫助：Jill 每小時會打斷別人五次。當她需要老師協助的時候，就會打斷他人（p. 18）。

對下列幫助有限的描述，以較有幫助的方式撰寫目前的教育表現。

1. 幫助有限：Omar 有困難使用剪刀剪裁。

   較有幫助：

2. 幫助有限：Lucinda 不尊重其他學生的個人空間。

   較有幫助：

3. 幫助有限：Bethany 的用品很散亂且漫不經心。

   較有幫助：

4. 幫助有限：Rodney 的字跡潦草。

   較有幫助：

第三節 ｜年度目標撰寫｜

　　在 IEP 中，團隊會為孩童撰寫年度目標。對於需要替代性評估的障礙孩童（依據有教無類法案的全州測驗），除了年度目標外，尚需要短期目標或基準點（Jackson, 2007）。這些短期目標或基準點可幫助 IEP 團隊（包括家屬）每年監測孩童的進展。基準點會描述年度某時間點的預期進展。不同於 IFSP（第 21 章），年度目標與目標／基準點的撰寫僅描述學生將完成的內容；並不會提及家庭需求（Jackson, 2007）。年度目標必須與孩童障礙所衍生的需求有關（USDE, 2006）。必須能夠讓孩童參與一般教育課程並有所學習成長（USDE, 2006; 20 U.S.C. 1400.614 [d][1][A][i][I]）。

　　年度目標並非針對孩童教育的每個學科撰寫，而是處理孩童的需求，並可能對年度目標提及的問題發展出跨學科的方法（Jackson, 2007）。

各地區以及你服務的校區，對於年度目標撰寫會有些微差異。你可能是草擬年度目標的團隊成員之一，或是在其他團隊成員撰寫的年度目標下提供專業服務。無論是哪一種情況，職能治療師均會參與年度目標撰寫的過程（Jackson, 2007）。

IEP 年度目標的主要內容與 IFSP 年度目標相似，包括表現的行為或技巧、改變的方向，以及年底所預期的表現程度。可以採用明示性或暗示性的目前表現程度。例如，如果採用明示性的表現程度，年度目標的寫法為：Jalena 的自我刺激行為會從每天十次減少為每天兩次。如果採用暗示性的表現程度，年度目標寫法為：Jalena 的自我刺激行為會減少為每天兩次。明示性的好處在於如果年度目標頁與 IEP 其餘文件分開，你將能夠知道改善的起點，並更能夠識別進步情形。暗示性的好處在於可以用比較少的字句撰寫年度目標。一旦建立年度目標，若孩童將進行替代性測驗，即可設定目標或基準點。

雖然聯邦法並未規範每項年度目標需要有的目標／基準點數量，為每項年度目標擬訂兩到四個目標似乎是理想的範圍。一項目標似乎不足以朝年度目標邁進，但多於四項目標似乎在 1 年內構成太多步驟。

以下為範例：

年度目標：Anna 可在高低不平的平面上穩定維持平衡，以高防禦姿勢以及步行 50 英尺失去平衡五次，進步到中防禦姿勢且步行 50 英尺均未失去平衡。

目標一：教師或職能治療師觀察發現，Anna 可在單手輔助下，穩定從遊戲場的邊坡走上草地。

目標二：教師或職能治療師觀察發現，Anna 可不需輔助，從遊戲場的邊坡走上草地，但雙臂採高防禦姿勢。

目標三：教師或職能治療師觀察發現，Anna 可不需輔助並在雙臂採高防禦姿勢下，穩定上下學校旁邊的山丘。

你可能會發現前面範例的目標都會包含「教師或職能治療師觀察發現」的措詞。並非每個州或校區都會規範將目標納入評鑑流程，但有些會如此。

一些州會採用查核系統，識別年度目標的量測方式（Virginia Department of Education [VDOE], 2008）。可能的進展評量方式包括：

- 教室參與度
- 檢核表
- 課堂作業
- 家庭作業
- 觀察
- 特殊專案
- 測驗與小考
- 書面報告
- 標準參照測驗：_____
- 常模參照測驗：_____
- 其他：_____（VDOE, 2008, p. 8）

　　一般而言，目標需要納入行為或活動發生的情境、表現的行為，以及表現的標準（測量）（Case-Smith & Rogers, 2005）。情境包括環境、特殊指引或提示、特殊的教材或設備，以及任何需要的輔助。表現的行為必須可被觀察；可以是量化或質性的。標準會呈現學生如何展現成功完成年度目標，亦即必須進行測量，某些州還會敘明進行學生表現評估與記錄的人員（Case-Smith & Rogers, 2005）。圖 22-1 為 IEP 的年度目標範例頁。

個別化教育計畫：Tran

IEP 日期：從 2014 年 9 月 29 日到 2015 年 9 月 29 日

出生日期：2007 年 7 月 17 日

目前的表現程度／可測量的年度目標／基準點

年度目標＃3

教育需求領域：＿＿＿＿學科／認知＿＿＿＿行為＿＿＿＿溝通

　✓　動作＿＿＿＿自理＿＿＿＿社交＿＿＿＿職業＿＿＿＿

目前的表現程度：

Tran 使用轉輪型助行器在校內四處移動，並使用輪椅長距離戶外移動。四肢肌肉張力高，興奮時，會將頭往後甩、拱起後背並伸直手臂和雙腿。採用全手抓握大直徑書寫用具方式。字跡潦草；字母無法對齊底線；字母大小不一。

可測量的年度目標：

Tran 將被教室的導師觀察到能夠工整地書寫姓名，且 80% 可以對齊格線。

基準點／目標：

1.Tran 將被教室的導師觀察到能夠工整地書寫自己的名，且 50% 可以對齊格線。

2.Tran 將被教室的導師觀察到能夠工整地書寫自己的名，且 80% 可以對齊格線。

3.Tran 將被教室的導師觀察到能夠工整地書寫自己的姓，且 50% 可以對齊格線。

介入方法：

Tran 會練習寫大字體的姓名，例如寫在白板上、沙箱內的沙子上及其他媒材上。

指導 Tran 字母結構的技巧。

改善 Tran 的坐姿，減低軀幹及手臂的肌肉張力。

Tran 會嘗試不同類型的書寫用具和紙張（使用及未使用浮凸線條），查看何種最適合並可產出最佳結果。

介入地點：

在普通班教室及職能治療室。

需使用的輔助科技：

各種書寫用具。

各種書寫紙張。

提供給電腦初學者使用的鍵盤保護框鍵盤。

圖 22-1　IEP 年度目標頁範例

　　針對各項年度目標，列出兩項可幫助障礙學生達成該年度目標的短期目標。

年度目標一：Keyshawn 能夠改善字跡，課堂老師觀察發現，可將姓名工整書寫在
　　　　　　未畫格線的紙張上。

目標一 (a)：

目標一 (b)：

年度目標二：Miriam 能夠改善對活動的專注力，特教老師觀察發現，可從 15 分
　　　　　　鐘的活動分心八次進步到 90 分鐘的活動分心一次。

目標二 (a)：

目標二 (b)：

年度目標三：Paul 能夠改善剪刀使用，職能治療師觀察發現可從兩手交替輔助進
　　　　　　步到獨立剪裁弧線。

目標三 (a)：

目標三 (b)：

第四節 | IEP 內的特殊教育及相關服務 |

　　IEP 必須「以同儕審查及切實可行為基礎」，明訂孩童會接受之特殊教育、相關服務，以及補充輔助和服務的類型及總量（USDE, 2006; 34 C.F.R. § 300.320(a); 20 U.S.C. 1400.614(d)(1)(A)(i)(IV)）。如果 IEP 認為需要特殊教育或相關服務，應有學術文獻的佐證，證實該服務對障礙孩童確實有效。

　　各校區會有不同的頻率描述方式；大部分需要撰寫每週提供的分鐘數。時常每週或每堂課的分鐘數會再進一步指明為直接或間接服務，或個別、團體或諮商性質。

　　適合孩童的特殊需求時，IEP 會陳述孩童是否需要展延學習年限或其他

行事曆修訂（USDE, 2006; 34 C.F.R. § 300.106）。因為特殊健康需求或其他原因，某些學生可能需縮短學習天數或學年時間。大多數校區會提供指引，解釋提供該服務的情境（提供依據）。聯邦法規範校區不可將該選擇局限於特定的障礙類別或服務類型、總量或期間（USDE, 2006; 34 C.F.R. § 300.106）。

有時候本段落的詳細紀錄會與目標呈現在相同頁面；有些則會列於服務及支持頁面。因為各區域對於 IEP 的資訊呈現方式有不同的表單或格式，因此須遵循各自的表單規範。請遵循各校區對於撰寫介入計畫的特定或通用規範。

第五節 | 與無障礙孩童共同參與活動 |

IDEA 規範 IEP 需包含障礙孩童在普通班教室與無障礙孩童一同參與共通課程，及課外／非學科活動的特殊資訊（Rebhorn & Küpper, 2007; USDE, 2006）。如果前述活動參與出現任何形式的受限而無法完整參與，IEP 必須說明原因。在 IDEA 下，偏向於讓學生盡可能與無障礙孩童一起參與活動，亦即 IEP 團隊必須對於在普通班教室外提供服務提出良好的理由。IEP 團隊必須判斷孩童是否可在補充服務及輔助下，參與普通班教室或課外活動。只有因為必須修改課程內容，才可將孩童從普通班教室中移出。可在本段落或另立頁面提及孩童的交通需求（Rebhorn & Küpper, 2007; USDE, 2006）。雖然職能治療師通常不會是負責撰寫該文件的團隊負責人員，但其對於活動及環境的知能與經驗，可在規劃過程中帶來諸多貢獻。

第六節 | 參與州際與區域測驗 |

如果孩童因為特殊需求而無法參與州際與區域測驗，需在 IEP 中敘明（Rebhorn & Küpper, 2007; USDE, 2006）。如果孩童無法參與州際與區域的測驗，IEP 需闡明對孩童進行評量的方式。關於孩童免除州際與區域測驗的更多規定，請參考美國小布希總統的教育革新法案——「有教無類」（No Child Left Behind）法案。

第七節 | 日期與地點 |

　　必須在文件中敘明 IEP 發揮效力的日期以及服務提供的地點。IEP 需指明孩童是否在普通班教室、特殊教育或其他的獨立教室，或獨立的空間接受特殊教育及相關服務，例如醫院、特殊學校或居家（Rebhorn & Küpper, 2007; USDE, 2006）。服務地點的決定需要討論「最少限制的環境」（least restrictive environment, LRE）（Jackson, 2007; Rebhorn & Küpper, 2007; USDE, 2006）。最少限制的環境指的是障礙孩童能夠與無障礙孩童保有最大的接觸機會，且障礙孩童仍可滿足各自的需求。對許多孩童而言，這表示他們一天之中會有部分時間參與普通班教室以及部分時間在獨立空間。職能治療師必須對 IEP 團隊提出在普通班教室或獨立空間或兩者同時提供職能治療介入的建議事項。

第八節 | 轉銜 |

　　轉銜計畫及服務一般會從孩童 16 歲時開始（Rebhorn & Küpper, 2007; USDE, 2006）。這些服務設計可幫助孩童從學校轉往畢業後的生活，例如工作或獨立生活（Orentlicher, 2007; Rebhorn & Küpper, 2007; USDE, 2006）。這些服務以學生的想望、需求及偏好的生活型態為基礎。職能治療師的專業再次對於這種轉變規劃提供大幅助益。雖然職能治療師可能不會負責撰寫此部分的 IEP 內容，但可對規劃過程提供好的想法貢獻。

第九節 | 測量進展 |

　　如果你設定年度目標，按理必須對孩童一年來朝這些年度目標的進展進行評鑑。IEP 團隊必須有方法可以檢視進展並與孩童的家長及／或監護人討論進展情形（Rebhorn & Küpper, 2007; USDE, 2006）。若孩童的進展不如預期，須針對缺乏進展進行 IEP 修訂（USDE, 2006; 20 U.S.C. 1400.614[d][4][A]）。職能治療師及職能治療生均可參與此過程。表 22-1 提供一些完整 IEP 範例的網站連結。

表 22-1 IEP 範例網站連結

網站	主機
http://www.eed.state.ak.us/tls/sped/handbook/FORMS/appg_sec4.pdf	阿拉斯加教育及早期發展部
http://dese.mo.gov/se/compliance/IEP/Index.html	密蘇里州小學及中學教育部
http://sped.sbcsc.k12.in.us/IEPForms.html	印第安那大學南灣校區
http://www.doe.mass.edu/sped/iep/forms/pdf/IEP1-8.pdf	麻薩諸塞州教育部
http://www.tea.state.tx.us/index2.aspx?id=2147504486	德州教育局
http://www.k12.wa.us/SpecialEd/Data/ModelStateForms.aspx	華盛頓教育廳長辦公室
http://www.ritap.org/iep/publications/publication.html	羅德島技術輔助專案（羅德島教育部），往下捲動網頁查看範例

第十節｜遵守美國州醫療輔助的規定｜

聯邦法（PL 100-360，醫療照護重病保險法 [Medicare Catastrophic Coverage Act]）允許校區申請美國州醫療輔助支付某些在 IEP 內提供的健康相關服務，包括職能治療（Prince Georges County Public Schools [PGCPS], 2012）。校區必須取得州政府掌管該州醫療輔助部門的同意（AOTA, 2014）。為了申請學校型職能治療服務的醫療輔助支付，必須符合幾項標準：

- 孩童符合美國州醫療輔助的資格。
- 提供的服務符合州政府對醫療必須（medically necessary）服務的定義。
- 由美國州醫療輔助規定的合格人員提供服務。
- 服務內容記錄於孩童的 IEP 內。
- 依據州政府對於州立教育機構及州政府掌管醫療輔助部門間的協議內容，申請服務支付（AOTA, 2014）。

雖然記錄在 IEP 內的職能治療服務與教育相關，但也可能符合美國州醫療輔助的醫療必要性標準，這些服務或許可申請美國州醫療輔助支付（AOTA, 2014）。各州均有不同的醫療必要性定義，找出州政府醫療輔助機關對於醫療必要性的定義相當重要。

如果校區為職能治療服務申請美國州醫療輔助支付，可能會有額外的文件規範，例如醫師轉介。需同時遵循職能治療執照法及州立醫療輔助法規的內容。美國職能治療協會（AOTA, 2007）建議學校型職能治療服務應保存記載提供特定服務的治療紀錄，包括評鑑與重新評鑑報告、介入計畫、接觸紀錄、進展報告、轉銜計畫及結案報告。某些州政府或校區可能會規範額外的紀錄文件。例如，喬治王子郡公立學校（PGCPS, 2012）規範職能治療師需納入評鑑同意書影本（請參考第 20 章）及測驗計畫書。威斯康辛公立教育廳（Wisconsin Department of Public Instruction, 2011）規範職能治療從業人員仍須記錄出席狀況、蒐集孩童對介入反應的資料，以及與孩童家屬、醫師和教師的接觸紀錄。美國職能治療協會（AOTA, 2007）進一步建議，無關乎校區政策，職能治療從業人員應保存紀錄至少 5 年。

--------------------【摘要】--------------------

個別化教育計畫（IEP）是學校系統人員提供服務的指引文件，包括職能治療。留意年度目標與目標或基準點的措詞是很重要的。年度目標與目標／基準點時常需遵循特定的措詞格式。年度目標指的是距離書寫後 1 年所預期達到的年度目標結果。目標指的是孩童達到年度目標的步驟階段。職能治療人員對於 IEP 的許多部分均可提供貢獻，但通常不會負責整份文件的撰寫。

本章內容盡量精準說明學校系統文件紀錄的樣貌，並無任何預設立場。盡量明確、直接，因為不是每位閱讀 IEP 的人均有相同的教育程度並能了解你提供的服務。

因為年度目標設定的總量特定性（請明確說明在學校參與孩童服務提供者的每週服務分鐘數、識別最少限制的環境、列出課程、環境及活動改變），IEP 屬於長篇文件。如果校區申請職能治療服務的美國州醫療輔助支付，可能需提供額外的文件紀錄。

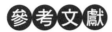

American Occupational Therapy Association. (2011). *Occupational therapy services in early childhood and school-based settings*. Retrieved from http://www.aota.org/-/media/ Corporate/Files/Secure/Practice/OfficialDocs/Statements/OT-Services-Early-Childhood- and-Schools.PDF

American Occupational Therapy Association [AOTA]. (2014). *Medicaid school-based billing FAQs*. Retrieved from http://www.aota.org/Advocacy-Policy/Federal-Reg-Affairs/Pay/ Schools/Medicaid.aspx

Case-Smith, J., & Rogers, J. (2005). School-based occupational therapy. In J. Case-Smith (Ed.), *Occupational therapy for children* (5th ed., pp. 795–824). St. Louis, MO: Mosby.

Jackson, L. L. (2007). Legislative context of occupational therapy practice in schools and early childhood settings. In L. L. Jackson (Ed.), *Occupational therapyservices for children and youth under IDEA* (3rd ed., pp. 1–22). Bethesda, MD: American Occupational Therapy Association.

Küpper, L., & Rebhorn, T. (2007).Initial evaluation and reevaluation (Module 10). *Building the legacy: IDEA 2004 training curriculum*. Washington, DC: National Dissemination Center for Children with Disabilities. Retrieved from http://www.parentcenterhub.org/ wp-content/uploads/repo_items/legacy/10-trainerguide.pdf

Massachusetts Department of Education. (2001). *IEP process guide*. Retrieved March 28, 2003, from www.doe.mass.edu/sped/iep/proguide.pdf

Orentlicher, M. L. (2007). Legislative context of occupational therapy practice in schools and early childhood settings. In L. L. Jackson (Ed.), *Occupational therapy services for children and youth under IDEA* (3rd ed., pp. 187–212). Bethesda, MD: American Occupational Therapy Association.

Polichino, J. E., Clark, G. F., Swinth, Y., & Muhlenhaupt, M. (2007). Legislative context of occupational therapy practice in schools and early childhood settings. In L. L. Jackson (Ed.), *Occupational therapyservices for children and youth under IDEA* (3rd ed., pp. 23–58). Bethesda, MD: American Occupational Therapy Association.

Prince Georges County Public Schools [PGCPS]. (2012). *Health related services Medicaid billing handbook 2012-2013*. Retrieved from http://www1.pgcps.org/uploadedFiles/ Offices/Business_Management_Services/Medicaid/HEALTH%20RELATED% 20HANDBOOK%202011-2012.pdf

Rebhorn, T., & Küpper, L. (2007). Content of the IEP (Module13). *Building the legacy: IDEA 2004 training curriculum*. Washington, DC: National Dissemination Center for Children with Disabilities. Retrieved from http://www.parentcenterhub.org/wp-content/uploads/ repo_items/legacy/13-trainerguide.pdf

United States Department of Education. (2006). *Building the legacy of IDEA 2004*. Retrieved October 10, 2008, from http://idea.ed.gov/explore/home

Virginia Department of Education. (2008). *Virginia department of education's sample IEP form*. Retrieved from www.doe.virginia.gov/.../**iep**.../**iep**/.../sample_transition_**iep**_ form.doc

Wisconsin Department of Public Instruction [WDPI]. 2011. Occupational therapy and physical therapy: A resource and planning guide. Retrieved from http://sped.dpi.wi.gov/ files/sped/pdf/ot-pt-guide-2nd-edition.pdf

Section
V

行政管理
紀錄

CHAPTER 23

行政文書概述

▶ 前言 ◀

除了臨床或學校環境的文件外，還有與行政工作有關的文件，例如為了取得服務費用支付；記錄工作場所傷害；申請補助、制定政策及流程，以及職務說明等。這些文件有些可能可以由部門內的任何一位人員撰寫；並不一定會是唯一的人事主管部門。將這些稱為行政文書是因為並不屬於臨床或教育紀錄，而是持續經營部門或執行計畫的一部分。

行政文書隨機構與環境不同而有大幅差異。本篇各章涉及幾種不同類型的行政文書，但這些並非代表唯一的行政文書。尤其是諸如績效報告及人力報告等文件，是高度取決於機構／環境的個別化文件，無法在此範定；因此，這些並未納入本書內容。在你閱讀本篇內容時，請了解呈現的資訊是盡量通用的。可以預期機構／環境會對格式及內容進行修訂。

第一節 | 本篇架構 |

第 24 章處理意外事件報告。意外事件報告會在服務對象、訪視人員或工作人員發生傷害時撰寫，無論造成的傷害多輕微。機構可透過意外事件報告，從意外或錯誤中學習，盡力避免再次發生。

第 25 章討論申訴信函的書寫方式。申訴信件會使用在職能治療師或服務對象認為第三方付費者（例如美國聯邦醫療保險或健康維護組織 [HMO]）不合理拒絕給付時。這些信函需解釋為何特定服務對象需要職能治療服務。

第 26 章呈現多種會議紀錄方式。曾有人說，如果沒有紀錄，就未曾發

生。證實督導提供工作人員指示或審查某項政策的一種方式，就是製作會議紀錄。會議紀錄的保存方式必須方便取得，且部門內的所有人員均有權限取得。

第 27 章處理補助金的文書。補助金是組織為特定目的可以取得的資金，例如發展新的計畫或資助缺乏財力支付服務的服務對象取得服務（像是職能治療介入獎助金）。通常補助金是針對機構、部門或非營利組織。補助金並不需償還，但對於獎金補助通常訂有條件，並會制訂申請補助金的流程。本章討論申請補助金的常見流程，但可能無法涵蓋特殊資金來源的詳細內容。

第 28 章呈現撰寫政策及流程的格式。政策和流程文件可用於引導工作人員在職場上的作為，會說明必須完成的內容以及完成的方式。遵循政策和流程對於有紀律的工作行為十分重要。當職能治療人員無法遵從政策和流程，如果服務對象決定提起控訴時，將會削弱防衛的立場。

最後，第 29 章討論職務說明。職能治療從業人員可能不會只需要撰寫職能治療職務說明，可能會被請求協助撰寫其他專業或行業的職務說明。因為他們對於將職能拆解為特定工作任務以及識別影響工作績效之環境因子的專長與技巧，職能治療從業人員善於撰寫職務說明。

CHAPTER 24

意外事件報告

▶前言◀

想像此情境：

> 職能治療師正在訓練最近剛做完大腦半球切除術（以減少癲癇）的青少年進行如廁轉位。服務對象比職能治療師高，當他開始失去平衡時，職能治療師嘗試讓他輕輕滑落地面卻徒勞無功。結果他跌倒且頭部撞到水槽，導致前額受到撞擊並與仍抓著移位帶的職能治療師一起跌落地面。職能治療師立即請求協助。

在致力於服務對象和職能治療師即時性的醫療需求後（如果在此事件中受傷），必須記錄本次意外事件。由最直接參與意外事件的當事人撰寫紀錄。一般而言，機構會提供表單，通常稱為意外事件報告（Incident Report），除了在撰寫醫療（或學校）紀錄外，仍需填寫此表單。在本案例中，會由職能治療師撰寫。通常，職能治療臨床人員完成表單後，會由督導檢視表單，且可能須填寫專為督導所設計的填寫欄位。然後會將本表單移交機構指派的危機管理人員（或類似職稱者）。此表單將用於協助機構調查可能的改善行動，避免再次發生同類意外事件——有時稱為「不良事件」（Scott, 2013）。

意外事件報告為機密文件，不應成為服務對象健康紀錄的其中一部分（Scott, 2013）。事件會記錄於文件內，但不應提及意外事件報告。臨床紀錄需納入的內容，將在本章後面討論。無論嚴重性，均須提報的所有服務對象事件，應包括但不局限於燙傷或烹飪傷害、跌倒、不適用之矯形器或義肢所導致

的潰瘍，或對乳液出現過敏反應。此外，任何導致訪客、工作人員、志工或其他業務需求者受到傷害的意外，均須提報（Scott, 2013）。如果該事件發生在學校，流程大致相同，也需填報意外事件報告。如有學生、教職員、訪客或員工在校園受傷，均須填寫意外事件報告。如果事件發生在校園，除了指定的校區危機管理人員外，通常需儘快通知校長。此外，學校也須針對鬥毆、霸凌、詐騙或武力衝突填寫意外事件報告。

如果有服務對象、訪客或職員受傷，可能會有法律訴訟。意外事件報告是事件真相的主要文件來源（Scott, 2013）。發生訴訟時，可視為品質改善文件或單純的事件紀錄。意外事件報告應清楚標示「機密的品質保證／改善報告」或「以機構律師參與或準備訴訟的方向準備文件」（Scott, 2013, p. 186）。將由機構或機關的律師、行政人員或危機管理人員決定文件的標籤方式。標示機密文件，可能無法豁免控方律師進行閱覽；不過，品質保證文件會比準備訴訟文件具有較高的豁免性（Scott, 2013）。

當有服務對象、訪客或工作人員受傷時，無論事件大小，均需填寫意外事件報告。當受傷者為服務對象／訪客或工作人員時，可能會使用稍有不同的表單，但都須提供相似的資訊。我不斷被告知任何傷害均須填寫意外事件報告，即使只是被紙割傷。有一位危機管理人員告訴我，單純的被紙張割傷，都可能導致感染，而演變為大問題，因此務必填寫表單。

事實上，許多工作人員對於小事件並未填寫報告單，例如紙張割傷。在寒冷乾燥的氣候，被紙張割傷可能是日常所見。如果工作人員每次割傷都填寫意外事件報告，可能一週須填寫好幾次報告。看起來是浪費紙張和時間的事情。你無法預防紙張割傷。不過，你需要遵循機構的政策和流程。如果你機構的危機管理人員告訴你不需針對紙張割傷填寫意外事件報告，就可以不填寫。如果危機管理人員認為無論傷害大小均需填寫意外事件報告，那麼你就必須填寫。

與所有文件一樣，適時性相當重要。在事件發生後儘快撰寫服務對象紀錄與意外事件報告（Grant & Ballard, 2011）。不要等到當天結束才撰寫。如本書前面章節所述，每個事件都有可能在法院作結，最貼近事件的文書紀錄，較有可能被視為較精準的文件。

第一節 | 意外事件報告單和 服務對象紀錄涵蓋的資訊

曾和我進行討論的所有律師均告訴我，如果我被詢問關於發生事件的任何疑問，僅需回答問題而不要自動提供額外資訊。檢視意外事件報告的方式也是一樣。直接回答問題，不要自動提供額外資訊。你提供的資訊越多，你越有可能添加修飾、誇大與成為有技巧之律師反駁你的額外資訊。盡量精確，僅提供意外事件報告本身必要的事實。如果你擔心該事件會上法院作結，更應該要詳實記錄事件經過，包括你的印象（相對於事實），以作為你個人的紀錄使用，只要記得保障事件參與人的機密性。

亦即，你仍須提供足夠的資訊，適當說明事發經過。你必須保持客觀。還記得第 14 章討論的「描述、解釋、評鑑」？保持描述，避免解釋或評鑑用詞。解釋或評鑑用詞會包括成因推測、做結論，或者承擔或分配責任（Guido, 2006; Scott, 2013）。之後你可和安全協調人員談論你對事件的印象，但印象不應寫入表單。只記錄你經驗到的，而非其他人看到的，除非你將其他人的說詞用引號標記，並敘明該陳述為聽聞（Guido, 2006; Scott, 2013）。如果事件涉及服務對象或學生，且服務對象或學生敘說自己在事件中的角色，請以引號標記並敘明敘說者（*Evidence-Based Nursing Guide*, 2009）。也可能會請你敘明時間點，並準確至事件發生的瞬間。

只記錄你確實看到的、你所目睹的，而不要假設任何事情。例如，如果你走進室內並看到服務對象在地上，僅需描述你所看見的，而不要想像可能發生的事件，無論是否明顯。敘明你發現時的當事人位置以及時間點。請不要說你走進室內並發現好像有人跌倒。你不知道對方是否跌倒；進行事件調查時，才會加以判斷。要保持事實（*Evidence-Based Nursing Guide*, 2009; Grant & Ballard, 2011; Guido, 2006; Scott, 2013）。

如果事件涉及服務對象，則應記錄於臨床紀錄，且內容應反映傷害的性質以及提供給服務對象的任何協助（Guido, 2006; Scott, 2013）。臨床紀錄和意外事件報告的內容應一致（*Evidence-Based Nursing Guide*, 2009）。請記錄服

務對象或服務對象家人對事件的說法，而不要提供如何避免事件再度發生的建議（*Evidence-Based Nursing Guide*, 2009; Scott, 2013）。

讓我們看看另一個案例：

> Korpo 是一位出生於索馬利亞並在 10 年前移民至此的職能治療生。她被分配到一位最近因為摩托車意外發生腦傷、右肩脫臼且撞斷兩根肋骨的男性。他處於激躁的狀態，且需要重新學習清潔、衛生和穿脫衣物技巧。他是一位有多處紋身和身體穿洞的高大男性。
>
> 當 Korpo 進入室內，他立即開始罵人並拒絕配合。他的用詞為：「離開這裡，妳這婊子！我不會做任何事情！」當她遞給他一條溫熱的溼毛巾，他拿起毛巾扔向她，然後將床上桌推向她腹部，用力將她撞倒。他的臉部泛紅、雙眼瞪大、咬牙切齒，頸部靜脈賁張。他拿起床上桌的電話朝她扔去，撞擊她的頭部。她爬出房間，前額有一道小割傷。

此案例的醫療紀錄應如何撰寫，意外事件報告又應如何撰寫？這裡提供一種可能的寫法。

在健康紀錄內，敘述式紀錄可能會是：

> 2/4/14，10:03 A.M.。患者拒絕參加病床旁的自我照顧訓練。他將床上桌推向她腹部，將她撞倒。他咒罵著並將毛巾和電話扔向職能治療生。職能治療生明早會依照護計畫到床邊再次嘗試。
>
> Korpo Bohla, OTA/L

SOAP 紀錄可能會是：

S：「離開這裡，妳這婊子！我不會做任何事情！」
O：服務對象拒絕床邊職能治療自我照顧訓練。他用床上桌將她撞

倒。他咒罵著並將毛巾和電話扔向職能治療生。

A：服務對象很激躁且不願配合。

P：繼續嘗試床邊介入。

Korpo Bohla, OTA/L 2/4/14.

在意外事件報告的敘事部分，你會讀取到：

> 當我進入室內，他立即開始叫罵並拒絕配合。他的用詞為「離開這裡，妳這婊子！我不會做任何事情！」當我遞給他一條溫熱的濕毛巾，他拿起毛巾扔向我，然後將床上桌推向我腹部，用力撞擊我。他臉部泛紅、雙眼瞪大、咬牙切齒，頸部靜脈賁張。他拿起床上桌的電話扔向我，並撞到我的頭部。我爬出房間。前額有一小道割傷。傷口清乾淨後，塗抹抗生素軟膏，並以免縫膠帶貼住傷口。

健康紀錄和意外事件報告的寫法會有些微明顯差異。接觸紀錄非常精確，只會撰寫最少必須資訊（Distasio, 2000; *Evidence-Based Nursing Guide*, 2009; Scott, 2013）。雖然接觸紀錄無法傳達完整輪廓，但你可感受到服務對象表達的某種憤怒。針對腦傷復原的服務對象，這是屬於許多服務對象會歷經的可預期過程。記錄激躁和憤怒是很重要的。注意，進展報告均不可提及意外事件報告單。

如果事件結果導致服務對象需要醫療介入，則必須將該介入記錄於服務對象的健康紀錄內；如果未將資訊記錄於服務對象的健康紀錄內，則意外事件報告可能需送交法院（Guido, 2006）。如果你服務的機構並沒有健康紀錄，例如學校，取決於機構（學校）政策，意外事件報告可能成為你唯一需撰寫的文件。當然，在任何案例中，你需在事件發生後儘快與督導談論，且如果是在學校，你也需要通知校長。

問題仍然是，如果可辨識出引爆行為的誘發因子，是否仍需記錄在意外事件報告內？此問題的一個面向為，以此案例為例，如果可辨識出誘發因子，將

有助於避免日後發生，並可降低工作人員受傷的風險（Distasio, 2000）。另一方面，如果可辨識出誘發因子，但會對服務對象或醫療人員帶來負向觀感？例如，如果誘發因子為服務對象對膚色有偏見？為降低激躁，可能會有人爭論只可由白種工作人員提供服務對象服務。但這可能會構成歧視，且可能會使所有膚色的工作人員對該名服務對象產生負向觀感。這確實是一個需要小心處理的問題。大部分的機構都對歧視訂有政策。是否需記錄誘發因子可能不是職能治療工作人員可單獨決定的議題。Guido（2006）建議如果有位置可以說明避免日後發生事件的方法，可將其保留空白。理由為撰寫日後避免方法，可能會含有責任在內（Guido, 2006）。

意外事件報告也可能含有一些檢核表給員工勾選。可能會有檢核表請填寫者勾選採取的預防措施、發生的地點、需要何種醫療關注，以及避免日後事件發生所需採取的措施。當然，使用任何檢核表，通常會有「其他」的空白欄位可以填寫，撰寫者可加入過去未曾考量到的項目。

◆ 習題 24-1

1. 使用本章開頭的案例（大腦半球切除術後，進行如廁轉位訓練的服務對象），撰寫敘述式進展紀錄，與敘述式的意外事件報告。

   敘述式進展紀錄：

   意外事件報告：

2. 使用下述案例，撰寫 SOAP 紀錄和意外事件報告的敘事部分。你服務於心智健康疾患的社區式計畫。本計畫著重於工作技巧的發展。服務對象隨著犯的錯誤次數增加而開始感到挫折。第二種嘗試，她開始塗鴉整張紙，並反覆述說「該死」。你使她冷靜下來並讓她再試一次。大約進行到一半的時候，她拿起畫紙並撕成碎片並喊叫「我要離開。我無法完成。我永遠無法找到工作。」在你能夠制止她之前，她被紙張割傷。然後她開始咒罵「F---ing S---、

A--hole moron、S---」（譯者註：不雅之粗話），以及更多相似的用語。她開始用拳頭打牆壁。你中斷她的激烈言論，並告知她已被割傷，她發現以後，停止咒罵並凝視受傷部位。你帶她到水槽邊，用冷水清洗一下傷口，並擦乾，然後貼上 OK 繃。你讓她坐著冷靜一會兒，再進行另一項任務。

S：

O：

A：

P：

意外事件報告：

3. 撰寫 SOAP 或敘述式的進展紀錄，以及意外事件報告的敘事部分。

你是服務於學齡前計畫的職能治療師。你協助帶領 3 歲幼兒團體。現在是點心時間。提供切片水果和花生醬。當你將花生醬放到盤子內，特教老師和孩子坐在桌旁，並向孩子們展現蘋果內部的樣貌。她使用 10 英寸蛋糕刀切蘋果。她的手被蘋果汁弄髒，因此起身拿取餐巾，將刀子留在桌上。你在桌子的另一端，正要提醒老師將刀子隨身攜走，3 歲大的 Tyla 從刀子末端拿起，切到三根手指的掌面。特教老師未看見任何事情；她轉身背對，因此她說必須由你填寫書面報告。你將尖叫的孩子帶往水槽，但了解孩子需要醫療照護。你用乾淨毛巾包紮手部，特教老師打電話給孩子母親，你持續對傷口加壓。特教老師明顯疏忽且對於發生的事情要擔負全責。

進展紀錄：

意外事件報告：

─────────────────【摘要】─────────────────

　　發生非預期事件時，需要以兩種方式完成紀錄。第一種，在服務對象紀錄內精確記錄事件的經過。敘述式或 SOAP ／ DAP 紀錄必須僅涵蓋不對任何人苛責的客觀資訊。然後撰寫意外事件報告。你須提供意外事件報告的所有相關事實，但不要主動提供任何額外資訊。請不要在意外事件報告苛責或接受任何斥責。你提供的資訊可讓機構作為品質或風險管理目的使用。

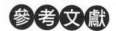

Distasio, C. A. (2000). Workplace violence: Part II: Documentation and reporting—how to paint the picture. *Maryland-Nurse, 1*(2), 12.

Evidence-based nursing guide to legal and professional issues (2009). Philadelphia, PA: Lippincott Williams & Wilkins.

Grant, P. D., & Ballard, D. C. (2011). *Law for nurse leaders: A complete reference.* New York, NY: Springer Publishing.

Guido, G. W. (2006). *Legal and ethical issues in nursing* (4th ed.). Upper Saddle River, NJ: Pearson Prentice Hall.

Scott, R. (2013). *Legal, ethical and practical aspects of documenting patient care: A guide for rehabilitation professionals* (4th ed.). Sudbury, MA: Jones and Bartlett.

CHAPTER 25

申訴信函

▶ 前言 ◀

　　職能治療從業人員與第三方付費者對於服務對象的服務需求有不同的看法，這並非少見。在某些案例中，職能治療從業人員可能直到服務遞送後，才知道付費者認為職能治療並非醫療必須（或付費者有不同的標準）。第三方付費者可能會依醫療必要性，或技術層面未正確填寫規範的表單、未即時傳送支付申請、支付申請表單填寫錯誤，或保險公司認為該項服務為實驗性質或研究性質，而拒絕支付（Government Accountability Office [GAO], 2011）。依據政府會計部門統計，保險公司面對申訴時，一半的比例會維持他們的決定（GAO, 2011）。

　　大多數職能治療服務均須付費，才能讓服務提供者在市場上生存並持續提供他人服務。如果依技術層面提出拒絕，需要彌補的就是修正錯誤。如果職能治療從業人員認為服務對象需要服務，且該服務合理落於付費者例行支付的範疇，即可對於服務不支付的決定提出申訴。除了提供額外的臨床文件紀錄外（如果未於初次申請時提送），職能治療師需撰寫申訴信函，解釋職能治療對特定服務對象的合理性，說明所需要之技術性服務的內容，並明確請求收回拒絕（Brennan & Robinson, 2006）。

　　醫療必要性是政府（如美國聯邦醫療保險及美國州醫療輔助）與非政府組織（如私人健康保險、管理式照護服務或勞工賠償保險）所形成的一種概念，作為判斷是否支付服務的標準。各種付費者對醫療必要性的定義具有些微的差異，因此重點在於找出你想要申訴其拒絕之特定付費者所採用的定義。美國聯邦醫療保險對醫療必要性的定義為：「如果紀錄文件指出符合醫療必要性的規

範，則該服務為醫療必須，包括由臨床人員（或適用時為合格的專業人員）在取得醫師／非醫師從業者（NPP）同意後，提供安全且有效（即：進展情形指出照護對於功能康復是有效的）的技術性、康復性服務」（CMS, 2008, p. 23）。

第一節｜申訴信函可作為教育機會｜

申訴信函必須明確、切題並闡明你對於原始駁回想要提出的作為，這是相當重要的。在一些例子中，閱讀申訴信函的人可能與先前駁回的人相同，因此你必須對原始的決定展現出專業與尊重。其他例子則可能會有審查層級，由護理師、職能治療師或醫師進行第二次或第三次審查。

將申訴視為審查人員的學習歷程可能會有幫助。如果審查人員並非職能治療師，且通常如此，則是你教導他們學習的機會。在幾年之前，我曾致電保險公司檢視出院患者的支付範圍，並被告知保險業者不需涵蓋出院患者的職能治療服務（僅需支付住院患者），因為「誰會需要水下編筐*」？對方竟然這麼說！經過一段平靜下來的深呼吸，與撥打多通電話給保險業者及服務對象的雇主後（此為服務對象的工作保險），保險業者確實開始支付職能治療，並解釋不小心將職能治療遺漏於政策外。既然並未列在排除服務，則必須涵蓋支付。

如果保險政策漠視職能治療支付範疇，你必須捍衛職能治療的支付範疇。保險業者可以被職能治療的需求所說服，並以單純因為忽視而誤刪職能治療支付來保住顏面。如果政策明訂將職能治療排除於支付範疇外，則較難爭取保險業者支付職能治療服務，無論你的立論有多麼堅定。

在平價醫療法案（Affordable Care Act）中，所有新增及許多既有的保險政策均必須提供內部申訴流程，提供註冊者內部與外部申訴審查流程說明，以及註冊者接受這些流程的協助方式，讓註冊者能夠在申訴流程提出佐證及證據，並涵蓋整個上訴過程（National Conference of State Legislators [NCSL],

---

* 譯者註：這是對與滿足畢業要求無關的選修課或者特別容易的課程的貶抑說法。

2010）。生效日期為 2010 年 10 月 23 日。保險業者必須在普通申訴 45 天及醫療急症 72 小時內，對申訴做出裁決（NCSL, 2010）。如果在初步審查（保險公司內部）後駁回支付，服務對象可申請由獨立決策人員進行外部審查（Center for Consumer Information & Insurance Oversight [CCIIO], 2012）。這些權限屬於服務對象而非服務提供者，但如果要撰寫申訴信函，服務提供者並無理由不提供服務對象協助，例如職能治療師。

專欄 25-1　簡單案例

　　你在門診單位提供某位透過美國聯邦醫療保險支付的長者服務。美國聯邦醫療保險契約判定職能治療並非醫療必須，且應予終止。你持續提供服務，直到前兩週才聽聞職能治療服務並未被支付。該長者正從左腿髖關節置換術中康復（6週前），伴隨的併發症為右腿膝下截肢（5年前）、糖尿病性神經病變（殘餘肢體感覺功能衰退）及雙眼白內障。每週提供職能治療服務兩次長達 6 週，改善自我照顧技巧。物理治療也提供這位長者服務，訓練移位和轉位能力。物理治療已進行結案，表示服務對象已達復健高原期，並未出現更多的進展。你想要持續觀察服務對象學習更多廚務技巧、下肢穿脫衣褲以及面對每日挑戰的問題解決能力。服務對象與曾經擔任主要照顧者的 60 歲太太同住，但她已經出現失智症徵兆，以及多種健康問題。他們的小孩住在 3 小時車程範圍外，並不常前來探視。你發現服務對象在各領域均表現出良好的進展。因為不適合在服務對象的文件紀錄內撰寫其他人的資料，你並未撰寫服務對象太太的健康與認知狀態惡化情形。服務對象的認知功能完好。不過你知道服務對象需要學習烹飪，因為服務對象曾表達太太會在完成烹煮後未關閉爐火、燒焦食物與放錯食材等顧慮。你決定對決策提出申訴。

第二節｜撰寫申訴信函｜

　　在前述案例中，你保有付費者並不知情的資訊。付費者完整閱讀你提供的介入計畫，但並不清楚影響該服務對象的其他情境因素。你良好記錄服務對象在需求領域的進展情形。付費者假設既然服務對象在物理治療達到高原期，則距離職能治療的高原期不至於太遠，且在大部分的案例中，6 週的職能治療通常已足夠。你在信函中，必須列出截至目前的進展、接下來 4 週的預期進展，並解釋社會環境因素對該服務對象的影響，提供合理論述。你的信函將展現專業與正式。圖 25-1 為可能的樣貌範例。

B 部分審查人員
Best Deal Health Plan
1234 Frugal Street
New Money, NJ 07666-7666

2014 年 4 月 15 日

敬愛的審查人員，您好：

　　我是提供 J. Doe 先生（案號 #246810）服務的職能治療師。寫這封信是為了申請依據下列額外資訊，保留駁斥進一步接受職能治療服務的決定。

　　Doe 先生的下肢穿脫衣褲、餐食準備與清潔、問題解決能力皆呈現穩定進步。下肢穿脫衣褲從完全依賴進步到僅需最少協助與輔具即可完成。餐食準備能力需逐步指導 Doe 先生進行餐食計畫與準備。對於將食物從鍋爐移往餐桌或吧檯以及打開某些包裝，仍面臨困難。可在餐後口頭指導太太進行清潔工作。Doe 先生表示對於太太使用鍋爐感到擔憂，太太的記憶力出現明顯衰退，且日常事務混亂導致一些廚房危險情境。Doe 先生想要頂替某些太太的廚務工作。教導 Doe 先生計畫與準備餐食，對於安全的居家生活相當重要。

　　除了您已經審查過的計畫以外，我附上了過去 6 週每次職能治療的接觸紀錄影本。如果需要提供更多的資訊給您，請讓我知道。

順頌勛綏

Carin Provider, OTR/L

圖 25-1　申訴信函範例

第三節｜美國聯邦醫療保險申訴｜

美國聯邦醫療保險的申訴流程在 2005 年出現巨幅改變（Brennan & Robinson, 2006）。最大的改變就是 A 部分和 B 部分改採相同的流程，並將申訴回覆時間縮短（Brennan & Robinson, 2006）。這表示職能治療從業人員如果想要取得服務費用支付，必須即時回覆駁回決定。所有申訴均須以書面方式呈現（CMS, 2011, 2013）。輕微的錯誤或遺漏所導致的初步駁回，可透過重啟流程而非申訴流程處理（CMS, 2013）。

美國聯邦醫療保險會將美國聯邦醫療保險摘要通知（Medicare Summary Notice, MSN）初步涵蓋範圍判定傳送給受益人（CMS, 2013）。重要的是，必須有機制可讓受益人將該資訊與身為服務提供者的你共享，因為你並不會收到該通知。僅需填寫表單 CMS 20031 並由受益人和服務提供者完成簽署，受益人即可將申訴權移轉給服務提供者。服務提供者會收到載明支付範圍以及駁回支付的匯款通知單（remittance advice, RA）。申訴失敗的依據可能會是 MSN 或 RA（CMS, 2013）。圖 25-2 為各類型美國聯邦醫療保險計畫的申訴層級。

依據美國聯邦醫療保險原則，服務提供者或服務對象具有 120 天的時間可向寄送 MSN 或 RA 的辦公室提出重新判定請求（依據 CMS 20027）（CMS, 2011）。提出申訴的人員需將支持文件黏附在表單上。重新判定將由醫療保險合約人〔正式名稱為金融中介機構（A 部分）或保險人（B 部分）〕對請求進行檢視（CMS, 2011）。醫療保險合約人具有 60 天的時間進行重新判定。重新判定通知會以新的 MSN 或 RA 寄送（CMS, 2013）。

重新判定通知必須涵蓋該案例的事實資訊、適用該案例的法律及政策，以及進一步提出申訴的流程（AOTA, 2005）。如果有文件缺漏，將會註記在重新判定通知內。提供缺漏文件的成本將由服務提供者而非受益人承擔。如果服務提供者或受益人對重新判定審查結果不滿意，仍可填寫表單 CMS 20033，提出重新審議（CMS, 2011）。

重新審議係由美國聯邦醫療保險合格獨立合約人（Qualified Independent Contractors, QICs）、獨立醫師或其他醫療照護專業審查人員進行（CMS,

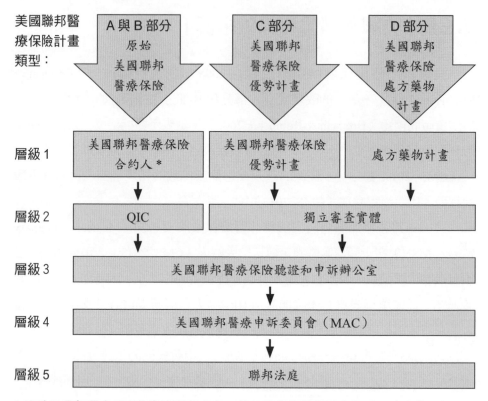

美國聯邦醫療保險計畫類型：

| A 與 B 部分
原始
美國聯邦
醫療保險 | C 部分
美國聯邦
醫療保險
優勢計畫 | D 部分
美國聯邦
醫療保險
處方藥物
計畫 |

層級 1

| 美國聯邦醫療保險
合約人 * | 美國聯邦醫療保險
優勢計畫 | 處方藥物計畫 |

層級 2

| QIC | 獨立審查實體 |

層級 3　美國聯邦醫療保險聽證和申訴辦公室

層級 4　美國聯邦醫療申訴委員會（MAC）

層級 5　聯邦法庭

* 在美國聯邦醫療保險計畫的各部分中，管理計畫的醫療保險合約人（通常為保險公司）會對你的美國聯邦醫療保險受益做出決定。在大多數的案例中，決定的內容為醫療服務或項目是否為涵蓋範圍，以及美國聯邦醫療保險計畫對服務或項目給予的支付額度。這些決定取決於美國聯邦醫療保險計畫不同部分所涵蓋的受益範圍而有不同的名稱。

圖 25-2　美國聯邦醫療保險申訴層級

資料來源：Centers for Medicare and Medicaid Services (n.d.)

2011, 2013）。受益人、受益人代表或服務提供者有 180 天可以依重新判定通知指定的辦公室，對重新判定提出重新審議的請求。因為僅能書面審查，文件必須不言自明。申請文件必須解釋為何服務提供者或受益人不同意重新判定結果。QIC 有 60 天的時間可以依據任何新的證據做出決定，也可以維持原有主張。如果 QIC 未遵循 60 天時間限制的原則，受益人或服務提供者可主動申請由高一層級進行審查（CMS, 2011, 2013）。

行政法官（administrative law judge, ALJ）會負責進行下一個層級的申訴流程（CMS, 2005, 2011）。只有主張的金額超過 140 美元時，才可以進入這個層級（CMS, 2013）。必須在 QIC 做出決定的 60 天內，提出 ALJ 聽證申請。ALJ 通常會在收到申訴的 90 天內做出申訴決定，但可延長時間期限（CMS, 2011）。通常會以視訊或電話進行 ALJ 聽證，但如果有好的理由，可能會進行面對面的現場聽證（CMS, 2011）。

還有更多申訴層級，包括法院，讀者可前往 CMS 網站學習更多。因為這些層級已無法提送新的證據或新的文件，故不在此贅述。

務必將所有與申訴有關的文件，保留一份副本在紀錄裡。書寫決定申訴理由時，請簡明、直接。避免影射事務，明確表達訊息。如果 MSN 表示你提供的服務非醫療必須，請說明你認為該服務為醫療必須，並提供清晰、明確的理由說明你認為該服務為醫療必須。你認為服務為醫療必須的理由可能包括：該服務需要職能治療師的技能或職能治療生在職能治療師的督導下進行的事實（沒有其他專業人員或助理人員可以安全並有效提供該服務）、患者的進步需要透過該項服務達成，以及患者的功能性目標可以在合理的期限內達成。說明你提供的特定服務具有功能性的目標結果（通常為職能領域），例如日常生活活動（ADLs）或工具性日常生活活動（IADLs），且適合環境設施、服務對象的病症以及提供服務的人員技能。

明顯地，美國聯邦醫療保險申訴流程是複雜且耗時的。最好的選擇為白紙黑字寫清楚，避免對醫療必要性或技巧性的服務需求產生疑慮。依限將你的文件提送給正確的單位進行處理。

第四節 | 對私人保險的申訴 （包括管理式照護機構）

保險業者會在健康計畫（及勞工補償計畫、自動保險計畫等）內載明申訴流程。如果可以，第一步最好是先與保險業者連繫，並精確找出主張遭駁回的原因（Appeal Solutions, 2002）。找出保險業者對於醫療必要性的定義，並依

定義涵蓋的服務範圍建構你的論點。例如，某些保險業者例行會拒絕感覺統合介入的支付範圍，並表示該服務為實驗性質（時常保險業者會表示，實驗性的流程並非醫療必須）；亦即尚無結論性的證據指出該服務為有效、醫療可接受的介入。就我所知有一家保險業者會拒絕所有主張內容，即使該主張內容只有一部分是感覺統合介入，且同一介入療程仍有使用其他介入程序。

此時職能治療師有兩種做法可以選擇。一種是從文獻中尋求更多支持感覺統合技術的佐證資料，並黏貼在申訴信函上。這可能會是漫長的過程，且你無法保證審查人員會閱讀任何支持的文獻，因為與該案例並無特定關聯性。但這要比什麼都不做來得好。另一種做法是爭論該介入療程所使用的其他介入流程對孩童的病症是合理且必須的，且保險業者過去曾支付這些服務。這種情況，你可能不會得到某部分療程的支付，但或許不會失去整個療程的支付。如果我要去向認為感覺統合為實驗性質的保險業者倡導職能治療，我也會徵求家長及轉介醫師的支持，請他們寫信說明遭駁回之服務的潛在效益為何。

若你發現遭到駁回的都是某類型的所有服務，例如感覺統合，你可徵求當地職能治療學會的支持（如果你是會員）。學會可透過保險業者的醫療顧問嘗試改變公司的政策。職能治療學會也有資源協助會員去向保險公司提出異議。

保險業者因為許多理由拒絕支付職能治療服務，而不僅是因為他們認為職能治療屬於實驗性的介入。其他駁回的理由包括超出涵蓋範圍（例如：允許的回診次數）、未即時填寫必須的表單、無法呈現醫療必須性的劣質文件紀錄（Glomstad, 2006）。許多保險業者在網路上張貼文書規範，因此並沒有藉口可以忽視這些規則。例如，安泰保險將職能治療支付範圍政策張貼在網路上（http://www.aetna.com/cpb/medical/data/200_299/0250.html），包括需要的文件類型與記錄頻率。請注意，並非所有私人保險或管理式照護計畫均涵蓋相同的支付服務。明尼蘇達州的一間管理式照護機構，涵蓋 ADL 職能治療服務，但未涵蓋 IADLs。該公司認為 IADLs 障礙的人士可以很容易得到幫助，例如買菜。因為有提供送貨到府，因此並不需前往門市採購食物。

如同美國聯邦醫療保險申訴，需要透過書寫完善的申訴及支持文件，嘗試翻轉遭駁回的支付範圍。確認你的文件可支持醫療必要性的主張，以及職能治

療師或職能治療生在職能治療師督導下的技術，是處理服務對象需求所必須的。最好的防禦即是攻擊，因此請採取攻勢並隨時善用良好文件紀錄原則。

◆ 習題 25-1

請針對以下兩個案例，提供翻轉支付範圍決定的理由。

案例一：Shevan

　　Shevan 是罹患胎兒酒精症候群的 6 歲兒童，並在課後計畫尋求職能治療服務。她出現集中注意力的困難，並且相當好動。具有觸覺防禦且相當恐懼雙腳離地的空間移動（即：鞦韆、滑板等）。目前在學校接受特殊教育，但有報告指出她會攻擊其他孩童，且時常在需要坐著聽講時，離開座位遊走。在課後計畫中，觀察到 Shevan 可以維持坐姿更久的時間，有時可長達 5 分鐘。她參加此計畫已經 2 個月。開始在鞦韆上顯得更為放鬆，只要雙腳可以觸碰得到地面，並可透過雙腳控制鞦韆的搖盪距離。就在昨天，她讓鞦韆前後輕輕擺盪兩次才停下來。第一次參加計畫時，她在著色簿上塗鴉，但目前仍在嘗試避免超出框線。

　　保險公司表示職能治療服務並非醫療必須，並表示該服務可由技巧性較低的人士提供即可。

案例二：Seiki

　　Seiki 是一位 2 週前出現右腦腫瘤轉移的老年人。目前在長期照顧復健機構，並計畫在 4 到 6 週的復健後，返回自家農場。Seiki 的孫子在農場為他照顧牛隻，並住在附近的農場。因為手術的結果，Seiki 的左側肢體具有動作與協調度上的限制，並出現左側忽略症。他已開始接受自己的左側忽略症，但前次評估報告／照護計畫仍顯示具有嚴重的忽略症，且 Seiki 否認患有忽略症。左手臂軟弱無力，但你注意到過去 2 天出現一些痙攣。Seiki 在穿脫衣物、進食、梳洗及個人衛生方面穩定進步。太太每天前來探視，但屬於擔憂者，並表示如果先生並未變好，將打算放棄農場。這點激怒了 Seiki，他確信自己會康復並能重回農事。事實上，他表示有志者事竟成，他會透過機具幫助自己重返工作。他確實扮演發明者的角色，

過去並已發明幾項具有幫助的農事器具。你向 Seiki 說明可協助他進行一些適應，並可讓他重返過去在穀倉所從事的某些工作。接著就收到駁回通知。

美國聯邦醫療保險合約人表示 Seiki 的康復潛能低落，並表示 Seiki 應轉往較低資源利用族群（RUG-III）層級，接受時數較短的治療。

【摘要】

你與服務對象有權利對任何決定駁回職能治療服務範圍的付費者提出申訴。各付費者均有對決定提出申訴的流程。撰寫申訴信函需要完整、清晰、有力的說服，但仍必須保持尊重，無論你對該決定感到多麼憤怒。你必須清楚描述想要翻轉涵蓋決定的理由。你必須建構完善的論點闡述職能治療介入在該特定服務對象身上的醫療必要性。書寫良好的申訴信函對翻轉駁回極為重要。除非進行申訴，否則無法翻轉駁回。

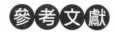

參考文獻

Appeal Solutions. (2002). Case study: Responding to insurance denials due to lack of medical necessity. *The Appeal Letter.* Retrieved November 21, 2002, from http://appealsolutions.com/tal/medical-necessity-case-study/htm

Brennan, C., & Robinson, M. (2006). Documentation: Getting it right to avoid Medicare denials. *OT Practice, 11*(14), 10–15.

Center for Consumer Information & Insurance Oversight (CCIIO). (2012). *External appeals.* Retrieved from http://cciio.cms.gov/programs/consumer/appeals/index.html

Centers for Medicare and Medicaid Services. (2005). *MLN Matters Number MM4019.* Retrieved June 2, 2007, from http://www.cms.hhs.gov/mlnmattersarticles/downloads/mm4019.pdf

Centers for Medicare and Medicaid Services. (2008). *Pub 100-02 Medicare benefit policy: Transmittal 88.* Retrieved May 9, 2008, from http://www.cms.hhs.gov/transmittals/downloads/R88BP.pdf

Centers for Medicare and Medicaid Services. (2011). *The Medicare appeals process: Five levels to protect providers, physicians, and other suppliers.* Retrieved from http://www.cms.gov/Outreach-and-Education/Medicare-Learning-Network-MLN/MLNProducts/downloads/medicareappealsprocess.pdf

Centers for Medicare and Medicaid Services. (2013). *The Medicare appeals process: Fact sheet.* Retrieved from http://www.cms.gov/Outreach-and-Education/Medicare-Learning-Network-MLN/MLNProducts/downloads/MedicareAppealsprocess.pdf

Centers for Medicare and Medicaid Services. (n.d.). *Appeals process by Medicare type.*

Retrieved from http://www.hhs.gov/omha/process/Appeals%20Process%20by%20 Medicare%20Type/appeals_process.html

Government Accountability Office. (2011). *Private health insurance: Data on application and coverage denials.* Retrieved from http://www.gao.gov/new.items/d11268.pdf

Glomstad, S. (2006). Keeping it covered. *Advance for Occupational Therapy Practitioners, 22*(11), 16.

National Conference of State Legislators (NCSL). (2010). Right to health insurance appeals process. Retrieved from http://www.ncsl.org/documents/health/hrhealthinsurapp.pdf

CHAPTER **26**

會議紀錄

▶ 前言 ◀

　　和前面重複過多次的概念一樣,如果沒有紀錄,就未曾發生。雖然會議紀錄(meeting minutes)會使一些實際上沒那麼正式的會議感覺變得較為正式,但仍必須保存討論內容的紀錄。任何一種類型的評鑑訪查(聯合委員會、復健機構鑑定委員會 [CARF]、健康部門、教育部門等)對機構或部門進行評鑑時,通常會要求檢視會議紀錄副本。有時候是為了確認員工有接獲某些政策和流程的指導;有時候可能是要檢視繼續教育的進行。會議紀錄並可「提供所有團隊成員機會,檢視討論議題最終獲致解決的方式」(Mosvick & Nelson, 1987, p. 169)。

第一節 │ 會議紀錄概述 │

　　大部分的機構、部門或組織均已建立製作會議紀錄的系統。基於銜接的緣故,會繼續使用該系統,且大部分是可行的,但偶爾會有新的記錄者尋求不同的記錄系統。本章將呈現兩種記錄系統。使用的記錄系統通常可反映出該機構、部門或組織的管理風格。

　　會議紀錄也可作為訴訟程序的證據。工作人員對於被通知行政決策或政策改變的時間點可能會存有疑慮。如果員工對於接受的訓練量存有疑慮,時常可使用會議紀錄檢視提供的訓練量(即:關於新政策或流程)與時間點。

　　會議紀錄有時會記載部門、機構或組織的決策行為。在今日會議上提出一年或好幾年前討論的議題,並非罕見。透過紀錄回溯,可以節省討論時間並共

享前次的討論結果。如果並無新增說明，團隊即可進入下一個議題。

第二節 | 共同性 |

所有會議紀錄均含有一些特定的資訊，但格式可能各異。一項對於每份會議紀錄都很重要的資訊就是日期，包括年份。如果沒有載明進行會議的時間，將無法成為一份良好的會議紀錄。會議紀錄也應反映參與會議的人員。如果有記載會議的出席人員和日期，即可證明特定人員在該日已獲通知哪些議題。這些人就無法藉由聲稱無知，進行自我防衛。

討論議題是會議紀錄的主要元素。明顯地，會議紀錄不僅只是列出人員和日期，必須包含某些內容。某些紀錄試著留存完整的討論；某些紀錄則會摘述討論內容。會議紀錄留存的討論內容詳實度，將因地而異。

最後，會議紀錄會涵蓋行動項目。行動項目是人員必須依討論結果進行的工作任務。行動項目的範例包括：

- 由 Ellie 負責清潔冰箱，Chris 負責清潔微波爐。
- 由 Jane 訪視護理人員，說明乳房切除術後患者的計畫修訂。
- 由 Arica 代表部門參加跨專業品質改善團隊，檢視顧客服務改善情形。
- 請 Tanya 連繫副木材料供應商，提供部門在職訓練。

某些組織會遵循最新修訂的羅伯特議事規則（Roberts Rules of Order），作為進行會議的標準方式。羅伯特議事規則也會提供正式會議的會議紀錄指引。依據羅伯特議事規則，會議紀錄是採取行動的紀錄（如：行動和行動修正、指示重點，和主席的裁決事項），而非誰說了哪些話的紀錄。除了採取的行動外，會議紀錄並應包含會議形式、出席人員、會議進行時間、下次會議時間（Parlipro.org, 2013; RobertsRules.com, 2011）。

第三節│寫紀錄│

如果你是會議中負責寫紀錄的記錄人員，你必須負起某些責任。因為記錄討論內容需要大量專注力，一個人很難同時帶領討論並撰寫紀錄。記錄人員在討論內容混淆或離題時，需負責提出釐清（Mosvick & Nelson, 1987）。記錄人員可請團隊確認討論結束時的結論或摘要內容。同時，記錄人員需備妥過去的會議紀錄，因應團隊成員提出閱覽需求。

如果你是記錄人員，請備妥適當的用具並準時與會。如有事先提供議程，可用於準備書寫會議紀錄的格式或大綱（Meetingwizard.org, 2012）。請小心避免將自己對特定主題的看法寫入手中的會議紀錄。盡可能少用形容詞和副詞；會議紀錄閱讀起來枯燥乏味是可被接受的（Effectivemeetings.com, 2004）。代表你觀點的詞彙包括**振奮人心**（inspiring）、**令人關注**（interesting）、**令人驚奇**（wonderful）、**有深刻見解**（insightful）、**無疑地**（undoubtedly）和**反對的**（antagonistic）。

你可用速記法、筆記型電腦或先錄音再抄寫等方式撰寫紀錄。如果使用紙筆記錄，請記得編上頁次。如果你有使用縮寫或個人代碼系統的習慣，請在會議後盡快抄寫為常用的紀錄格式。如果你擺放過久，可能會無法解讀自己的紀錄（Meetingwizard.org, 2012）。如果會議紀錄有其他參考文件，請務必將這些文件附在正式的紀錄後面，或載明文件來源（Effectivemeetings.com, 2004）。

雖然你可能會將紀錄副本發送給出席或應出席會議的人員，通常還是會保留一份作為正式的會議紀錄。某些地方會以三環資料夾保存在辦公室。其他保存方式可能包括網站或電腦的共用資料夾。如果保存紙本副本，某些機構會規範正式文件需要記錄人員親筆簽名。還有某些機構，必須通過董事會或委員會成員審查許可，才會成為正式紀錄。

第四節│格式│

最簡單但或許最被廣為運用的紀錄撰寫方式，是採敘述式的會議紀錄方式。這種格式中，在日期和出席人員清冊後，記錄人員盡量寫下會議中發生的事。可能會涵蓋發表說詞的人員資料。出現新議題時，可將段落進行編碼。

圖 26-1 為敘述式部門會議紀錄的範例。

日期：11-25-13

出席人員：Bay、Kay、Whiz 和 Ging

1. 公告事項

   a. Ellie 表示週五請假並會有代理人協助。

   b. Jane 表示聯合勸募會下週會開始勸募活動。

   c. Gina 提醒同仁本週巡房時間已變更為星期四上午 9 點。

2. 新的患者接送政策

   Jane 報告醫院對於患者接送的新政策。復健治療必須將次一天的時間表在下午 3 點以前，送到各護理單位、醫學造影、檢驗室和患者接送單位。除非時間表另有註記，護理師必須在接送時間前，讓患者著裝、乘坐輪椅並依需要配戴助聽器和眼鏡。接送人員依指定時間前往接送這些準備好的患者。如果有患者尚未準備好，接送人員最長可等候 5 分鐘。如果患者仍未準備好，需由護理人員負責找到志工或親自協助接送。患者必須在排定的回房（或前往其他診間）時間完成治療，如果患者仍未準備好，接送人員最長僅可等候 5 分鐘。超過時間，需由治療師負責找到志工或請其協助接送。Jane 表示，新的政策是鼓勵大家盡量遵循排定的時間表。除非反對聲音過大，這項政策預期在 30 天內生效。接送改善團隊在接下來兩星期，接受書面意見回饋。Gina 詢問是否可追蹤對該項政策的遵從性。Jane 表示可以，接送人員會在每次完成接送時填寫表單。Jane 請支持該項新政策提案的同仁舉手。部門同仁一致明確支持該項政策。並將該政策附加於這些紀錄之後。

3. 感染控制

   Jane 依據醫院政策檢視年度感染控制政策及部門流程。我們檢視洗手流程，每位成員都被要求示範正確的技巧。並對用品和設備的清潔進行討論，包括使用哪種清潔液清潔哪些用品，以及哪些用品需要集中一起滅菌清潔。我們檢視了

圖 26-1　敘述式會議紀錄範例

患者在隔離室的作業政策、何時需穿戴防護裝備（手套、口罩、隔離衣），以及適當的穿脫技術。最後並完整檢視全面性的防護措施。部門的每位成員均簽署年度感染控制訓練確認單。Jane 會負責將這些提交至人力資源部門列入職員檔案。

4. 停車

Jane 請求自願者組成職員停車議題的專案小組。停車抱怨在去年曾經引起廣泛討論。部門每位成員均同意停車問題最近更加嚴重。Ellie 表示曾試著提早 20 分鐘上班，為了尋找適合的停車地點。Arica 表示曾注意到某些職員對於停車位相當激進，有幾次曾經將停車位讓給在檢驗室上班的激進派同仁。專案小組將會檢視現有的停車位置，並在未來考慮替代的停車空間。Arica 自願擔任專案小組召集人。第一次的會議時間訂在下週五下午 2 點 30 分。

5. 預算申請

Ellie 詢問是否有任何預算空間可以採購最新版本的皮巴迪動作發展量表。該測驗擁有新的常模和一些新的測驗項目。我們的競爭同業均已轉換使用較新的版本。我們每個月使用 2 到 3 次，夏季的使用率會更高。這會是一項好的投資。Jane 表示需要更多關於該測驗的成本和訂購資訊。預算還有些額度，但可能不足以購買測驗套組。如果要今年購買，我們可能必須延後或取消其他支出。如果無法納入今年的預算，會列入次年度的優先預算。

📖 26-1　敘述式會議紀錄範例（續）

你會發現這種紀錄寫法會使記錄人員抽筋。需要大量撰寫文字，且並非都是重點。或許某些內容不要寫進部門的會議紀錄會更好（例如：將車位讓給激進的檢驗室職員）。另一方面，如果有部門同仁錯過會議，只需要閱讀會議紀錄就可以對會議有詳盡的了解。

另一種記錄方式也可併入敘述式的格式，但會使用摘述格式取代捕捉每句話語。圖 26-2 是同一次會議但採用不同紀錄格式的範例。

你會發現此類型的紀錄較不占空間，但也提供較少的資訊。摘述格式提供較少的討論內容資訊，但足以得到討論重點，不會長篇大論。

紀錄可採用不同的編碼系統。有時候會採用常見的大綱格式（一、，（一），1，(1)），也有採用數字系統的格式（1., 1.1., 1.1.2., 1.2.）。雖也看過完全未編碼的紀錄，但某種程度的編碼系統，較容易往回尋找特定項目。

日期：11-25-13

出席人員：Bay、Kay、Whiz 和 Ging

1. 公告事項

    a. Ellie 表示週五請假並會有代理人協助。

    b. Jane 表示聯合勸募會下週會開始勸募活動。

    c. Gina 提醒同仁本週巡房時間已變更為星期四上午 9 點。

2. 新的患者接送政策

    Jane 報告醫院對於患者接送的新政策，鼓勵大家盡量遵循排定的時間表。除非反對聲音過大，這項政策預期在 30 天內生效。接送改善團隊在接下來兩星期，接受書面意見回饋。Jane 請支持該項新政策提案的同仁舉手。部門同仁一致明確支持該項政策，並將該政策附加於這些紀錄之後。

3. 感染控制

    Jane 依據醫院政策檢視年度感染控制政策及部門流程。部門的每位成員均簽署年度感染控制訓練確認單。Jane 會負責將這些提交至人力資源部門列入職員檔案。

4. 停車

    Jane 請求自願者組成職員停車議題的專案小組。專案小組將會檢視現有的停車位置，並在未來考慮替代的停車空間。Arica 自願擔任專案小組召集人。第一次的會議時間訂在下週五下午 2 點 30 分。

5. 預算申請

    Ellie 詢問是否有任何預算空間可以採購最新版本的皮巴迪動作發展量表。Jane 表示需要更多關於該測驗的成本和訂購資訊。如果無法納入今年的預算，會列入次年度的優先預算。

📖 26-2　摘述格式會議紀錄範例

　　另一種格式是在紀錄頂端列出議題，並只記錄行動項目。這種格式可節省大量空間。這是一種「夫人，只要講事實*」的格式。如果以行動格式完成前述紀錄，會如圖 26-3 所示。你會發現這種格式有多精簡。對於冗長的會議特別有用。

　　另一種紀錄是綜合後面兩種格式。先摘述議題，然後說明行動項目。例

---

* 　譯者註：美國電視影集《警網》（*Dragnet*）主角偵探傑克維的劇中名言。

日期：11-25-13
出席人員：Bay、Kay、Whiz 和 Ging
1. 議程
　　1.1 公告事項
　　1.2 新的患者接送政策
　　1.3 感染控制
　　1.4 停車
　　1.5 新預算申請
2. 公告事項
　　2.1 Ellie 表示週五請假並會有代理人協助。
　　2.2 Jane 表示聯合勸募會下週會開始勸募活動。
　　2.3 Gina 提醒同仁本週巡房時間已變更為星期四上午 9 點。
3. 行動項目
　　3.1 新的患者接送政策
　　　　3.1.1 部門同仁一致明確支持該項政策。
　　　　3.1.2 查看附件政策。
　　3.2 感染控制
　　　　3.2.1 檢視並簽署年度感染控制確認單，Jane 會負責將這些提交至人力資源
　　　　　　　部門列入職員檔案。
　　3.3 停車
　　　　3.3.1 Arica 自願擔任專案小組召集人。
　　3.4 預算申請
　　　　3.4.1 將由 Ellie 提供新版皮巴迪動作發展量表訂購資訊給 Jane。
　　　　3.4.2 如果可納入部門預算將會進行訂購。

圖 26-3　行動格式紀錄範例

如，停車議題的討論，會記錄為：

4. 停車

Jane 請求自願者組成職員停車議題的專案小組。專案小組將會檢視
現有的停車位置，並在未來考慮替代的停車空間。

行動：Arica 自願擔任專案小組召集人。

最後一種格式如圖 26-4 所示。此格式需要在進行會議前進行某些準備，但可簡化會議期間的記錄作業（Meetingwizard.org, 2012）。預期出席會議的人員名單可列在表單上，並在出席人員前面放上核對欄位（Effectivemeetings.

職能治療部門會議紀錄
日期／時間：11-25-08/3:00 p.m.
出席人員　✓ Bay　✓ Kay　✓ Whiz　✓ Ging

議題	討論	行動	負責人員
公告事項	Ellie 表示週五請假並會有代理人協助。 Jane 表示下週會開始聯合勸募基金。 Gina 提醒同仁本週巡房時間變更為星期四上午 9 點。	無	無
新政策	宣導新的患者接送政策。鼓勵大家盡量遵循排定的時間表。除非反對聲音過大，這項政策預期在 30 天內生效。接送改善團隊在接下來兩星期，接受書面意見回饋。	部門同仁一致明確支持該項政策（出席人員）。	Jane
感染控制	依據醫院政策檢視年度感控政策及部門流程。	簽署會提交至人力資源部門列入職員檔案的年度感染控制訓練確認單。	Jane
停車	醫院正在尋求自願者組成職員停車議題的專案小組，檢視現有的停車位置，並在未來考慮替代的停車空間。	Arica 自願擔任專案小組召集人。	Arica
新預算申請	收到採購最新版本皮巴迪動作發展量表的申請。	將由 Ellie 提供新測驗的訂購成本和選擇。Jane 會檢視是否可納入年度預算。	Ellie 和 Jane

圖 26-4　會議紀錄格式範例

com, 2004）。有些格式會將兩個欄位合併放在右側的行動欄位，並會指定負責該行動的人員。

還有許多其他格式存在，也有許多不同的差異性。記錄時，重要的是聆聽最重要的資訊並確實記錄下來。

◆ **習題 26-1**

- -

使用綜合格式（最後一種）摘述以下會議議題：

1. 第 50 週年慶祝活動委員會議報告

Riva 更新了規劃醫院 50 週年慶祝活動的委員會行動項目。慶祝活動委員會正在尋找成功的案例故事，作為晚上 11 點地方新聞的週系列活動（每天 4 分鐘）。他們想要每天凸顯不同的部門，但 5 天系列報導無法涵蓋所有部門。Rhonda 建議兩年前從格林—巴利症候群（Guillian-Barré syndrome）康復的 Sayed 先生。他目前每年仍會寄送節慶卡片給醫院。Rolanda 建議頭部外傷後進行廣泛復健，且最後成功返家並回到兼職工作的 Hernandez 先生。Robert 建議因為凍傷失去六根腳趾和三根手指的 Hellenberger 女士。委員會也規劃在餐館進行公開參觀日，每個部門可將部門進行的專案放置於展示桌。經過廣泛討論後，決議分享關於 Hernandez 先生的片段，進行復健領域的跨部門對話。Rhonda 自願與職能治療領域的學生一起舉辦成果展示。

議題	討論	行動	負責人員

2. 預算

部門主管 Barb 表示，她發現最近生產力在過去 6 週有下降的趨勢。公司的財務報表看起來不如預期。該部門並非唯一低於預期的部門。公司老闆請各部門提出年度剩餘期間刪減支出 10% 的計畫。Barb 需要同仁提供意見，如何將

刪減所造成的影響降到最低。Bob 提議可以先刪減部門晨會的甜甜圈和咖啡。Belinda 提議職能治療廚房使用優惠券和採購自有品牌。Becky 提議更小心保管彼此的文具避免遺失，並試著節省紙張。Bob 提議必須更謹慎記得輔具費用的支付。Barb 表示這些都是好的提議，但加總起來無法接近預算的 10%。她請每位同仁私下和她討論其他可能性。

議題	討論	行動	負責人員

【摘要】

精準的會議紀錄對於任何職能治療部門都是一項重要的功能，必須在資訊過多和過少之間取得平衡。必須記錄出席人員的姓名、會議日期和行動項目與決策等會議結果。記錄這些會議內容的格式有許多種。雖然每種都有優缺點，請選擇最適合貴機構需求的一種格式。

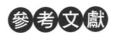

參考文獻

Effectivemeetings.com. (2004). *Meeting basics, how to record useful meeting minutes.* Retrieved from http://www.effectivemeetings.com/meetingbasics/minutes.asp

Meetingwizard.org. (2012). *Taking minutes.* Retrieved from http://www.meetingwizard.org/meetings/taking-minutes.cfm

Mosvick, R. K., & Nelson, R. B. (1987). *We've got to start meeting like this! A guide to successful business meeting management.* Glenview, IL: Scott Foresman.

Parlipro.org. (2013). *The minutes.* Retrieved from http://www.rulesonline.com/rror-10.htm#60

RobertsRules.com. (2011). *Changes in the eleventh edition.* Retrieved from http://robertsrules.com/changes11.html

CHAPTER 27

補助金申請撰寫

▶前言◀

　　職能治療服務一般是由第三方付費者支付，例如美國聯邦醫療保險和管理式照護機構，或透過學校提供服務。在新興領域提供職能治療服務不一定可以申請第三方付費。在任何職能治療計畫中，可能會有服務對象無法負擔需要的服務或設備。可書寫補助金申請，協助承諾支付新計畫的開辦成本，或設定資金帳戶幫助服務對象支付服務和／或設備。比較少會針對既存計畫的持續性開銷提供補助。

第一節│何謂補助金│

　　補助金（grants）是具有特定用途的特定額度資金。補助金可以由政府機關或私人組織提供。無論資金來源為何，補助金只會提供給提出申請者。提供補助金的組織將可決定符合補助的資格條件（Doll, 2010）。補助金的對象可能包括大學、社區機關、學校、健康設施或其他符合補助規範的組織。申請補助金的組織必須在文件中敘明符合補助條件的資金使用目的及使用方式。

　　有不同類型的補助金可以申請，重點在於補助金符合尋求補助的專案計畫。研究補助金如你所料，補助範圍為研究專案（Doll, 2010）。教育補助金補助主要目標為教育的族群計畫。訓練補助金的標的為發展和進行特定族群的訓練。計畫補助金支持新計畫或新專案的規劃過程。示範補助金直接提供計畫執行經費，尤其是依據文獻記載已知能夠成功的計畫（Doll, 2010）。

第二節│尋求資金補助的機會│

有幾個管道可以尋求補助基金的機會。網際網路差不多有上百萬個與補助金文件書寫有關的網站。有些網站聚焦在補助金書寫技巧，但許多具有申請特殊補助金的特定說明。表 27-1 列出挑選後的網站，以及該網站的資訊類型。

如果你服務的機構設有研發辦公室，該辦公室的人員可提供許多協助。醫院和非營利企業通常設有研發辦公室，這些辦公室人員可協助你找出資金來源、協助你撰寫補助申請，以及某些情況下，確實可為你募集資金。這些人員有許多和補助單位往來的經驗。他們知道其中的交涉技巧。和研發部門人員建立友善工作關係對於尋求資金補助是有幫助的。沒有什麼比其他部門員工向外

表 27-1　資金補助相關網站

網址	機關或組織	內容類型
www.grants.gov	聯邦政府	提供搜尋功能的聯邦資金補助機會列表。
www.foundationcenter.org	基金會中心	基金會名錄。 提供線上以及教室內關於尋求基金補助的訓練計畫。 提供訂閱服務。 提供基金會搜尋功能。 資金補助尋求的免費教學。 資金補助撰寫過程所使用到的線上圖書館。
www.fundsnetservices.com	補助金撰寫資源	資金申請和補助撰寫資源。 資金運用與計畫書撰寫指引。
www.tgci.com	資金申請中心	資金資訊和資金申請訓練。 涵蓋狀態搜尋引擎的資金來源。
http://grants.nih.gov/grants/oer.htm	國家衛生研究院（聯邦政府）	申請國衛院（NIH）資金的大量資訊。
http://www.middlebury.edu/offices/support/grants/grants_index	米德爾伯里學院	提供資金準備建議。 資金補助撰寫資訊網站連結。

尋求資金補助而未諮詢研發部門同仁意見，更使他們感到生氣的了。研發部門必須了解可向外部申請捐贈或資金補助的時機，便於掌握補助單位該年度的補助內容。在這種情況下，他們扮演募集資金的守門人。

第三節｜一般補助金申請撰寫要領｜

補助金申請是一種競爭過程。資助單位通常可提供補助的金額會低於申請單位提出的總額。這表示需要設立條件，幫助引導決策。重點在於補助金的每位申請者必須了解用於判斷誰可以通過補助金申請的條件，並利用這些資訊撰寫補助金申請計畫（Fazio, 2007）。補助金申請條件各異，重點在於配對你申請補助金的理由和資助者進行補助決策所使用的條件是否吻合。例如，如果你想要資金幫助啟始一項針對移民家庭青少年孩童學習工作技能的計畫，申請主要目的為資助藥物依賴成年人計畫的資金補助，對你本身和資助者都是浪費時間的事情。雖然你提案服務的某些青少年可能會有藥物依賴的問題，但是以自給自足為中心支持計畫的資助單位，可能對你的提案會比較有興趣。

提供補助金的單位和機關稱為委託人（Doll, 2010）。委託人透過**需求建議書**（request for proposals, RFP）的過程，讓各界知道他們有資金可提供補助。RFP 通常會載明資金補助的規範，包括補助目的、資助的計畫或專案類型、資金申請期限、可申請金額及資金申請流程（Doll, 2010）。

申請補助金時，有兩件必須牢記的最重要事情就是遵循說明且流暢易讀，必須潤稿再三。雖然這些看起來是簡單且明顯的要領，但對於補助金申請流程具有絕對的關鍵。補助金提供單位會提供說明給有興趣申請補助金的人。通常會有好的理由支持為何需向申請者說明補助金的應用範圍，即使申請者認為有更好的方式，仍必須遵循這些說明，包括申請期限。你必須讓補助金提案的讀者喜歡你的提案。補助單位會棄而不看未遵循說明提交的補助金申請（Doll, 2010）。

盡可能在你的補助金應用中，反映 RFP 使用的專業用語（Doll, 2010）。了解什麼是資助者想要資助的範圍，並釐清你的計畫和資助性質的相配性。請

小心選用資助單位能夠了解的用語（Doll, 2010）。閱讀你的補助金申請書的人，可能不是職能治療師，因此宜避免使用職能治療專業術語。

潤稿可確保不會出現錯別字、文法或拼字錯誤、格式鬆散或列印品質不良（即：印表機墨水不足）。如本書多次提及，別人會以你的書寫文件對你和你的計畫形成印象。要讓他人看起來具有競爭力並且能夠執行提案計畫，你的文件必須具備競爭力並展現專業。不僅是提案作者需要潤飾提案計畫書，由另外一組人員進行潤飾會是很好的概念（Doll, 2010）。你必須讓申請文件看起來很優良。

雖然補助金申請單位會有不同的特定說明事項，通常會第一時間閱讀的是自薦信。自薦信需要提供足以吸引讀者興趣的資訊，並讓讀者想要將其餘提案內容看完。務必將你的自薦信寄給正確的人員或委員會。請確認自薦信使用正確的信箋，並由貴計畫／雇主最高職權長官簽署姓名。試著將自薦信保持在一個頁面。該頁面的排版和視覺品質可以定調讀者對提案計畫的排序位階。

從摘要展開你的補助金申請（Doll, 2010）。透過摘要盡量精簡說明你的提案內容。摘要可濃縮彙整提案內容的需求性、涉及的專案內容、專案的受益者、重要性以及總成本。RFP 會指定需要放入摘要的內容需求和字數限制（Doll, 2010）。有許多資訊需要濃縮到一或兩頁，必須明確、直接且不需任何鋪陳。

第四節 | 撰寫補助金申請文件資助新計畫 |

依據 Doll（2010），補助金申請的說明部分一般可分為八要項，如圖 27-1 所示。除了說明部分外，大多數的補助金也需提供預算和補充文件。因為每種補助金都不同，可納入其他說明要素，例如預算合理性或計畫或專案團隊說明；雖然某些補助者會將這些列在補助金申請的獨立段落。仔細閱讀 RFP 可讓你知道補助者會進行的討論內容，以及字數或頁數限制（Doll, 2010）。

- 背景說明
- 問題闡述（需求陳述）
- 理論基礎（證據）
- 長期目標、短期目標、活動及結果
- 執行計畫
- 期程
- 評鑑計畫
- 宣導計畫

圖 27-1　補助金提案計畫說明

資料來源：Doll, 2010.

背景

可在此說明你的計畫需求、提供服務的對象，以及計畫提供的支持（Doll, 2010）。在這個段落，你可提供所擬計畫的服務對象人口學分析。有時候會在本段落進行文獻回顧。務必使用 RFP 指定的引用格式，將任何文獻回顧及其他地方使用到的參考文獻納入補助金提案書（Doll, 2010）。說明計畫任務。藉由閱讀提案計畫的任務和說明，讀者可對你想要完成的事情形成良好的概念。

在你的補助金提案書內，必須說明貴單位對於你將要開辦的業務所持立場（Davis, 2005）。在此可清楚陳述你對提案內容的投入程度。不要假設讀者對貴機關或單位的認識程度，直接說服讀者信任貴單位會善用補助金（Davis, 2005）。如果過去曾經發展其他相似專案，請說明成功的經驗。

大多數的資助單位都需要了解他們的資金會用於支持可嘉惠社會的某部分族群。你可決定是否要明確說明提案計畫的效益。了解資助單位的任務和目標，並與你的提案相連結，將會是有幫助的（Doll, 2010）。你可說明如果提案未獲資助，會發生什麼事。

問題或需求陳述

問題或需求陳述可用於支持所提計畫的必要性。依據 Doll（2010）所述，

「問題陳述必須直接和計畫相關」（p. 209）。本段落必須著重於提案計畫能夠處理的問題。你必須確保閱讀提案計畫的讀者，能夠非常清楚所提計畫將要處理的特定需求（Doll, 2010）。請確認你想要處理的需求不可過於龐大而超出所提計畫合理所及範圍。換言之，如同品質改善專員過去對我說的：「你無法透過每次煮沸一茶匙水，而將整個海洋煮沸。」

理論基礎

雖然並非所有補助金申請所必需，理論基礎可讓補助金審查者了解所提計畫受到證據支持（Doll, 2010）。透過理論方法支持所提計畫的執行策略，並提供證據支持。如此可讓審查者了解你對於佐證資料相當熟悉（Doll, 2010），表示你學識豐富並具備競爭力。

長期目標、短期目標、活動及成效

資金補助者會想要了解你的計畫內容以及執行方式（Doll, 2010）。長期目標、短期目標、活動及成效彼此之間必須具備明確的關聯性。長期目標包括計畫的延伸用途，且必須與問題或需求陳述間呈現明確的連結。常見的補助金申請會列舉三項長期目標。短期目標是比長期目標具體，說明達成長期目標的步驟（Doll, 2010）。短期目標必須可以測量，並以本書第 15 章的格式說明撰寫。活動是達成長期目標與短期目標所將執行的特定行動（Doll, 2010）。成效為計畫將達成的成就，會在評鑑計畫內，對成效進行評值（Doll, 2010）。

例如，如果你針對手部受傷音樂家發展計畫，長期目標可能是提供有助於恢復對極細微手指活動敏銳度的特殊需求計畫。計畫的短期目標可能是：

- 90% 參與計畫的音樂家對該計畫的自評滿意度為非常有幫助或太棒了。
- 在 1 到 10 分的量尺上，有 85% 的參與者在自評彈琴的疼痛程度時，至少緩解 2 分。
- 介入後 6 個月的再受傷率低於 20%。

執行計畫

　　本段落要讓補助金審查人員知道專案內容、提供的服務、提供的方式與地點，以及完成的時間（Doll, 2010）。其中包括如何招募計畫參與者，以及計畫工作人員。在本段落也會說明執行過程可能遭遇的挑戰，以及處理因應方式（Doll, 2010）。

　　提供空間、用品和設備、工作人員及服務遞送方法等資訊。敘明需要使用的所有空間、設備和用品。你可以將項目略做分類。例如針對音樂家的復健計畫，你可表示需要各種副木材料。通常這樣的說法對於小項目是可被接受的。針對高價項目，例如測驗工具或特殊設備，就需分別詳列。以平方公尺說明空間需求，以及各空間的用途。如果你想要，可說明該空間的空間規劃。說明執行補助金的工作人員與執行方式（Doll, 2010）。換言之，說明你將要執行的內容以及執行人員（Davis, 2005）。如果你想要將補助金使用在計畫開始時的人員薪資，請說明未來補助截止後，如何支付人員薪資。可將工作人員履歷、詳細的政策和流程、設備和用品清冊放入補助金提案計畫書的附件補充文件（Doll, 2010）。

期程

　　透過期程，向補助金審查人員說明執行事項與時間點（Doll, 2010）。按時間排序呈現執行的行動。以視覺化方式呈現計畫，會是有幫助與簡潔的方式（Doll, 2010）。

評鑑計畫

　　評鑑計畫是要讓補助金審查人員了解你如何知道你的計畫執行與預期相符；計畫的效益如何（Davis, 2005; Doll, 2010）。這是一個展現計畫主持人可信賴程度的機會。在評鑑計畫中說明你會蒐集哪些資料，幫助判斷計畫是否達成長期目標、短期目標和結果（Doll, 2010）。確認評鑑計畫與所提計畫內的長期目標和短期目標相一致。請指明評鑑流程中的工作分配。

宣導計畫

此段落說明將向哪些人及如何傳達計畫成果（Doll, 2010）。通常會向參與者、計畫工作人員或更大的社群進行報告。可以透過新聞、簡報、學術刊物或年會報告進行（Doll, 2010）。

◆ **習題 27-1**

- -

為以下計畫撰寫一項長期目標和兩項可評量的短期目標。

1. 你的診所正在為無法在暑假接受學校式服務的學齡孩童規劃暑期活動。將著重於書寫、運動和社交技巧。

2. 你想要開展非營利組織，幫助發展遲緩成人的工作技巧。

3. 醫院想要你針對進行乳房切除術和乳房重建手術後的女性發展一項計畫。

預算

補助金提案的預算段落在敘事說明段落中占有重要的角色。資助單位可能會要求和提案計畫一起提交預算表。你申請資金的每項預算項目均需在敘事欄位敘明理由；預算表不應讓人吃驚訝異。所提預算為將計畫傳輸給服務對象的成本估計。因為是估計，你不需將成本壓低到極致；可以四捨五入到最近的整數單位，或如果處理的是大金額數值，可處理到最接近的百元或千元單位即可。如果提案計畫會以其他形式支付（非出自補助金），請說明資金來源。計算薪資時，請記得涵蓋福利項目，例如健康保險、給薪假等。請勿納入無法說明的預算項目，例如「雜支」或「其他」支出。請勿申請超過實際需求的金額。

預算考量一般會涵蓋兩種類型的支出：直接成本與間接成本（Doll, 2010）。直接成本指的是由補助金資助的部分。間接成本則與補助金執行無關，但卻是組織接受補助的例行運作所需，例如：租金、暖氣及其他用具和行政人員薪資。間接成本有時也稱為管理費用或行政費用（Davis, 2005）。

某些資助單位需要了解所有收入和支出來源（Davis, 2005）。補助單位想要了解是否有其他單位資助該專案。實得收益是你想要從服務提供過程中換取到的收益。例如，你會請民眾付費購買服務，補助單位需要了解會產生的收入有多少。邊際收入可能是其他來源（補助單位以外）的現金或實物捐贈。實物捐贈是現金以外的物品，例如捐贈貨品、志工服務時間或折扣優惠。例如，如果塔吉特（Target）或沃爾瑪（Walmart）* 同意將清潔用品折扣 25% 給你，你可將 25% 的數值列入實物捐贈（Davis, 2005）。

補充文件

除了資助單位和敘事提案計畫書要求的表單外，你可能會想要在提案計畫書內補充支持文件。這些文件歸屬於提案計畫後面。一些放入附件可能會有助益的項目如圖 27-2 所示。

- 說明提案計畫運作類型的文件（營利、非營利、慈善等）。可能是 IRS 決定書，確認免稅狀態、合作認證、組織條例。
- 重要工作人員的履歷或自傳。
- 前一財會年度的財務報表（如：利潤表、損益表）。
- 組織外部人員的支持信函（幾個就好）。
- 計畫會使用到的空間規劃。
- 設備與用品清單（摘要於提案書本文）。
- 空白表單範例。
- 工作說明。
- 邏輯模型（資源、活動和結果間的關聯圖示）。

圖 27-2 附件內容建議

資料來源：Davis (2005); Doll, (2010).

---

* 譯者註：美國零售業巨頭。

明顯地，彙整完整補助金提案計畫書，需要縝密的規劃且需花費許多時間。開始撰寫前做好規劃，過程中可以省下更多的時間。了解資助單位在提案計畫書內尋找的重點。盡可能先閱讀該單位過去曾資助過的提案計畫書。過程中，切勿遲疑對資助單位提出問題（Doll, 2010）。務必保存所有寄出文件的副本（Doll, 2010）。電子郵件或傳真文件通常最好保留紙本副本；不過，紙本送達資助單位的所需時間會比你想像的還要久。請以你想像時間的兩倍時間，預留給紙本傳送到資助單位的所需時間。

第五節 | 撰寫其他類型的補助金申請書 |

你可能會撰寫補助金申請書的其他計畫類型，包括針對沒有保險可以支付服務費用的服務對象設立資金、幫助家庭購置第三方付費者未給付的必須輔具、資助想要進行的研究主題或論文。你可以撰寫補助金申請書讓診所購置特別昂貴的設備。這些目的的補助金申請比申請新計畫的補助金申請書簡易一些。

如同新的計畫補助金申請書，你需遵循資助單位的補助金申請流程開始進行。你需小心選用字詞，讓所有讀者可以了解你的申請計畫書目的。自薦信和執行摘述也會附在提案書的敘事說明部分。

敘事部分應說明建立資金或購買設備的必要性。提供所有蒐集到的文件，說明該服務或設備的需要性。你可同時訴諸於事實（依據資料）和情感（依據感受、動人心弦），說明需求。例如，如果你針對缺乏保險的服務對象設立資金，你可說明在你所服務的社群中有多少比例的人缺乏保險、無法支付服務費用的服務對象人數。你也可說明無法取得該服務的服務對象將會生活於痛苦之中，可能比較容易讓自己再受到傷害，並對家人造成負擔。

因為提供補助的資助單位需要知道提供計畫資金補助，能夠對社群造成的效益為何，你必須詳盡說明預期效益。或許新的設備可讓你更能精確評量失功能狀態。或許資金可讓家庭為重度障礙孩童購置客製化的座椅裝置。或許該資金可讓服務對象在重返工作前完整復健，降低再受傷的可能性。

如果你為研究計畫尋求資金，你的補助金申請書可能會有不同格式。研究通常為特定一段區間，且在資助結束後不須說明如何延續計畫。你可能需要說明研究目的、研究的潛在效益和風險、研究費用、進行結果報告或發表的地方，以及進行該研究的資格條件相符性。依據申請研究補助的單位是學院或大學、美國職能治療學會（American Occupational Therapy Foundation, AOTF）或國家衛生研究院（NIH），需要提供的資訊內容會有所不同。

◆ 習題 27-2
----

1. 前往 AOTF 網站（www.aotf.org），找出論文研究補助金申請。

2. 接著找出 AOTF 的研究排序。

3. 前往明尼蘇達州基金委員會（Minnesota Council of Foundations）共同基金申請書（www.mcf.http://org/mcf/grant/applicant.htm），找出表單各段落需要的資訊格式和類型。

4. 比較兩種補助金申請流程和所需資訊類型的異同。

◆ 習題 27-3

以下關於補助金撰寫過程的敘述，哪些是對的，哪些是錯的？

1. _____ 在摘要部分，花時間詳細說明提案計畫目的。

2. _____ 在提案計畫書內，提及資助單位建立的所有審查條件。

3. _____ 在過程中提出許多問題是好的做法。

4. _____ 提供良好裝訂包裝的提案計畫書，比內容書寫良好更重要。

5. _____ 期程進度可以概略訂定，不須明訂。

6. _____ 長期目標可以粗略，也不用評量。

7. _____ 短期目標需符合 RHUMBA 標準。

8. _____ 你必須說明所提方案會對目標群體造成影響。

9. _____ 計畫評鑑標準需詳述在提案計畫書的其餘部分。

───────【摘要】───────

　　尋求補助金資助新計畫時，重點在於撰寫良好、完整與特定的提案內容。提案計畫書必須涵蓋資助單位需要的資訊。雖然大部分的資助單位均有大致相似的資訊與格式要求，各單位仍有部分獨特性，因此需依資助單位客製提案需求。很重要的是，申請補助者必須遵循資助單位的說明進行申請。自薦信可幫助資助單位對你的提案計畫產生興趣。必須在提案計畫的某部分，說明計畫目的、緣由、方式、步調和費用支出。補助金提案必須依資助單位和補助類型客製化準備。

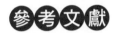

Davis, B. (2005). *Writing a successful grant proposal.* Retrieved from http://www.mcf.org/system/article_resources/0000/0325/writingagrantproposal.pdf

Doll, J. (2010). *Program development and grant writing: Occupational therapy making the connection.* Sudbury, MA: Jones Bartlett.

Fazio, L. S. (2007). *Developing occupation-centered programs for the community: A workbook for students and professionals* (2nd ed.). Upper Saddle River, NJ: Prentice Hall.

CHAPTER **28**

政策和流程

▶ 前言 ◀

　　每個組織都必須讓所有人了解他們的期望為何。人們需要了解公司的政策以及可被接受的做事方法。這就是政策和流程手冊的由來。它們可幫助員工了解公司需要員工做什麼，而不需在執行每件事情前都先詢問主管。政策和流程手冊可用於「規範、指導、告知和引導」員工（Department of Children's Services [DCS], State of Tennessee, 2013, p. 5）。可用於訓練新進員工或作為較資深員工的參考（University of California Davis [UCD], 2011）。並設定或釐清界限，在審計或訴訟中提供員工保護（DCS, 2013）。

　　授證機構、機關或計畫前（發證、認證或立案），提出授證狀態建議的訪查人員，一定會查看政策和流程手冊。手冊可透過書面資料呈現組織如何和員工進行職場期望溝通。大型組織可能會有許多的政策和流程，且分部門訂定。小型組織可能是一本含有各部門章節的手冊。

　　職能治療工作人員通常會擬定自己的部門政策和流程。這有些類似部門新政策和流程的某種同意程序。由職能治療從業人員組成的組織，也會受政策和流程引導。美國聯邦醫療保險、美國州醫療輔助和其他付費者亦有政策和流程手冊，說明職能治療從業人員及其雇主必須完成的事情，以正確提送可獲得支付的帳單。

第一節｜政策｜

　　政策讓員工知曉公司在特定議題上的定位。某些政策需受法律或認證機關

的規範。例如，聯邦法規範雇主需訂定反歧視政策。認證機關可能會規範感染控制方面的政策。

除了說明公司期望外，政策通常會說明哪些人必須遵循政策。不會提及個別姓名，可能是職務列表或載明所有員工均需遵循。例如，感染控制政策會是所有員工的責任，而電子設備校準可能是電子工程師的責任。

通常，政策包含政策目的說明（Page, 2002）。安全性政策可能是為了維護職員的健康。服務對象排序的政策目的是為了維護服務對象和工作人員的公平性，並將資源使用最有效化（工作人員和空間）。目的並非一定能夠說明清楚。如果該政策是法律或認證機關規範，可在目的說明列舉條文或標準編號。

最後，每項政策需要生效日期（Page, 2002）。任何政策修訂也需註明日期。有時手冊封面或封底會附上部門主管或機關主管簽名的簽名頁面，表示所有政策和流程均已經過組織許可。

第二節｜流程｜

流程會詳細說明遵循政策所需執行的步驟。感染控制流程會包括洗手、使用防護衣物（例如口罩、隔離衣、手套）、感染廢棄物處理、清潔血液或體液潑濺等說明。排診流程包括說明如何分配服務對象給特定工作人員、排診紀錄、如何約診與取消等。政策說明該做什麼、流程說明如何做。因為職能治療從業人員具備工作分析的背景，擅於拆解工作步驟，而這正是撰寫流程所需要具備的技巧。

第三節｜撰寫政策和流程｜

清楚、詳盡與完整撰寫政策和流程是很重要的，避免對政策的錯誤解釋。讀者應能快速、輕易找到重要資訊。隨著科技和法律的演變，必須進行政策和流程修訂。圖 28-1 為紀錄的即時性政策和流程文件範例。圖 28-2 和圖 28-3 則是撰寫政策和流程的樣板範例。

紀錄的即時性
職能治療部門

政策：需依據下述排程即時完成紀錄。

適用：所有職能治療師和職能治療生。

負責單位：職能治療管理者

目的：為確保能即時完成健康紀錄。

生效日：2004 年 1 月 1 日；2009 年 1 月 2 日修訂；2013 年 1 月 2 日修訂

流程：

1. 職能治療師需於收到醫囑後 24 小時內，確認內容並將其置入服務對象的醫療紀錄內。
2. 在服務對象第一次訪診後 48 小時內，由職能治療師完成評估摘要並歸入醫療紀錄內。
3. 接觸紀錄需在訪診當時由進行訪診的職能治療師或職能治療生完成。
4. 缺診須在當天由為服務對象排診的職能治療師或職能治療生記錄在當天的缺診紀錄上。
5. 由職能治療師至少每 90 天撰寫一次重新評鑑／照護計畫修訂。
6. 由職能治療師在終止服務後 48 小時內撰寫出院摘要。
7. 可由職能治療部門的任何同仁或護理站的單位協調人員整理職能治療文件。

圖 28-1　政策和流程範本

政策和流程主題

生效日（修訂）：

政策：

適用範圍：

負責單位：

目的：

流程：

圖 28-2　政策和流程樣板範例，簡易版

政策和流程		編號	
		訂定日期	
		修訂日期	
		審核	
目的			
定義（或從這裡刪除，將定義放在手冊後面另闢章節）			
政策			
受影響的職務			
負責單位			
流程			

圖 28-3　政策和流程樣板範例，正式版

資料來源：Page, S. (2004).

　　注意，政策和流程範本中的寫法是用直截了當、簡化的用語。政策說明管理原則，流程說明遵循政策所需要的作業（UCD, 2011）。避免使用很快會過時的用詞或名稱。讀者無法了解的用語（尤其是新進員工），均需在政策右側立即提供定義。有些人建議在各政策提供書面定義章節，包括縮寫和字母縮寫詞，以及技術性名詞（DCS, 2013; Page, 2004）。其他也有在政策和流程手冊另闢章節提供手冊使用到的術語和縮寫字定義。

　　蒐集組織內既有文件，對於展開政策和流程撰寫會是有幫助的，例如願景、任務、策略計畫（Page, 2002）。組織圖表有助於判斷組織內部人員應由誰向誰進行報告。這些文件可以解答：

- 我們的業務為何？
- 我們的服務對象是誰？
- 服務對象的需求？
- 我們想要的市場定位為何？

　　政策最好能夠反映組織的願景、任務和策略計畫（Page, 2002）。透過這

些文件加上與組織內主管和管理者的討論，有助於找出發展政策和流程的引導原則（價值與信念）（Page, 2002）。

　　一旦你備妥所有可以提供政策和流程發展的引導文件後，即可發展政策和流程手冊的整體架構。此時你需要決定是否將政策和流程分冊撰寫或共同集合於一冊。本章接下來的部分假定你採用集合在一起的政策和流程手冊。同時也假定在手冊後面另闢定義、縮寫和字母縮寫字的章節。

　　撰擬流程時，重要的是必須了解責任和當責的程度（DCS, 2013）。責任和當責程度會決定你的用字遣詞。政策可以規定、建議、選擇或單純排序事件。表 28-1 為流程用詞選擇和責任與當責程度間的關聯性。

　　Braveman（2006）建議將政策和流程集中於一冊，包括以下內容：

- 政策宣言。
- 政策和流程目的。
- 列出政策和流程適用的職員清單。
- 應遵循流程。
- 需負責督導政策和流程的職務列表。
- 檢視政策和流程的日期。

　　接下來會發展手冊目錄，需要命名並統整需要撰寫的政策和流程。會以草擬的程序完成。只有完成所有政策和流程撰寫並通過審核後，才會完成目錄定稿（Page, 2002）。每項政策和流程也可賦予編號，便於找出政策和流程。圖28-4 為私立職能治療所的政策和流程手冊目錄範本。

表 28-1　流程用詞選擇

責任和當責程度	使用的動詞
規定	必須
建議	應該
選擇	可以
事件排序	會

資料來源：DCS (2013).

封面

認可*

第 I 部分：支持性質文件

　1. 任務聲明

　2. 願景聲明

　3. 策略計畫

　4. 組織圖表

　5. 引導原則

第 II 部分：人員政策

　1. 僱用

　2. 背景查核**

　3. 薪資和福利

　　a. 發薪日

　　b. 薪轉銀行

　　c. 帶薪休假（paid time off, PTO）

　　d. 健康和牙科保險

　　e. 壽險

　　f. 失能保險

　　g. 繼續教育

　　h. 產假

　　i. 陪審職責

　　j. 休假

　4. 藥物和酒精濫用

　5. 性騷擾

　6. 延長工時

　7. 工作排程

　8. 反歧視

　9. 利益衝突

　10. 隱私保障

圖 28-4　私立職能治療所政策和流程手冊範本

---

* 　譯者註：approvals，指序或前言。

** 譯者註：學經歷、無刑事紀錄、健康檢查等。

11. 行為準則

12. 申訴

13. 職場禮儀

14. 電子郵件和網路存取

15. 績效考核

16. 員工安全

17. 鑰匙門禁

18. 服裝守則

19. 餽贈

20. 離職

第 III 部分：臨床

1. 感染控制

　a. 清潔排程

　b. 清潔用品使用

　c. 洗衣、手套、隔離衣和口罩

　d. 血液和體液潑濺

2. 設備維護

3. 紀錄

　a. 轉介／醫囑

　b. 評鑑

　c. 介入

　d. 結案

4. 與醫師、合格的諮商員和其他參與服務對象照護的專業人員溝通

5. 與服務對象溝通

6. 實證臨床

7. 服務收費

8. 用品收費

9. 方案評估

第 IV 部分：行政

1. 收案

2. 出席

3. 記帳

圖 28-4　私立職能治療所政策和流程手冊範本（續）

```
   a. 服務
   b. 用品
   c. 申訴
   d. 美國聯邦醫療保險
   e. 美國州醫療輔助
   f. 照護管理
   g. 私人保險
   h. 自費
   i. 其他支付
 4. 未投保服務
 5. 用品和設備訂購
 6. 服務對象資訊隱私保障
 7. 紀錄留存
 8. 結案報表存放
```

📷 28-4　私立職能治療所政策和流程手冊範本（續）

　　政策和流程撰寫專家 Stephen Page（2002）建議，可提供三種目錄讓讀者透過三種方式找出需要的政策和流程：

- 功能分類（例如人員、臨床、紀錄）。
- 字母順序排目。
- 政策／流程編號排目（例如 I.A. 2、V.12、III-1.5）。

　　完成至少一種格式的目錄時，請找出撰寫每項政策和流程的格式。撰寫政策和流程的格式必須符合組織類型、大小和複雜度等需求。各組織可能會有不同的項次排序，但組織內部應有相同且一致的排序（Page, 2002）。

　　政策和流程通常會經過某種同意程序。取決於組織大小和複雜度，各項政策和流程可能由業務單位主管、董事會或政策和流程審查委員會進行同意，並將同意敘明於手冊封面或各項政策和流程的第一頁。

◆ 習題 28-1

- -

請為以下政策撰寫一項流程。

生效日：2004 年 1 月 1 日；2010 年 1 月 1 日修訂；2013 年 1 月 1 日修訂

政策：職能治療人員會在服務對象訪診之間洗手

適用範圍：所有職能治療師和職能治療生

負責單位：職能治療管理者

目的：盡力預防傳染疾病擴散

流程：

◆ 習題 28-2

- -

請為以下流程撰寫一項政策。

生效日：2004 年 1 月 1 日；2010 年 1 月 1 日修訂；2013 年 1 月 1 日修訂

政策：

適用範圍：所有職能治療師和職能治療生

負責單位：職能治療管理者

目的：確認紀錄符合法律規範標準

流程：

1. 記錄每次個別介入療程。
2. 可由職能治療師或職能治療生撰寫與歸檔訪視／接觸紀錄。
3. 接觸紀錄必須說明使用到的活動或技術，以及服務對象的參與度。
4. 接觸紀錄必須說明任何提供給服務對象的輔助器具、義肢或矯形裝置，以及服務對象的照顧者是否了解裝置使用及保養維護方法。
5. 所有紀錄均必須簽名並經過撰寫者認可。
6. 所有紀錄均必須記載完成紀錄的日期和時間。
7. 所有由學生完成的紀錄均必須由學生的指導老師共同簽名。

第四節 | 政策和流程的檢視與修訂 |

　　無論政策和流程寫得多麼漂亮，都需要定期檢視和修訂，如果法律和規範改變且會影響工作方式，或出現新的技術且會影響你的臨床實務，則需更頻繁的檢視和修訂（DCS, 2013）。修訂政策和流程時，同時呈現新舊版對照，對於檢視新政策會是有幫助的。一個方法是對舊版文字使用刪除線字體，並對提出的新用詞採用紅色字體。大多文字處理程式的追蹤修訂都有此功能（DCS, 2013）。

─────────── 【摘要】 ───────────

　　政策和流程讓員工了解應該做什麼以及如何做。需要即時更新。會採用簡單、直接、清晰的用詞。任何職能治療部門的同仁均可能被要求撰寫政策和流程。某些政策和流程會受到法律和認證標準的規範。除了遵循法律和標準，政策和流程手冊可作為訓練工具和疑問或問題的資源使用。

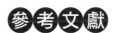

參考文獻

Braveman, B. (2006). *Leading and managing occupational therapy services: An evidence-based approach*. Philadelphia, PA: F.A. Davis.

Department of Children's Services, State of Tennessee. (2013). *Manual for developing and maintaining DCS policies and procedures*. Retrieved from http://www.state.tn.us/youth/dcsguide/manuals/ManualForDevelopingPoliciesandProcedures.pdf

Page, S. (2002). *Best practices in policies and procedures*. Westerville, OH: Process Improvement Publishing.

Page, S. (2004). *7 Steps to better written policies and procedures*. Westerville, OH: Process Improvement Publishing.

University of California Davis. (2011). *Guide to writing and maintaining campus-wide administrative policy*. Retrieved from http://manuals.ucdavis.edu/resources/GuidetoWritingPolicy.pdf

CHAPTER 29

職務說明

▶ 前言 ◀

「這不在我的職務說明範圍內。」

「我不想做這個！」

「她真的不可以期待我去做那件工作。」

「妳要我做什麼？」

　　這裡所引述的人士，看起來都很不快樂。他們似乎都面臨著實際工作內容和想像的工作內容出現落差的問題。或許他們在受僱時，並未閱讀職務說明。或許他們有讀職務說明，但並非最新或精準的版本。可能他們的職位並無職務說明存在。無論是何者，明顯可以看出需要有督導和職員一起發展或修訂職務說明內容。最新且書寫完善的職務說明，有助於避免引發批評的情境。

　　職務說明（也稱做職位說明）是正式文件，可識別部門、組織或公司內特定職位的資格、職責和責任。運用在僱用過程中，可配對求職者與該工作的要求，並發展出面試問題（Liebler & McConnell, 2012; Mader-Clark, 2007）。佛羅里達州勞動力中心（Workforce Central Florida, 2007）表示：「對於受僱者，職務說明是地圖與安全護欄」（p. 1）。在受僱者面試過程，會使用職務說明去比較受僱者的表現和該職位所預期的表現。其他使用職務說明的例子包括受僱者導覽、訓練及報酬決策（Liebler & McConnell, 2012; Mader-Clark, 2007）。

　　可能會請在人體工學、傷害預防和風險管理，或功能性能力和勞工復健領域服務的職能治療師撰寫職務說明，或向撰寫職務說明的人員進行諮詢。撰寫

職務說明的一項重要技巧，在於能夠將作業或活動拆解為最基礎的部分。職能治療師因為具備活動（或工作）分析的技巧，可以做得很好。

第一節│法律與法規規範│

職務說明為法定文件。可用於法庭上涉及合理調整（如：涉嫌違反美國障礙法 [Americans with Disabilities Act, ADA]）、就業歧視、解僱及其他僱用相關法庭案件的訴訟過程。外部認證機構會將機構的職務說明書視為認證過程的一部分。作為法定文件，需定期檢視職務說明，確認符合現況並與臨床實務一致（Mader-Clark, 2007）。圖 29-1 列出遵循法律和法定規範下，撰寫職務說明時的應該和不應該。

公平勞工標準法（Fair Labor Standards Act, FLSA）需要規範雇主寫出哪

應該	不應該
• 應該使用動詞來標示職務。 • 應該具體、精準與清晰描述職務。 • 應該清楚識別哪些是該職位重要的職務。 • 應該包含工作對生理、心理和環境面向的要求。 • 應該指定該職位的督導職責（如果有）。 • 應該小心選擇用詞。 • 實際使用前，應尋求職務說明內容及用詞的回饋。 • 應該面談相似工作的人員，識別該工作的重要職能。	• 不應該詳細列出所有可能會執行的作業（廚房洗滌槽法*）。 • 不應該讓工作量過於龐大而無法由一個人完成。 • 不應該列入違背集體談判協議的對立事項。 • 不應該使用求職者可能不了解的縮寫字。 • 不應該列入主觀要求或僅描述單一員工的規範。 • 不應該訂定過於嚴苛的資格條件而限縮適合該職位的人選。

圖 29-1　撰寫職務說明的應該和不應該

資料來源：Loy (2007); Workforce Central Florida (2007).

---

* 譯者註：比喻將所有碗筷通通丟入廚房的洗滌槽。

些員工可豁免（專業人員）聯邦工資和時數規範，以及哪些無豁免（通常是以時薪支付者）（US Department of Labor [USDL], 2008）。如果要豁免，專業雇員必須符合以下條件：

- 雇員的薪資或費用基礎（依法規定義）不可低於每週 455 美元。
- 雇員的基本職責必須是需要先進知識的工作，定義為以智能特質為主且需要隨時審慎判斷的工作。
- 先進知識必須為科學或學習領域。
- 先進知識必須透過特定智能教學的延長課程取得（USDL, 2008 p. 1）。

依此定義，大多數職能治療師屬於豁免職員，而大多數的職能治療生及輔助人員為時薪雇員。記錄這些的最佳場所就是職務說明。職位的責任和獨立性越高，該職位越可能適用豁免。

關於報酬公平的聯邦法規，規範雇主需保障需要相似技能、付出及責任的工作應有相似的薪資。組織內各職位所需要的技能、付出和責任應詳列於職務說明（Rice University, 2009）。同時也需注意各職位說明指定的資格條件，避免違背反歧視條文（例如：種族、年齡、性別）。

許多職務說明會涵蓋說明工作環境的段落，讓雇員能夠預期所處的工作環境。雇員需要了解是否會暴露於極端溫度、有毒物質或噪音。這不僅在道德上正確，也符合職業安全與健康部門（Occupational Safety and Health Administration, OSHA）的規範。載明工作環境的職務說明，可作為雇員安全訓練及發展安全政策和流程的起始點（Rice University, 2009）。

組織內如果有集體談判協議的工會員工，職務說明不可和集體談判協議相衝突（Rice University, 2009）。書寫良好的職務說明也有助於雇主適當分類職位，在契約範圍內區分不同薪資和福利結構。

第二節 | 為職務說明蒐集資訊 |

如果是針對現有工作撰寫職務說明，蒐集所需資訊的第一步就是和目前從

事該工作／職位的員工會談（Braveman, 2006）。找出這些員工如何度過典型的一天。以每小時、每天、每週、每月為基礎，詢問他們典型的工作內容。試著概估每項活動佔據的時間量，或如果時間不一，可概估每項活動佔一週時間的百分比例（Braveman, 2006）。

對現有職位撰寫職務說明的風險就是該職務說明可能是針對特定人員的觀念，將工作分配給該人員的優勢發揮最大效益。這確實很重要，尤其是避免遭受不公平的指控，聲稱該職位明顯與同樣職位的其他人不同（Drafke, 2002）。針對特定人員的職務說明，當人員異動時，會很難僱用新人。

如果是對新的職位撰寫職務說明，可先從檢視相似職位以及會與新職位往來互動的人士開始（Braveman, 2006）。判斷新職位每小時、每天、每週或每月會進行的工作。盡力臆測每項主要工作會佔據的時間比例。識別僱用勝任該職位的員工所需具備的最低資格條件（教育、證照、經歷和特殊技巧）。在道德和法律層面所允許的範圍內，從其他員工、網站或教科書蒐集與該職位相似的職務說明。

美國勞工部架設的網站**求職一站通**（CareerOneStop）（https://www.careeronestop.org）提供上百種職稱的樣板，幫助你線上撰寫職務說明（USDL, 2007）。該網站會引導經歷職務說明的發展過程，包括工作的作業和活動、情境、知識和技能、工具和技術。使用此類網站可作為發展職場職務說明的第一步。雖然網站提供某些自訂選項，可能仍需進一步潤飾職務說明。圖 29-2 是從該網站蒐集到的職能治療生及職能治療師職務說明範例。

職稱：兒童職能治療師

報告關係：

1. 向兒童復健督導報告。
2. 督導職能治療生、職能治療學生、志工。

圖 29-2　職務說明範例

資料來源：Braveman (2006); Liebler and McConnell (2012).

職務說明：
1. 資格條件
   a. 必備：
      (a) 一年兒童職能治療師經驗
      (b) 職能治療研究所學位
      (c) 美國職能治療認證考核會（NBCOT）認證
      (d) 州政府職能治療師執照
   b. 選擇性：
      (a) 三年兒童職能治療師經驗
      (b) 雙語（西班牙語—英語）
      (c) SIPT 或 NDT 證書
2. 技能
   a. 大學程度的閱讀能力
   b. 專業的文書能力
   c. 臨床推理
   d. 複雜的問題解決技巧
   e. 聆聽理解力
   f. 公開論述
   g. 時間管理
   h. 電腦（文書處理、電子化健康紀錄、電子表格、資料庫）
   i. 副木製作
   j. 製作及修改輔具
   k. 合作、協商、說服及觀察他人反應
3. 知識
   a. 職能治療理論和參考架構
   b. 人類行為表現
   c. 活動分析
   d. 病症和疾病
   e. 解剖和生理學
   f. 教學理論和技術
   g. 適合兒童的職能治療介入策略

圖 29-2　職務說明範例（續）

核心職能：

1. 評鑑兒童的發展、生理、行為、感覺和適應功能；詮釋評估結果；產製評鑑／重新評鑑報告。
2. 建立個別目標，改善兒童的職能表現。
3. 發展和執行介入計畫。
4. 為兒童發展居家計畫，教導照顧者執行居家計畫。
5. 記錄臨床介入和兒童對介入的反應。
6. 判斷何時終止服務並產製出院計畫和摘要。
7. 為家庭提供診所和診所政策導覽。
8. 排診。
9. 依據州政府法規和支付標準，指導與督導職能治療生。
10. 訂製副木、輔助器具、輔助科技，並教導這些項目的使用與保養方法。
11. 與其他團隊成員和外部服務提供者協調服務輸送。
12. 進行持續品質改善計畫。
13. 維護安全有效能的工作場所。
14. 將設備與用品需求呈報督導。
15. 維持兒童職能治療領域的勝任力。
16. 遵循服務對象的衛生及安全標準。
17. 即時完成所有紀錄。
18. 參與至少 80% 的部門會議。

其他責任：

1. 參與非強制性的在職教育活動。
2. 參與職能治療的例月活動。

- -

職稱：成人心理職能治療生

報告關係：

1. 向職能治療督導報告。
2. 督導職能治療學生、志工。

職務規格：

1. 資格條件
   a. 必備：

圖 29-2　職務說明範例（續）

        (a) 一年職能治療生經驗

        (b) 兩年職能治療生學歷

        (c) 美國職能治療認證考核會（NBCOT）認證

        (d) 州立職能治療證書

    b. 選擇性：

        (a) 心理衛生機構兩年經驗

2. 技能

    a. 12 級閱讀能力

    b. 專業寫作能力

    c. 複雜問題解決技巧

    d. 聆聽理解力

    e. 公開論述

    f. 時間管理

    g. 電腦（文書處理、電子化健康紀錄、電子表格、資料庫）

    h. 合作、協商、說服及觀察他人反應

3. 知識

    a. 心理職能治療參考架構

    b. 人類行為與表現

    c. 活動分析

    d. 心理病症和疾病

    e. 教學理論和技術

    f. 適合心理疾病成年人的職能治療介入策略

核心職能：

1. 進行服務對象發展、生理、行為、感覺和適應功能的評鑑。

2. 建立個別目標，改善服務對象的職能表現。

3. 執行介入計畫。

4. 教導照顧者執行居家計畫。

5. 記錄臨床介入和服務對象對介入的反應。

6. 參與判斷終止服務的時機，產製出院計畫和摘要。

7. 為家庭提供診所和診所政策導覽。

8. 排定約診。

9. 依據州政府法律、支付標準和美國職能治療協會臨床評估標準，指導和督導職能治療生（OTA）學生。

圖 29-2　職務說明範例（續）

10. 與其他團隊成員和外部服務提供者協調服務遞送。
11. 進行持續品質改善計畫。
12. 維護安全有效能的工作場所。
13. 將設備與用品需求呈報督導。
14. 維持心理職能治療領域的勝任力。
15. 遵循服務對象的衛生及安全標準。
16. 即時完成所有紀錄。
17. 參與至少 80% 的部門會議。

其他責任：
1. 參與非強制性的在職教育活動。
2. 參與職能治療的例月活動。

圖 29-2　職務說明範例（續）

第三節│職務說明內容│

職稱

　　職稱是撰寫說明的正式職位名。職稱應盡量清晰明確，反映職責所需的技能級別（Liebler & McConnell, 2012）。如果職場只有一位職能治療師，那麼簡單的職能治療師職稱就已足夠。如果有多位職能治療夥伴，且工作職責有所不同，則需要更特定的職稱。職稱的例子包括：

- 職能治療助手
- 職能治療生 I
- 職能治療生 II
- 職能治療師—醫療／外科
- 職能治療師—復健科
- 總職能治療師
- 專科職能治療師
- 職能治療督導
- 職能治療主任

職稱通常只有幾個字。可能會多人共用相同職稱，但可在職稱後面加上專科領域或單位名稱區分。一間醫院可能會有八位職能治療師，且某些可能主要在復健科工作，其他主要在心理衛生領域。以此為例，某些職能治療師可能會自稱「職能治療師—復健科」，其他則自稱「職能治療師—心理衛生」。有時，也會共用職能治療師的職稱。

職務目的

職務目的（有時也稱作職務功能、職務目標或職務摘要）提供職務綜覽，並說明該職位存在的原因：職務目的（Mader-Clark, 2007）。應該是一兩個說明職位範疇的句子，而不是許多詳細內容。應提供足以綜覽該職位並能夠和組織內其他職位進行區分的所需資訊即可（Liebler & McConnell, 2012）。職務內容會在職務說明的其他段落呈現，因此這裡請盡量精簡。

報告關係

在此段落，識別該職位的何種職稱／職位需要向何種職稱／職位報告，以及接受何種職稱／職位的報告（Braveman, 2006; Liebler & McConnell, 2012）。不需標示姓名，因為人員時常會更換工作，而且你不會想要每次遇到督導或受督導者離職就重新撰寫職務說明。最常見的報告關係存在於組織、企業或機（關）構的組織圖表內（Liebler & McConnell, 2012）。

職掌

這裡可說明該職位需要的資格條件、工作環境、責任和自主性，以及該職位人員需熟悉操作的設備類型（Liebler & McConnell, 2012）。在某些組織，會在職務說明附上工作環境檢核表。圖 29-3 是職能治療師可能的工作環境列表。

1. 一般體能要求
   □ 久坐的工作：大部分時間為坐姿（90-100%）；偶爾走動或站立；偶爾抬物、推拉或攜重最多 10 磅。
   □ 輕量工作：大部分時間為坐姿（75-89%）；偶爾走動或站立；偶爾抬物、推拉或攜重最多 20 磅。
   □ 中量工作：有時為坐姿（50-74%）；有時走動或站立；偶爾抬物、推拉或攜重最多 50 磅；時常抬物、推拉或攜重最多 20 磅。
   □ 重量工作：大部分時間為站立或走動（75-89%）；偶爾坐姿；偶爾抬物、推拉或攜重最高 100 磅；時常抬物、推拉或攜重最高 50 磅。
   □ 非常吃重的工作：大部分時間為站立或走動（90-100%）；偶爾坐姿；偶爾抬物、推拉或攜重超過 100 磅；時常抬物、推拉或攜重超過 50 磅。

2. 身體活動
   □ 彎曲
   □ 攀爬
      □ 樓梯
      □ 梯子
      □ 斜坡
   □ 蹲伏
   □ 爬行
   □ 撥弄
   □ 抓握
   □ 跪
   □ 傾躺
   □ 抬舉
   □ 維持平衡
   □ 放置
   □ 拉動
   □ 推動
   □ 抵達
   □ 站立
   □ 彎腰

圖 29-3　工作環境檢核範例

資料來源：Wake Forest University (2000); AOTA (2014).

□ 談話
□ 觸摸
□ 翻轉或扭轉
□ 行走

3. 心智／腦力活動
□ 注意細節
□ 分類
□ 複雜數學
□ 配合指示
□ 類推
□ 聆聽
□ 記憶
　　□ 短期
　　□ 長期
□ 排序
□ 問題解決
□ 閱讀級別 _____
□ 排列
□ 簡單數學

4. 環境條件
□ 空氣狀況
　　□ 灰塵
　　□ 煙
　　□ 氣體
　　□ 氣味
　　□ 通風不良
　　□ 蒸氣或霧氣
□ 接觸傳染疾病
□ 接觸尖銳器具（如：針頭、剪刀、小刀）
□ 接觸有毒化學物／劑
□ 極端室內低溫（低於攝氏 0 度超過 1 小時）
□ 極端室內高溫（高於攝氏 37.7 度超過 1 小時）

🖼 29-3　工作環境檢核範例（續）

```
□ 接觸極端戶外氣候（如：風力、濕度）
□ 頻繁溫度變化
□ 噪音
□ 靠近電流
□ 靠近移動的機械零件
□ 靠近移動的車輛
□ 震動
□ 在高處工作（如：鷹架）
□ 和不穩定的人工作（如：頭部外傷、心理疾患或囚犯）
□ 在狹小、密閉空間工作
```

圖 29-3　工作環境檢核範例（續）

　　有兩類型的資格條件可用於判斷求職者是否適合特定的工作。必備資格反映從事該工作的所有人的最低教育程度、所需技巧及必須經驗。選擇性的資格條件則是雇主想要職員擁有並超出必備資格條件的部分。例如，職能治療主管的工作可能需要兩年臨床經驗，但五年經驗更好。初級職能治療師可能需要臨床碩士，但博士更好。

　　撰寫職務說明時，仔細評估工作所需的教育、技巧和經驗是很重要的。識別每項資格條件時，可提供幫助的問題包括：「是真的需要還是有更好？」請不要訂定過高的資格條件而限制求職者人數，尤其是排除特定年齡、性別或種族的所有人，但也不要過低而使所有人都符合資格（Western Kentucky University, n.d.）。資格條件需與該工作所需擔負的責任相稱。資格條件的類型包括（Liebler & McConnell, 2012）：

- 最低教育程度。
- 需要的證照、證書或登記。
- 經驗年資。
- 需要的特定知識。
- 需要的物理技能。
- 需要的溝通技能。

盡量具體列舉資格條件。避開模糊的用詞，如**良好的技巧、適合的學位、數年經驗**。說明工作經驗種類和年資——例如：三年服務孩童和家庭的工作經驗、一年的醫院經驗。列出必備和選擇性的技巧時，請確認為工作相關。例如你的部門只有樂觀派的員工可能會比較好，但樂觀通常並非職務相關技能。要避免過度廣泛且需要解釋的技能，例如有團隊精神或良好品格的人。

核心職能

美國障礙法（ADA）定義核心職能是雇員必須從事的職能，或工作的基礎，且若將其移除，將會使該工作的本質發生改變（Equal Employment Opportunity Commission [EEOC], 2005; Workforce Central Florida, 2007）。如果每天花費的時間很少或甚少從事（一年一次），則不屬於核心職能。美國障礙法規定必須辨識出核心職能（雖然美國障礙法並未規定書面職務說明）；並運用該資訊判斷是否出現歧視。否則如果求職者符合資格，並可在調適或不需調適的情況下從事核心職能，將受法律保障（EEOC, 2005）。這並非代表雇主必須逕行僱用，而是保障不可將失能狀況或失能認定作為不僱用的原因。雇主可以僱用最符合工作資格的求職者（EEOC, 2005）。

公平就業機會委員會（EEOC, 2005）提供一些可判斷工作核心職能的指引。除了已經討論過的標準外，EEOC 亦會考量各科別的需求、可將特定作業分配或重新分配的其他職員數、相同職位雇員目前和過去的工作經驗，以及該職位如果適用工會契約時的集體談判協議條款（EEOC, 2005; Loy, 2007）。

工作職責有時會包括可能是核心或非核心的特定作業（Braveman, 2006; Workforce Central Florida, 2007）。取決於工作本質，可能會列舉許多項目。亦有建議提出依重要性列舉工作職責，區分例行職責和週期性的職責（Braveman, 2006），或區分核心職能與邊際職能或附加責任（Loy, 2007; Workforce Central Florida, 2007）。請使用動詞說明工作職責（Workforce Central Florida, 2007）。

有些人建議使用「包羅萬象」或「彈性」句，避免雇員聲稱特定工作位在職務說明範圍內（Workforce Central Florida, 2007）。這似乎違背具體清晰的

建議。以下為包羅萬象句的例子：「執行其他由督導指派的職責」。雖然一方面可能涵蓋督導交辦給受督導者的所有事務，但可能過於含糊並會在法庭上遭受挑戰。

【摘要】

職務說明是任何僱用情境的重要部分。會列出雇員受期望的內容。透過設立明確的表現期望，有助於引導雇主的僱用、表現檢視、補償及懲戒處分行為。書寫良好的職務說明需包括工作或職位名稱、職位目的、報告關係、工作規範（資格條件、工作環境、使用設備及責任和自主性），以及核心職能或工作職責。

參考文獻

American Occupational Therapy Association. (2014). Occupational therapy practice framework: Domain and process (3rd ed). *American Journal of Occupational Therapy, 68*(Suppl. 1), S1-S48. http://dx.doi.org/10.5014/ajot.2014.682006

Braveman, B. (2006). *Managing and leading in occupational therapy: An evidence-based approach.* Philadelphia: F. A. Davis.

Drafke, M. W. (2002). *Working in health care: What you need to know to succeed.* Philadelphia: F. A. Davis.

Equal Employment Opportunity Commission. (2005). *The ADA: Your responsibilities as an employer.* Retrieved from http://www.eeoc.gov/facts/ada17.html

Liebler, J. G., & McConnell, C. R. (2012). *Management principles for health professionals* (6th ed.). Sudbury, MA: Jones and Bartlett.

Loy, B. (2007). *Job descriptions.* Retrieved from http://www.jan.wvu.edu/media/JobDescriptions.html

Mader-Clark, M. (2007). *Writing and using job descriptions.* Retrieved from http://www.nolo.com/article.cfm/ObjectID/7D40564D-E366-49E5-8F7C42399A6D071F/

Rice University. (2009). *How to hire handbook: Guidelines for writing job descriptions.* Retrieved from http://people.rice.edu/jobs.cfm?doc_id=7333

US Department of Labor. (2007). *Career onestop.* Retrieved from http://www.careerinfonet.org/acinet/JobWriter/default.aspx

US Department of Labor. (2008). *Fact Sheet #17D: Exemption for professional employees under the fair labor standards act* (*FLSA*). Retrieved from http://www.dol.gov/whd/overtime/fs17d_professional.pdf

Wake Forest University. (2000). Checklist for determining the general physical requirements, physical activities, visual acuity, and working conditions of staff positions. Retrieved from http://hr.wfu.edu/files/2011/10/gen-physical-req-checklist.pdf

Western Kentucky University. (n.d.). *How to hire handbook: Guidelines for writing job de-*

scriptions. Retrieved from http://www.wku.edu/CareerServ/welcome/students/handouts /hiring.pdf

Workforce Central Florida. (2007). The importance of a properly written job description [electronic version]. *Workforce Watch, 1*(47), 1–2.

國家圖書館出版品預行編目（CIP）資料

職能治療實務：臨床病歷撰寫 / Karen M. Sames 著；
李杭茜，陳芝萍，陳威勝譯 . -- 三版 . --
新北市：心理，2019.09
　面；　公分 . --（職能治療系列；91107）
　譯自：Documenting occupational therapy practice, 3rd ed.

ISBN 978-986-191-880-8（平裝）

1. 職能治療

418.94　　　　　　　　　　　　　　　　108014137

職能治療系列 91107

職能治療實務：臨床病歷撰寫（第三版）

作　　者：Karen M. Sames
譯　　者：李杭茜、陳芝萍、陳威勝
執行編輯：陳文玲
總　編　輯：林敬堯
發　行　人：洪有義
出　版　者：心理出版社股份有限公司
地　　址：231 新北市新店區光明街 288 號 7 樓
電　　話：(02) 29150566
傳　　真：(02) 29152928
郵撥帳號：19293172　心理出版社股份有限公司
網　　址：http://www.psy.com.tw
電子信箱：psychoco@ms15.hinet.net
駐美代表：Lisa Wu（lisawu99@optonline.net）
排　版　者：龍虎電腦排版股份有限公司
印　刷　者：龍虎電腦排版股份有限公司
初版一刷：2008 年 7 月
三版一刷：2019 年 9 月
I S B N：978-986-191-880-8
定　　價：新台幣 500 元